Diagnose Krebs

Isabell-Annett Beckmann

Diagnose Krebs

Ein Ratgeber für Angehörige und Freunde

Fotografien von Sibylle Fendt

Stiftung Warentest

Inhaltsverzeichnis

6 Was wollen Sie wissen?

11 Der Verdacht wird Gewissheit

12 Dem Schock begegnen

21 Die ersten Schritte auf einem unbekannten Weg

29 Miteinander ins Gespräch kommen

30 Eine offene Gesprächskultur finden

34 Schwierige Themen nicht ausklammern

45 Behandlungen im Überblick

46 Therapien brauchen wissenschaftliche Grundlagen

50 Verfahren und Therapien

58 Die Nebenwirkungen lindern

65 Andere, nicht konventionelle Verfahren

68 Die Lebensqualität verbessern

74 Geschäft mit der Hoffnung

81 Den Weg unterstützen

82 Während der Behandlung

90 Als erwachsenes Kind den Eltern helfen

94 Als ein guter Freund helfen

96 Wieder zu Hause

99 Wenn die Erkrankung wiederkommt

101 Wenn keine Heilung mehr möglich ist

115 Den Krebs seelisch überwinden

116 Die Paarbeziehung neu gestalten

121 Cancer Survivors – das Leben danach

124 Krebs und die ständige Angst

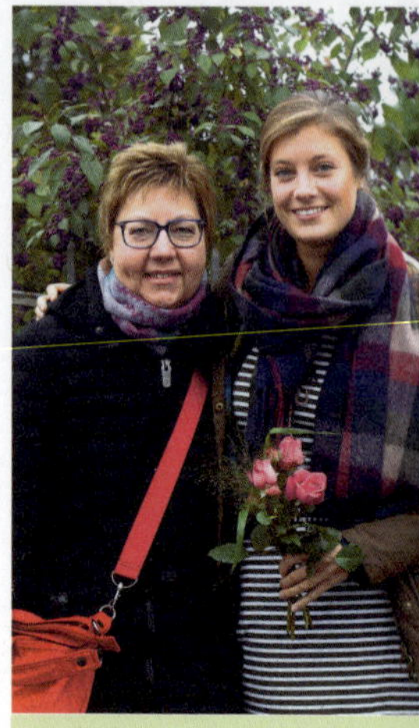

50

Erfahren Sie mehr über die Therapien und deren Nebenwirkungen

163

Kennen Sie die Möglichkeiten für Ihre finanzielle Unterstützung

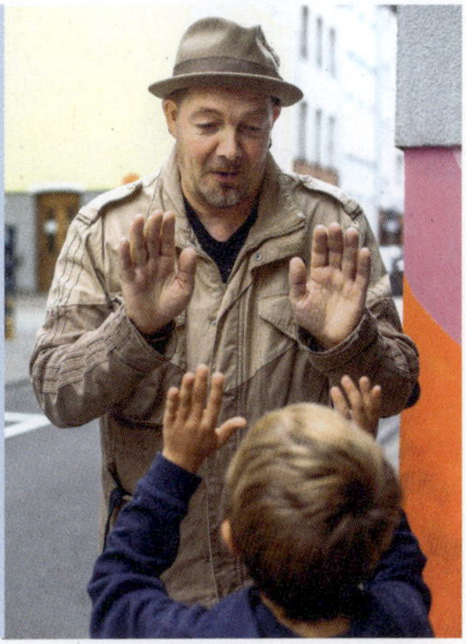

76

„Heute ist unser Leben das einer ganz normalen Familie."

133 Selbst gesund bleiben

134 Achten Sie auf sich!

141 Seien Sie gut zu sich selbst

146 Wo bekommen Sie Hilfe?

149 Wenn Sie allein zurückbleiben

157 Finanzen und Recht

158 Denken Sie an die Vorsorge

163 Unterstützung nach der Therapie

170 Hilfe für Zuhause

172 Leistungen im Pflegefall

186 Hilfe

186 Adressen

188 Stichwortverzeichnis

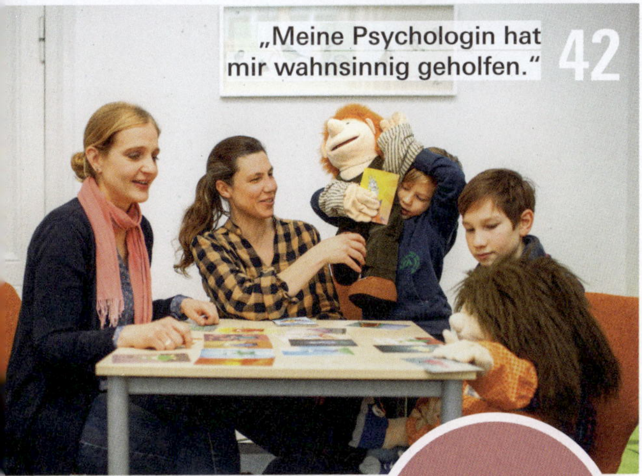

„Meine Psychologin hat mir wahnsinnig geholfen." 42

Erfahrungen, die Mut machen

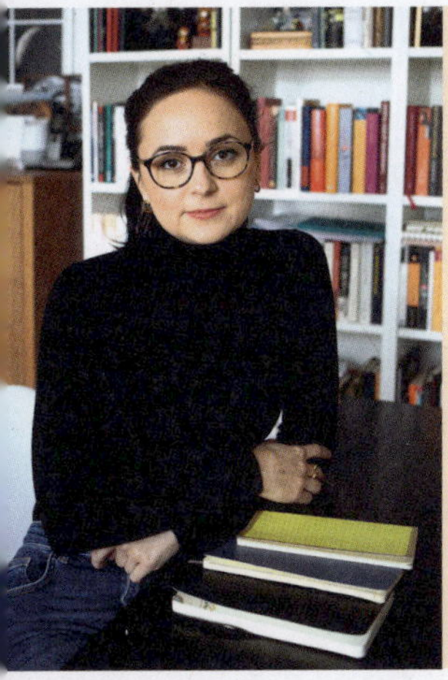

130

„Schritt für Schritt finde ich in ein normales Leben zurück."

Was wollen Sie wissen?

Krebs löst Reaktionen zwischen Angst, Zuversicht und Hoffnungslosigkeit aus, und das nicht nur bei den Betroffenen selbst, sondern auch bei Angehörigen, Freunden und Kollegen. Das Leben mit der Erkrankung dauert manchmal Jahre. Dieser Ratgeber ist für alle geschrieben, die mit dem Kranken zusammen stark bleiben wollen.

Krebs! Ich kann es immer noch nicht fassen. Wie geht es denn jetzt weiter?

Trotz dieses Schocks heißt es erst einmal: Ruhe bewahren, tief durchatmen – auch wenn es unmöglich zu sein scheint. Eine Krebserkrankung ist in den meisten Fällen kein Notfall, die Behandlung muss nicht innerhalb weniger Tage beginnen. Es ist also genügend Zeit, in Ruhe mit den wichtigsten Menschen zu sprechen. Wie Sie diese ersten Schritte gehen können, erfahren Sie in dem Kapitel „Der Verdacht wird Gewissheit" ab S. 11. Wie bei anderen Erkrankungen auch heißt es nun, sich umfassend zu informieren und so mehr Sicherheit zu gewinnen. Die Behandlung soll am besten in einem Krankenhaus mit besonderer Expertise erfolgen. Betroffene entscheiden bei der Auswahl der Klinik ebenso mit wie bei ihrer Behandlung. Darüber können Sie sich ab S. 24 informieren.

Wir diskutieren viel, mitunter kommt es zum Streit. Wie können wir gemeinsam Lösungen finden?

Viele Probleme ergeben sich daraus, dass nicht genug und vor allem nicht offen und ehrlich miteinander gesprochen wird. Dabei ist eine gute Kommunikation gerade im Umgang mit einer Krebserkrankung besonders wichtig. Respektvoll und einfühlsam miteinander zu reden, kann sehr viele Missverständnisse vermeiden und zur emotionalen Entspannung in der Familie beitragen. Tipps dazu finden Sie ab S. 29. Wie man sich auch an schwierige Themen heranwagen kann, können Sie ab S. 34 nachlesen. Wichtig ist, dass alle zu Wort kommen können, sowohl der Betroffene als auch die Angehörigen.

Ich habe viel über die Behandlungen und ihre Nebenwirkungen gehört. Kann mein Angehöriger etwas tun, dass es ihm besser geht?

Die klassischen Krebstherapien basieren auf langjährigen wissenschaftlichen Erkenntnissen und können viele Tumorarten bekämpfen oder sogar heilen. Sie sind hochwirksam. Sie bringen aber oft Nebenwirkungen mit sich, die die Patienten stark einschränken. Lesen Sie mehr dazu ab S. 45. Viele Krebspatienten möchten daher selbst etwas tun, um gesund zu werden. Dieser Wunsch ist nachvollziehbar und trägt oft zur Verbesserung der Lebensqualität bei. Allerdings ist bei komplementären oder gar alternativen Verfahren Vorsicht geboten. Ab S. 65 finden Sie ausführliche Informationen. Aber gemeinsam können Sie einiges tun, das vor allem Ihre mentale Gesundheit stärkt.

Wir hatten noch so viele Pläne. Wie können wir damit fertigwerden, dass daraus nichts mehr wird?

Wenn eine Krebserkrankung zurückkehrt oder nicht mehr geheilt werden kann, müssen der Kranke und seine Familie den Gedanken an die Endlichkeit des Lebens zulassen. Über den Tod zu sprechen, fällt vielen Mensch unfassbar schwer, ist aber so wichtig, um einen Umgang damit zu finden. Daher erfahren Sie ab S. 101, wie Sie das Thema ansprechen können. Für die letzte Lebensphase ist eine wertschätzende und auf die Bedürfnisse des Sterbenden ausgerichtete medizinische Versorgung von großer Bedeutung. Informationen über die Möglichkeiten der Palliativmedizin geben wir Ihnen ab S. 63. Die Gestaltung der letzten Lebensphase ist ein wichtiger Baustein der Trauerarbeit. Wie Sie das letzte Stück des Weges zusammen gehen können, beschreiben wir ab S. 105.

Wir werden das gemeinsam durchstehen! Doch wie wird die Erkrankung unsere Beziehung verändern?

Eine Krebserkrankung ist eine besondere Herausforderung für eine Partnerschaft. Sie tritt als dritter, unerwünschter Partner in die Beziehung und nimmt einen enormen Raum ein. Dabei als Paar im Gleichgewicht zu bleiben, ist schwer. Hilfestellung dafür finden Sie ab S. 116. Wenn erwachsene Kinder sich um ihre kranke Eltern kümmern, steht nicht nur die gewohnte Rollenverteilung plötzlich auf dem Kopf. Es können schnell Mehrfachbelastungen für unterstützende Angehörige entstehen. Wie sich Belastungen bewältigen lassen, erfahren Sie ab S. 133. Welche Möglichkeiten es gibt, einem kranken Freund und seiner Familie zu helfen und wo Sie selbst Hilfe bekommen, wird ab S. 146 beschrieben.

Manchmal bin ich rund um die Uhr beschäftigt. Was kann ich tun, damit ich nicht auf der Strecke bleibe?

Viele Angehörige von Krebspatienten konzentrieren sich darauf, ihn möglichst gut zu versorgen und gleichzeitig Alltag und Familie in Fluss zu halten. Dabei ist die Gefahr besonders groß, dass Sie als pflegender Angehöriger sich verausgaben und physisch sowie psychisch ausbrennen. Wie Sie sich davor schützen und was Sie für sich tun können, erfahren Sie ab S. 133. Führen Sie sich gerade in besonders anstrengenden Situationen immer wieder vor Augen, dass Sie gar nicht alles allein schaffen müssen. Anregungen, welche Hilfsangebote Sie selbst nutzen können, finden Sie ab S. 146. In vielen Phasen der Erkrankung steht Ihnen finanzielle Unterstützung zu. Die Anträge bei Krankenkassen und Versicherungen können Kraft kosten, wir helfen Ihnen dabei ab S. 170.

Auf uns kommen so viele finanzielle Belastungen zu. Wie können wir das alles stemmen?

Wer lange krank ist und somit nicht arbeiten kann und darf, sieht sich oft erheblichen finanziellen Belastungen ausgesetzt. Die Leistungen der Renten-, Kranken- und Pflegeversicherungen sollen den Kranken und seinen pflegenden Angehörigen unterstützen. Wie und wobei Sie diese in Anspruch nehmen können, erfahren Sie ab S. 172. Wer sicherstellen möchte, dass bei Bedarf ein Angehöriger persönliche und medizinische Entscheidungen für den anderen treffen darf, sollte sich unbedingt umfassend mit seiner Patientenverfügung und Vorsorgevollmacht auseinandersetzen.
Was Sie hier beachten sollten, erfahren Sie im Kapitel „Finanzen und Recht“ ab S. 158.

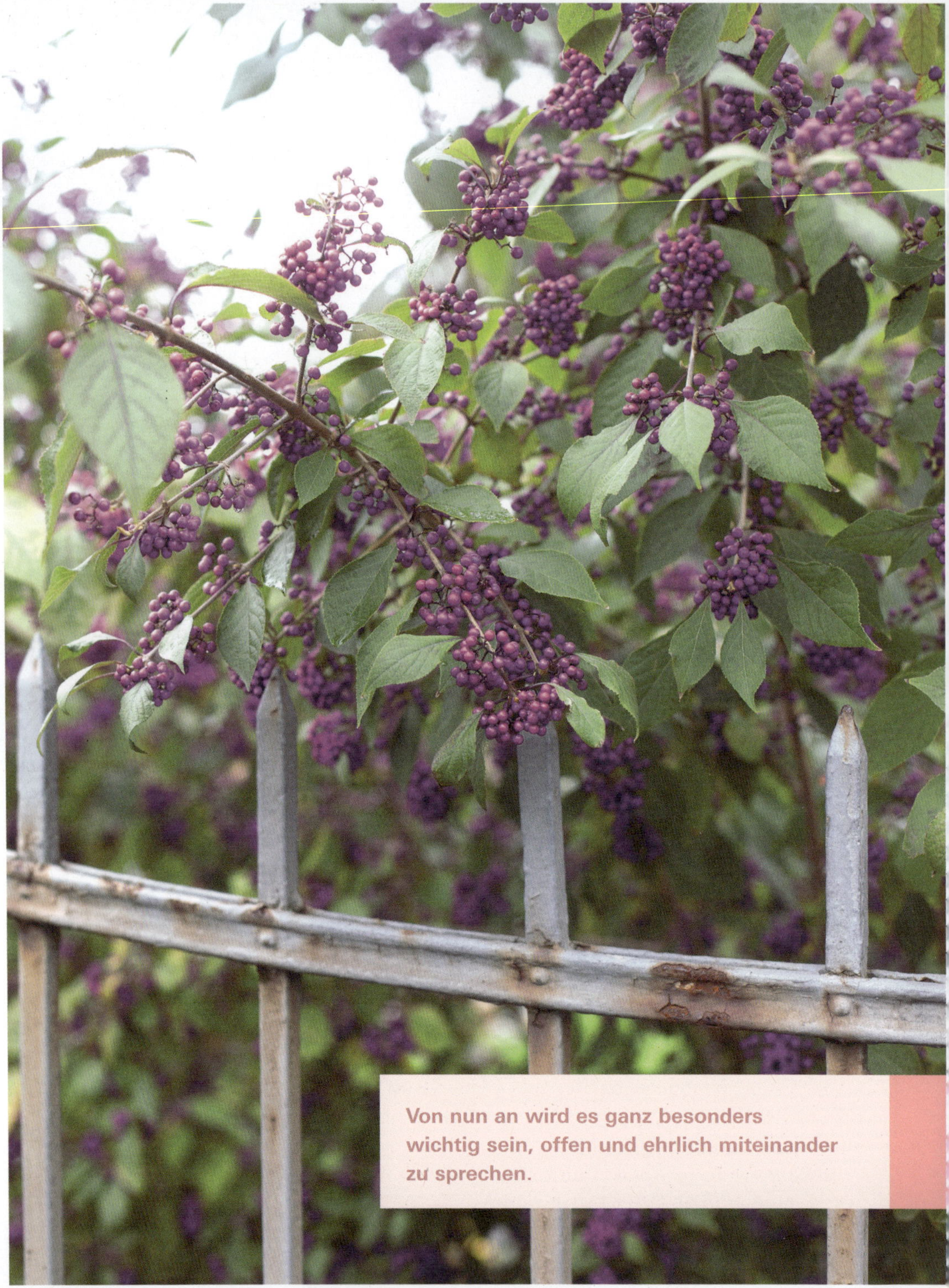

Von nun an wird es ganz besonders wichtig sein, offen und ehrlich miteinander zu sprechen.

Der Verdacht wird Gewissheit

Vielleicht haben Sie geahnt, dass Ihr Angehöriger eine ernsthafte Erkrankung haben könnte. Die Gespräche mit dem Arzt, die anschließenden Untersuchungen und nun die Diagnose: Es ist Krebs. Wie wird es jetzt weitergehen?

Aus dem unguten Gefühl, dass irgendetwas nicht in Ordnung ist, wird mit dem Satz „Sie haben Krebs“ plötzlich Gewissheit. Den meisten Menschen zieht das zunächst einmal den Boden unter den Füßen weg. Kaum eine Krankheit ist mit so vielen negativen Attributen belegt wie Krebs: Leiden, Schmerzen, Tod. Viele Menschen kennen jemanden, der im näheren oder weiteren Umfeld an Krebs erkrankt oder sogar daran gestorben ist.

Ist die Diagnose Krebs nun ein Todesurteil? Auch wenn Krebs eine schwere, manchmal lebensbedrohliche Krankheit ist, überleben heute doch viele Betroffene oder sie leben noch Jahre als „chronisch Kranke“ bei guter Lebensqualität. Wissenschaft und Medizin haben in den letzten Jahrzehnten immense Fortschritte gemacht. Doch der Schock sitzt erst einmal tief. Jetzt geht es darum, sich zu orientieren und viel miteinander darüber zu sprechen, wie es weitergehen kann und soll: Welche sind die wichtigsten Fragen an die Ärzte? Wem erzählt man wann davon – den Kindern, Verwandten Freunden, Kollegen? Wenn ja, wie?

Dem Schock begegnen

Die Diagnose hat die bisherige Lebensplanung Ihrer gesamten Familie durcheinandergebracht. Jetzt ist es wichtig, dass Sie zusammen wieder Boden unter die Füße bekommen.

Die Zeit bis zur endgültigen Diagnose ist für viele Menschen eine emotionale Achterbahnfahrt: zwischen Angst und Hoffnung, Unsicherheit und Hoffnungslosigkeit. Nun haben Sie Gewissheit – das Gefühlschaos hört damit aber nicht auf. Viele Kranke reagieren gereizt oder wütend auf die Diagnose, weil sie sich hilflos fühlen. Angst ist das alles dominierende Gefühl: Angst, nicht mehr gesund zu werden, nicht mehr für die Familie sorgen zu können, ganz konkret auch die Angst vor der Therapie, vor Leiden und Schmerzen. Sehr viele stellen sich auch die Frage „Warum ich?", suchen nach Fehlern in der Vergangenheit und entwickeln Schuldgefühle. Viele Betroffene und ihre Angehörigen mag daher das Wissen entlasten, dass Krebs in den meisten Fällen zufällig entsteht. Schauen Sie nun gemeinsam nach vorn auf das, was vor Ihnen liegt. Von nun an wird es ganz besonders wichtig sein, dass Sie offen und ehrlich miteinander reden.

Wie mit dem Schock umgehen?

Bevor Sie Ihr soziales Umfeld einbeziehen, ist es sinnvoll, dass Sie zunächst zu zweit mit der Diagnose zurechtkommen. Wenn Ihr Partner erkrankt ist, haben Sie möglicherweise bereits den Weg seit dem ersten Verdacht mit ihm zusammen bewältigt, haben an den Arztgesprächen teilgenommen und waren bei ihm, als er den entscheidenden Satz „Sie haben Krebs" gehört hat. Auch wenn bei Ihnen beiden danach der Schrecken groß ist, versuchen Sie, einigermaßen ruhig zu bleiben. Denn erst, wenn alle nun folgenden Untersuchungen abgeschlossen sind und deren Ergebnisse vorliegen, werden Sie genau wissen, in welchem Stadium sich die Krebserkrankung befindet und wie die Prognose Ihres Partners aussieht. Es ist nicht hilfreich, sich bis dahin das Allerschlimmste auszumalen und womöglich in Panik zu geraten. Wenn Sie möchten, suchen Sie solange nach seriösen, objektiven Informationen zur Erkrankung, meiden Sie dagegen erst einmal Blogs, Foren und Erfahrungsberichte von anderen Betroffenen.

Wenn ein Elternteil, eine Schwester oder ein Bruder, ein anderer enger Angehöriger oder einer Ihrer guten Freunde erkrankt ist und Sie kurz nach der Diagnose ins Vertrauen zieht, lautet der Rat ähnlich: Helfen Sie, indem Sie Ruhe vermitteln. Dazu können schon einfache Fragen beitragen, wie zum

Beispiel „Wie lautet die genaue Diagnose?", „Soll ich zum nächsten Arzttermin mitkommen?" oder „Wie kann ich dir helfen?".

Zeigen Sie Ihrem Partner oder Angehörigen, dass er nicht allein ist. Vielleicht hilft es Ihnen beiden, sich gelegentlich abzulenken, indem Sie spazieren gehen, Musik hören oder einem Hobby nachgehen. Das Allerwichtigste ist, dass Sie beide ins Gespräch kommen bzw. im Gespräch bleiben und nicht jeder für sich allein grübelt. Tipps dazu finden Sie im Kapitel „Miteinander ins Gespräch kommen" ab S. 29.

Die nächsten Angehörigen informieren

Eine sehr wichtige Überlegung zum jetzigen Zeitpunkt ist: Wem sagen Sie was, wie viel und wann? Darauf Antworten zu finden, die Gedanken zu beruhigen und zu ordnen, ist eine große Herausforderung. Auch wenn wir mittlerweile im 21. Jahrhundert angekommen sind, ist eine Krebserkrankung – anders als Herzinfarkt, Bluthochdruck oder Diabetes – bedauerlicherweise häufig immer noch kein Thema, über das offen gesprochen wird. Sie werden aber sehen, dass es Ihrem Angehörigen und Ihnen hilft, die Sorgen zu teilen.

→ Darüber sprechen hilft!

Wenn Ihr Angehöriger es schafft, auszusprechen, dass er an Krebs erkrankt ist, wird er sich vielleicht weniger einsam fühlen. Die Krankheit zu verheimlichen, kann ihm das Gefühl geben, dass daran etwas falsch ist oder er sich schämen müsse. Er hat aber keine Schuld daran!

Sollte Ihr Angehöriger allerdings nicht darüber reden wollen oder können, müssen Sie das akzeptieren; nach einer Weile kann sich seine Einstellung dazu ändern. Informieren Sie niemanden über die Krankheit, ohne dass der Betroffene es weiß und damit einverstanden ist. Es hinter seinem Rücken zu tun, wäre ein Vertrauensbruch und würde seine Entscheidungsfreiheit angreifen.

Wen auch immer Ihr Angehöriger ins Vertrauen zieht: Es kann ihm sehr helfen, dass derjenige mit ihm fühlt und ihm – im optimalen Fall – signalisiert: „Ich bin für dich da, du kannst dich auf mich verlassen."

Professionelle Hilfe nutzen. Die Angst bei der Diagnose Krebs kann erdrückend sein, die Panik ist vielleicht riesig. Nutzen Sie die Möglichkeit der psychosozialen Begleitung durch einen Psychoonkologen frühzeitig. Fragen Sie Ihren Arzt oder in der Klinik danach.

Zusammen stark bleiben

Nichts verdrängen und nichts überstürzen. Eine Krebsdiagnose ist oft kein medizinischer Notfall, bei dem die Behandlung sofort beginnen muss. Bis alle Befunde vorliegen und über eine Therapie entschieden werden kann, vergeht in der Regel ein gewisser Zeitraum. Das heißt: Ihr Angehöriger braucht notwendige Entscheidungen nicht Hals über Kopf innerhalb weniger Tage zu treffen. Er soll aber alternativ auch nicht den Kopf in den Sand stecken. Eine Krebserkrankung verschwindet nicht von allein wieder. Die sogenannten Spontanheilungen, bei denen dies der Fall ist, sind extrem selten und eine sehr große Ausnahme. Und ein Tumor, gegen den nicht vorgegangen wird, wächst weiter.

Seien Sie jedoch nicht enttäuscht, wenn nicht alle so reagieren. Da jeder Mensch eine individuelle Einstellung zu Krankheit allgemein und ganz besonders seine ganz eigenen Erfahrungen und Erlebnisse mit Krebserkrankungen hat, ist es nicht vorhersehbar, wie diejenigen, mit denen der Betroffene und Sie sprechen, diese Nachricht verkraften. Das Spektrum kann von Mitleid und Anteilnahme über spontane Hilfsbereitschaft bis hin zu vollkommener Abwehr reichen. Stellen Sie sich beide darauf ein und seien Sie nicht verletzt oder enttäuscht, wenn ein Mensch, den Sie ins Vertrauen ziehen möchten, abwehrend reagiert. Manch einer wird vielleicht auch Zeit brauchen, um die Nachricht zu verkraften, und dann später von sich aus auf Sie zukommen.

Doch wann ist der richtige Zeitpunkt, die Familie über die Erkrankung zu informieren? Eine allgemeingültige Antwort darauf gibt es nicht, es gibt auch keinen „richtigen" oder „falschen" Moment. Wenn Sie bereits von dem Verdacht auf Krebs wussten und in die nachfolgenden Untersuchungen Ihres Angehörigen eingebunden waren, können Sie gemeinsam überlegen, welche Familienmitglieder Sie einweihen möchten und wann. Nicht alle müssen zum jetzigen Zeitpunkt bereits informiert werden, manche, zu denen Ihr Angehöriger keine enge Beziehung hat, vielleicht auch später nicht.

Wichtig ist, dass sich Ihr Angehöriger mit der Auswahl derer, die aus dem Kreis der Eltern, Geschwister oder anderen Verwandten informiert werden, gut fühlt. Er sollte allerdings auch eins bedenken: Er wird sich durch die Krankheit verändern, innerlich und äußerlich. Familienmitglieder, die den Grund dafür nicht kennen, werden Vermutungen darüber anstellen, möglicherweise falsche Schlüsse ziehen, sich innerlich von ihm entfernen und sich zurückziehen.

Vielleicht ist unter diesen nicht informierten Verwandten aber jemand, der Ihnen Halt geben oder Sie später in praktisch-organisatorischen Belangen im Alltag unterstützen könnte. Dann besprechen Sie mit Ihrem Angehörigen, ob er einverstanden ist, dass diese Person doch von seiner Krankheit erfährt. Sicher werden Sie zusammen zu einer Entscheidung finden, die beide mittragen können. Hüten Sie sich aber davor, einen Wunsch Ihres Angehörigen nicht zu respektieren und jemanden hinter seinem Rücken zu informieren.

Kinder brauchen Wahrheit

Eltern haben das Bedürfnis, ihre Kinder vor dem Bösen der Welt zu schützen. Leider ist das nicht immer machbar. Die Diagnose Krebs trifft die ganze Familie, und deshalb sollten das Kind oder die Kinder bald von der Erkrankung erfahren. Mehr noch als Erwachsene haben sie ein feines Gespür dafür, dass irgendetwas nicht in Ordnung ist. Es wird ihnen nicht entgehen, wenn die Eltern gereizt, traurig oder niedergeschlagen sind, wenn vielleicht Gespräche unterbrochen werden, sobald das Kind dazukommt. Dann ist die Gefahr groß, dass die Kinder die Ursache für dieses ungewohnte Verhalten bei sich selbst suchen, sich die Schuld geben und sich fragen, ob sie etwas falsch gemacht haben. Kinder haben eine blühende Fantasie, und was sie sich an Schreckensszenarien ausmalen, übertrifft meistens die Realität und belastet sie mehr als die Wahrheit.

Mit Beginn der Behandlung Ihres Angehörigen wird sich auch ein Teil der Alltags-

Checkliste

Tipps für das erste Gespräch

Wenn der Betroffene und Sie entscheiden, andere Angehörige ins Vertrauen zu ziehen, könnten Ihnen diese Tipps helfen:

- ☐ Führen Sie das Gespräch erst, wenn Sie sich bereit dazu fühlen.
- ☐ Wählen Sie für das Gespräch einen Zeitpunkt aus, an dem genügend Zeit dafür ist.
- ☐ Sorgen Sie für eine ruhige Atmosphäre ohne Störungen und Ablenkungen.
- ☐ Fallen Sie nicht mit der Tür ins Haus, sondern wählen Sie einen behutsamen Einstieg.
- ☐ Geben Sie eine Information nach der anderen, sodass Ihr Gesprächspartner sie nach und nach verarbeiten kann.
- ☐ Wenn Ihnen ein persönliches Gespräch zu viel ist, telefonieren Sie stattdessen, schreiben Sie einen Brief oder eine E-Mail.

Ihr Angehöriger steht im Fokus! Er sollte nicht darüber grübeln, wie sich die Nachricht für seine Gegenüber am schonendsten „verpacken" lässt und was er tun kann, um die Gesprächspartner emotional aufzufangen. Wichtig ist, dass er sich dabei sicher fühlt.

routine ändern, und wenn Kinder nicht wissen, warum dies geschieht, macht es ihnen Angst. Beziehen Sie daher Ihre Kinder beizeiten ein und lassen Sie sie ein Teil Ihres familiären Netzwerks sein. Von dem offenen Umgang mit der Krankheit wird die ganze Familie profitieren.

Sicher werden Sie das Gespräch mit den Kindern gemeinsam führen; es kann aber sinnvoll sein zu überlegen, ob Ihr Angehöriger selbst über seine Krankheit spricht oder ob lieber Sie es machen sollen. Das hängt zum Beispiel davon ab, wie gefasst Sie oder Ihr Angehöriger auftreten können. Was genau Sie Ihren Kindern sagen und wie, ist auch eine Frage des Alters der Kinder, denn je nach Alter nehmen sie Informationen unterschiedlich auf. Es gibt aber einige grundsätzliche Empfehlungen:

- Informieren Sie Ihr Kind in Etappen, die Aufmerksamkeit von jüngeren Kindern ist begrenzt, und es muss Zeit haben, die Informationen zu verarbeiten.
- Versuchen Sie, Ihrem Kind Ruhe und Sicherheit zu vermitteln.
- Erklären Sie Ihrem Kind, dass es nicht schuld an der Krebserkrankung ist.
- Nennen Sie die Krankheit beim Namen und sagen Sie deutlich, dass Krebs nicht ansteckend ist.
- Erklären Sie in einfachen Worten und kurzen, klaren Sätzen. Sie können versuchen, das Gespräch mit Ihrem Angehörigen oder einer vertrauten Person vorher durchzuspielen.
- Erklären Sie, was passieren wird, wenn Papa oder Mama zum Beispiel ins Krankenhaus muss. Was sich später ereignen oder ändern wird, ist für Ihr Kind im Augenblick noch nicht interessant.
- Was immer Sie Ihrem Kind sagen: Es muss wahr sein. Machen Sie keine unrealistischen Versprechungen.
- Schildern Sie, was sich im Alltag Ihres Kindes verändern wird. Wer wird es zum Beispiel aus dem Kindergarten holen, wenn die Mutter im Krankenhaus ist? Wer kommt mit zum Fußball? Wer kümmert sich um die Hausaufgaben?
- Unterdrücken Sie Ihre Gefühle nicht, denn Ihr Kind soll erleben und sicher sein, dass es auch Gefühle zeigen darf. Es ist aber gut, wenn Sie bei dem Gespräch nicht völlig aufgelöst sind.

- Wenn das erste Gespräch beendet ist, signalisieren Sie Ihrem Kind, dass es Sie immer alles fragen kann.
- Jüngeren, aber durchaus auch älteren Kindern gibt körperliche Nähe Vertrauen und Sicherheit. Kuscheln und schmusen Sie mit Ihren Kindern, wenn alle das Bedürfnis danach haben.

Umgang mit den Kleinsten

Bei Säuglingen und Kleinkindern bis zu zwei Jahren müssen Sie bedenken, dass sich das Sprachverständnis erst entwickelt. Trotzdem werden diese Kinder zum Beispiel merken, wenn eine Bezugsperson nicht da ist oder wenn sie sich körperlich verändert, z. B. die Haare verliert. Es empfiehlt sich, zu erklären, was sich ändert und was bestehen bleibt (z. B. „Oma holt dich aus der Kita ab, aber Mama liest weiterhin die Gute-Nacht-Geschichte."). Für sie ist es auch sehr wichtig, dass sie sich sicher fühlen. Dabei hilft besonders körperliche Nähe; so merken sie, dass eine vertraute Person für sie da ist. Nehmen Sie Ihr Kind öfter in den Arm oder schmusen Sie mit ihm beim Einschlafen.

Mit den Größeren offen sprechen

Mit Kindern im Kindergartenalter (bis zu etwa sechs Jahren) können Sie kurze Gespräche führen und dabei auch das Wort „Krebs" verwenden. Diese Kinder haben schon Erfahrungen mit Krankheit gemacht, eigene oder auch in ihrem kindlichen Umfeld. Allerdings sind dies in der Regel ansteckende (Kinder-)Krankheiten; mit Krebs können sie nichts verbinden. Vermitteln Sie ihnen besonders, dass sie an der Erkrankung keine Schuld haben. Sie können sich bei Papa, Mama oder Opa nicht anstecken und weiterhin mit ihnen kuscheln.

Je älter die Kinder werden, desto mehr können Sie ihnen erklären. Im Alter zwischen sieben und zwölf Jahren verstehen sie klare Sachinformationen in kleineren Einheiten. Wichtig ist, dass sie das Gefühl haben, Fragen stellen zu dürfen, wenn sie etwas beschäftigt. Insbesondere zwei Fragen bewegen diese Schulkinder häufig: Dürfen sie in der Schule oder mit Freunden über die Krankheit reden? Und dürfen sie jetzt überhaupt noch ins Kino gehen, an der Klassenfahrt teilnehmen oder einfach Spaß mit Freunden haben? Beantworten Sie beide Fragen eindeutig mit Ja. Nicht selten können bei Kindern dieses Alters Probleme in

Zusammen stark bleiben

Kinder brauchen Sicherheit. Kinder fühlen sich intuitiv durch die Krankheit von Papa oder Mama bedroht. Sie brauchen die Sicherheit, dass sie trotz der Krankheit weiterhin geborgen sind. Offene Gespräche geben ihnen die Gewissheit, dass sie Sorgen und Ängste weiterhin bei den Eltern äußern können.

Wenn Lehrer wissen, dass ein enger Angehöriger an Krebs erkrankt ist, können sie Veränderungen bei dem Schüler besser einordnen. Informieren Sie die Lehrkräfte aber nicht ohne das Wissen Ihres Kindes! Bei Bedarf können schulische Hilfsangebote (z. B. Schulsozialarbeiter, Vertrauenslehrer) einbezogen werden.

der Schule auftreten; diese können das Sozialverhalten ebenso betreffen wie die schulischen Leistungen.

Pubertierende Jugendliche befinden sich in einer ohnehin schwierigen Phase und sind sehr mit sich selbst beschäftigt. Erkrankt ein Elternteil an Krebs, fühlen sie sich oft in ihrer Abnabelung gebremst, vor allem wenn sie glauben, in dieser Situation Verantwortung für die Familie übernehmen zu müssen. Wenn Eltern Hilfe (z. B. im Haushalt) brauchen, ist es gut, dies möglichst konkret zu sagen. Man sollte darauf achten, dass den Jugendlichen dennoch genügend Freiräume für eigene Aktivitäten bleiben.

Der Körper im Allgemeinen und mit der Sexualität verbundene Körperteile im Besonderen haben für viele Jugendliche einen hohen Stellenwert, und deshalb ist die Angst davor, selbst krank zu werden, durchaus typisch. Das gilt verstärkt für Töchter von Frauen mit gynäkologischen Krebsarten, also Brust-, Gebärmutter- oder Eierstockkrebs. In diesem Fall kann es sinnvoll sein, der Tochter ein Beratungsgespräch bei einem Frauenarzt vorzuschlagen.

Die Gespräche mit jungen Leuten können schwierig sein; überlegen Sie deshalb ruhig, ob vielleicht andere Personen, zu denen die Jugendlichen Vertrauen haben, besser dafür geeignet sein könnten.

→ Beobachten Sie Ihre Kinder

Auch die einfühlsamsten Gespräche können bei Kindern heftige Reaktionen auslösen. Altersabhängig kann das Spektrum von Angst vor Dunkelheit über Albträume, Konzentrations- und Essstörungen, Aggressivität bis hin zu völligem Rückzug reichen; das Verhalten kann sich auch erst im Laufe der Zeit ändern. Die Belastung Ihres Kindes kann sich ebenso in körperlichen Symptomen äußern, zum Beispiel in Bauchweh. Wenn Sie sich Sorgen machen und den Eindruck haben, dass Sie allein nicht mehr weiterkommen, nehmen Sie professionelle Hilfe in Anspruch, zum Beispiel bei einer Krebsberatungsstelle oder bei einem Psychoonkologen.

Eine ausgeprägt schwierige Situation kann sich ergeben, wenn ein alleinerziehender Elternteil an Krebs erkrankt oder wenn Eltern und Kinder in einer Patchworkfamilie zusammenleben. Je nach Schwere der Erkrankung müssen in diesem Fall gegebenenfalls der andere Elternteil oder weitere Angehörige eingebunden werden, damit das Kind keine Angst hat, plötzlich allein zu sein. Diesen Kindern muss man besonders viel Sicherheit vermitteln.

Freunde und Arbeitskollegen einbeziehen?

Zu dem Netzwerk, das Sie begleiten wird, können auch Ihre Freunde gehören. Diese sind manchmal emotional weniger belastet als die engsten Angehörigen, was von Vorteil sein kann.

Auch bei Ihren Freunden können Sie nicht vorhersehen, wie der Einzelne auf die Krebsdiagnose Ihres Angehörigen reagiert. Vielleicht ist sogar der beste Freund Ihres Angehörigen zunächst so schockiert, dass er gar nicht weiter mit ihm über seine Erkrankung reden möchte – dann geben Sie ihm Zeit, sich mit der Nachricht auseinanderzusetzen, und machen Sie ein Gesprächsangebot, sobald er so weit ist.

Freunde und Bekannte können im Umgang mit dem Kranken durchaus „normaler" als die enge Familie sein. Da sie mit ihm nicht so eng zusammenleben, ist die Krebserkrankung nicht zwangsläufig ein ständiges Gesprächsthema. Sie können Ihren Angehörigen auf diese Weise vielleicht leichter ablenken und aus der „Dauerschleife" der Diagnose und ihren Folgen herausholen. Und manchmal können einfache Gesten viel bewirken: Kleine Aufmerksamkeiten und kurze Nachrichten zeigen dem Erkrankten, dass man an ihn denkt.

Auf die Frage, ob Ihr Angehöriger Arbeitskollegen und Vorgesetzte ins Vertrauen ziehen möchte, gibt es keine allgemeingültige Antwort. Diese Entscheidung hängt maßgeblich davon ab, wie eng sein Vertrauen zu den Kollegen ist. Bei einem eher freundschaftlichen Verhältnis kann es sinnvoll sein zu erklären, warum er häufiger fehlen wird oder länger krankgeschrieben ist. Fühlt er sich allerdings nicht wohl bei dem Gedan-

---

i **Muss man den Arbeitgeber informieren?** Nein, der Arbeitgeber hat kein Recht darauf, die Diagnose zu erfahren. Es ist jedoch sinnvoll, dass Ihr Angehöriger sich in größeren Abständen bei seinem Arbeitgeber meldet, ihn wissen lässt, dass er grundsätzlich zurückkehren möchte, und ihm, wenn möglich, eine zeitliche Perspektive gibt.

ken, dass seine Kollegen von der Krebserkrankung wissen, dann kann er darauf verzichten, sie einzuweihen.

Klärende Gespräche mit den Ärzten

Ihr Angehöriger wird in den kommenden Wochen und Monaten viele Arzttermine haben: mit verschiedenen Fachärzten, die ihn während Diagnostik, Behandlung, nach der Primärtherapie sowie während der Rehabilitation und der Nachsorge begleiten. Nicht jeder wird sein Fachwissen allgemein verständlich vermitteln können, sondern sich in seinem gewohnten Fachjargon ausdrücken. Sie und ihr Angehöriger sehen sich damit einer „Fremdsprache" gegenüber, die Ihnen die Orientierung zusätzlich erschweren kann.

Es ist aber wichtig, dass Sie und Ihr Angehöriger verstehen, was die Ärzte sagen. Bleiben Sie deshalb beharrlich und fragen Sie nach, welche Behandlungen wann und warum vorgesehen sind. Hinweise, was genau Sie und Ihr Angehöriger fragen können, finden Sie in der Checkliste auf S. 27.

Zusammen stark bleiben

Wie Freunde reagieren können. Wenn Freunde und Bekannte nicht genau wissen, was sie sagen sollen, ist es völlig in Ordnung, wenn sie das genau so formulieren. Der kranke Mensch wird Verständnis dafür haben. Fragen Sie den Betroffenen stattdessen: „Was kann ich tun?" oder „Was würde dir jetzt helfen oder gut tun?". So kann er selbst entscheiden, ob er Hilfe möchte oder eben auch nicht.

→ Den Arztbesuch begleiten

Damit Sie Ihren Angehörigen von Anfang an gut unterstützen können, begleiten Sie ihn zu den Arztterminen, wenn er dies wünscht. Denken Sie vorher gemeinsam darüber nach, welche Fragen Sie haben, und machen Sie sich Notizen. Zu zweit fällt es leichter, an wichtige Dinge zu denken und Erklärungen des Arztes zu behalten. Selbstverständlich können Sie seine Antworten mitschreiben, damit Sie seine Informationen später nachlesen können.

Ärzte sind verpflichtet, ihren Patienten umfassend aufzuklären, damit dieser über seine Behandlung mitentscheiden kann. Eine solche Aufklärung benötigt Zeit – wenn Ihr Angehöriger meint, dass das Gespräch mit seinem Arzt zu kurz war und Fragen offen geblieben sind, soll er weitere Termine mit ihm vereinbaren.

Die ersten Schritte auf einem unbekannten Weg

Ihr Angehöriger und Sie werden sich einer weitgehend fremden Medizinwelt gegenübersehen. Versuchen Sie, sich möglichst gut darauf vorzubereiten.

Je mehr Sie über die Krankheit Ihres Angehörigen und darüber, wie es weitergehen wird, in Erfahrung bringen können, desto eher werden Sie wieder anfangen, Boden unter die Füße zu bekommen. Versuchen Sie so gut wie möglich dafür zu sorgen, dass in das Leben Ihrer Familie eine gewisse Ruhe einkehrt und Sie in der Zeit zwischen Diagnose und Therapiebeginn Informationen sammeln können (siehe ab S. 12). Wissen gibt Sicherheit – und dazu gehören zum Beispiel genauere Kenntnisse über die Krebserkrankung Ihres Angehörigen und die geplante Behandlung, gegebenenfalls eine zweite ärztliche Meinung (siehe S. 25) und die Entscheidung, wo Ihr Angehöriger sich behandeln lassen möchte.

Die Befunde verstehen

Diagnostische Verfahren wie zum Beispiel bildgebende Verfahren und Biopsien mit nachfolgenden feingeweblichen Untersuchungen dienen dazu, eine Krebsdiagnose zu stellen und zu bestimmen, in welchem Stadium sich die Erkrankung befindet. Die Ergebnisse dieses sogenannten Stagings werden in international einheitlichen Klassifikationen ausgedrückt, die auf Statistiken basieren und Aussagen darüber erlauben, wie sich der Tumor vermutlich verhalten wird. Sie sind hilfreich bei der Behandlungsplanung und lassen Rückschlüsse auf die Prognose der Erkrankung zu.

In Arztbriefen, Laborberichten und Befunden bildgebender Verfahren werden Ihnen viele Fachbegriffe begegnen. Der Arzt Ihres Angehörigen kann und soll ihm und auch Ihnen erklären, was damit gemeint ist.

Bei den meisten Krebsarten wird die Erkrankung mit der TNM-Klassifikation eingestuft. Diese Tumore werden auch als solide Tumore bezeichnet, da sie von einem Organ oder Gewebe ausgehend zunächst örtlich begrenzt wachsen.

Außer der TNM-Klassifikation gibt es ergänzende bzw. andere Klassifikationen wie FIGO für Tumoren der weiblichen Geschlechtsorgane, Ann-Arbor für Lymphome oder die UICC-Stadieneinteilung für Darmkrebs oder Hodenkrebs. Genaueres hierzu wird Ihnen und Ihrem Angehörigen der zuständige (Fach-)Arzt erläutern.

TNM-Klassifikation

Bei der TNM-Klassifikation beschreibt T die Ausdehnung des Primärtumors, N den Befall regionärer Lymphknoten und M das Vorhandensein von Absiedlungen in anderen Geweben, den sogenannten Fernmetastasen. Die Buchstaben werden miteinander kombiniert und mit kleinen Zahlen ergänzt: je größer die Zahl, desto weiter ist die Erkrankung fortgeschritten.

Code	Erklärung
T0	kein Anzeichen für einen Primärtumor
T1 bis T4	größer werdender Primärtumor
Tx	keine Aussage über den Primärtumor möglich
N0	keine Anzeichen für befallene Lymphknoten
N1 bis N3	zunehmend mehr Lymphknoten befallen
Nx	keine Aussagen über Lymphknotenbefall möglich
M0	keine Anzeichen für Fernmetastasen
M1	Fernmetastasen vorhanden

Darüber hinaus gibt der Buchstabe R an, ob bei einer Operation Tumorreste entfernt werden konnten (R = Residualtumor).

R0	kein Tumor im Organismus nachweisbar
R1	mikroskopischer Residualtumor an den Schnitträndern
R2	makroskopischer Tumor oder Metastasen belassen

Weitere kleine Buchstaben bezeichnen zum Beispiel, ob die Ergebnisse anhand der klinischen Untersuchung ermittelt wurden (c), aus einem Operationsbefund stammen (p) oder ob es sich um einen Rückfall (Rezidiv) handelt (r).

Beim sogenannten Grading vergleicht der Pathologe, wie ähnlich die Tumorzellen, die bei einer Biopsie entnommen wurden, den normalen Zellen sind. Je ähnlicher sie sich sind – der Fachmann spricht von „gut differenziert" –, desto weniger bösartig ist der Tumor, je mehr sie sich unterscheiden, desto aggressiver ist er im Allgemeinen:

- G1 – gut differenziert (weniger bösartig)
- G2 – mäßig differenziert
- G3 – schlecht differenziert
- G4 – nicht differenziert (sehr bösartig)

Kann das Internet weiterhelfen?

Eine Krebsdiagnose wirft unzählige Fragen auf. Bei der Suche nach Gesundheitsinformationen recherchieren etwa 96 Prozent der Deutschen im Internet. Erkrankte, Angehörige und Freunde werden dabei schnell feststellen, dass es scheinbar unendlich viele Seiten mit Gesundheitsinformationen gibt. Zwar kann Wissen dazu beitragen, Ängste abzubauen, aber bei einer solchen Fülle an Informationen verwundert es nicht, dass etwa zwei Drittel der suchenden Menschen Probleme haben, die Qualität und Zuverlässigkeit der Ergebnisse einzuordnen. Vermutlich haben Sie auch schon vor den Fragen gestanden: Wie sind die von mir besuchten Internetseiten zu bewerten? Kann ich mich auf die Informationen verlassen? Sind sie seriös?

Zwei Gütesiegel können Ihnen hierbei erste Anhaltspunkte geben: das Zertifikat des Aktionsforums Gesundheitsinformationssystem (afgis) e. V. und das HONcode-Zertifikat. Die Betreiber von Internetseiten mit diesen Gütesiegeln folgen bestimmten Qualitätskriterien. Wenn eine Website seriös ist und zuverlässige Informationen vermittelt, finden Sie auf der Seite Antworten auf die folgenden Fragen:

- Wer betreibt die Seite? Das Impressum gibt darüber Auskunft, ob es sich zum Beispiel um eine Privatperson, ein Unternehmen, eine medizinische Fachgesellschaft oder eine gemeinnützige Organisation handelt.
- Welches Ziel verfolgt die Seite und für wen ist sie gedacht?
- Wer sind die Autoren, welche Qualifikationen haben sie?
- Welche Quellen wurden für die Informationen verwendet? Handelt es sich um wissenschaftliche Quellen oder um persönliche Erfahrungen? Wie alt sind die wissenschaftlichen Quellen?
- Wie wird die Qualität der Informationen sichergestellt? Werden sie regelmäßig aktualisiert? Werden die Inhalte von unabhängigen Experten geprüft?
- Finden Sie Post-, E-Mail-Adressen, Telefonnummern oder ein Kontaktformular für den Fall, dass Sie Fragen oder Anregungen haben?
- Finden Sie Informationen zum Schutz Ihrer Daten?
- Wer finanziert die Internetseite? Werden mögliche Sponsoren oder Kooperationen offengelegt?

- Wenn die Seite Werbung enthält: Hebt diese sich deutlich erkennbar von den redaktionellen Inhalten ab?

Seiten, die explizit für medizinische Laien vorgesehen sind, sollten darüber hinaus immer darauf hinweisen, dass die angebotenen Informationen nicht das Gespräch mit dem Arzt ersetzen.

Vorsicht ist geboten bei Foren und Blogs, die von – häufig selbst betroffenen – Privatpersonen betrieben werden. Solche persönlichen Erfahrungsberichte können durchaus wertvoll und interessant sein, aber dort wiedergegebene medizinische Informationen sind möglicherweise nicht wissenschaftlich abgesichert. Zudem besteht die Gefahr, dass solche Foren von unseriösen Geschäftemachern genutzt werden.

Die richtige Klinik finden

Der Haus- oder Facharzt Ihres Angehörigen hat ihn vermutlich bereits für die weiterführenden Untersuchungen zur endgültigen Diagnosestellung an Spezialisten überwiesen. Für die Behandlung der Krebserkrankung wird Ihr Angehöriger nun ein geeignetes Krankenhaus finden müssen – am besten mit angeschlossener Ambulanz – oder einen niedergelassenen Facharzt, der sich in der Onkologie spezialisiert hat. In Deutschland hat er dabei in der Regel die freie Wahl von Ärzten und Kliniken.

Sicher werden ihm seine behandelnden Ärzte Empfehlungen geben können; dennoch ist es sinnvoll, dass er sich ein eigenes Urteil über die zur Wahl stehenden Krankenhäuser bildet. Dabei mag die räumliche Nähe zu Ihrem Wohnort zwar durchaus ein Argument sein; für eine hochqualifizierte Behandlung, für die Lebensqualität und Prognose des Patienten sind aber zusätzliche Aspekte außerordentlich bedeutsam, die Sie berücksichtigen sollten.

→ Kosten bei freier Klinikwahl

Wird ein Krankenhaus gewählt, das vom Wohnort weiter entfernt ist, und gibt es dafür keinen wichtigen medizinischen Grund, müssen die Fahrtkosten dorthin meist selbst übernommen werden. Eventuell muss auch dazubezahlt werden, wenn die Behandlung dort teurer ist.

Grundsätzlich ist es wichtig, dass die Klinik Erfahrung mit der Krebserkrankung Ihres Angehörigen hat. Krebstherapien sind anspruchsvoll und erfordern die interdisziplinäre Zusammenarbeit verschiedenster Spezialisten. In Deutschland existieren viele sogenannte Krebszentren oder Tumorzentren, ein nicht geschützter Begriff, der nicht automatisch mit bestimmten Anforderungen an die Qualität verbunden ist.

Anders verhält es sich mit zertifizierten Krebszentren, wie etwa von der Deutschen Krebsgesellschaft, die sowohl stationäre als auch ambulante Einrichtungen umfassen. Sie müssen strenge Qualitätskriterien nach dem Nationalen Zertifizierungsprogramm Krebs erfüllen und werden regelmäßig überprüft. Fachärzte aller beteiligten Fachrichtungen arbeiten eng zusammen, in sogenannten Tumorboards wird für jeden Patienten individuell abgestimmt, wie die Therapie verlaufen soll. Andere Berufsgruppen wie Psychoonkologen oder Ernährungswissenschaftler und onkologisch ausgebildete Pflegekräfte ergänzen das Behandlungsteam. Die Behandlung erfolgt nach wissenschaftlich gesicherten Empfehlungen und Leitlinien.

Solche zertifizierten Krebszentren können als Organkrebszentrum auf jeweils eine bestimmte Tumorart wie zum Beispiel Brust-, Darm-, Prostata- oder Lungenkrebs spezialisiert sein. Darüber hinaus gibt es Zentren, die sich schwerpunktmäßig auf gynäkologische, urologische oder viszerale Krebsarten konzentrieren, sowie onkologische Zentren, in denen mehrere Krebsarten unter einem Dach behandelt werden.

Bekommt Ihr Angehöriger eine ambulante Therapie, sollte auch diese in einer an ein Zentrum angeschlossenen Ambulanz oder in einer dafür qualifizierten Praxis erfolgen, der Patienten auch nach der Primärtherapie in der Nachsorge betreut.

▶ **Eine aktuelle Liste der zertifizierten onkologischen Zentren steht auf www.oncomap.de/centers. Sie lässt sich unter anderem nach Ländern, Orten und Organen durchsuchen.**

Eine ärztliche Zweitmeinung einholen

Eine Krebserkrankung ist eine schwere Krankheit, die Behandlung erfordert meist weitreichende medizinische Eingriffe. Viele Patienten werden sich fragen, ob die von den Ärzten vorgeschlagene Behandlung die richtige ist oder ob es aussichtsreiche Alternativen dazu gibt. Solche Zweifel kann und sollte Ihr Angehöriger offen ansprechen, und vielleicht finden Sie gemeinsam Antworten.

Ist sich Ihr Angehöriger nach wie vor unsicher, was seine Behandlung betrifft, kann es sinnvoll sein, eine qualifizierte ärztliche Zweitmeinung einzuholen. In den allermeisten Fällen wird sein Arzt Verständnis für diesen Wunsch haben. Gesetzlich Versicherte haben allerdings keinen Anspruch darauf, dass die Krankenversicherung die Kosten für eine Zweitmeinung bei einer Krebserkrankung übernimmt. Krankenkassen können diese Leistungen in ihrer jeweiligen Satzung individuell regeln. Ihr Angehöriger sollte sich direkt bei seiner privaten oder gesetzlichen Krankenversicherung danach erkundigen.

Sollte ihm die Möglichkeit eingeräumt werden, benötigt er Unterlagen wie Laborbefunde, Röntgenbilder oder Aufnahmen anderer bildgebenden Verfahren, die detaillierte Diagnose und eine Übersicht über die geplante Therapie. Der Arzt kann ihn dabei unterstützen, einen geeigneten Facharzt zu finden; Ihr Angehöriger kann sich aber auch an seine Krankenkasse oder eine Krebsberatungsstelle wenden. Ein interdisziplinäres Expertenteam prüft seine Unterlagen, bespricht seine Beurteilung mit Ihrem Angehörigen und übermittelt diese an seinen behandelnden Arzt. Mit ihm kann er dann das weitere Vorgehen vereinbaren.

Entscheidungen treffen

Alle Untersuchungen sind abgeschlossen, die Diagnose ist gesichert, eventuell wurde eine Zweitmeinung eingeholt, die Klinik wurde ausgesucht: Nun geht es darum, dass Ihr Angehöriger Entscheidungen über die einzelnen Therapieoptionen treffen muss. Wenn er möchte, kann er als Patient vorbehaltlos den Vorschlägen der Ärzte folgen.

Es gibt aber auch Ärzte, die anbieten, gemeinsam in einem Gespräch zu einer Entscheidung zu kommen. Dann ist für den Arzt wichtig zu erfahren, wie die persönlichen Wünsche und Bedürfnisse Ihres Angehörigen aussehen; er kann – bzw. Sie zusammen können – die Vor- und Nachteile sowie die Risiken der Behandlung erfragen und verstehen. Ihr Angehöriger kann dann alle Informationen abwägen, mit seinen persönlichen Präferenzen abgleichen und auf dieser Basis zusammen und gleichberechtigt mit seinem Arzt entscheiden. Diese Kommunikation zwischen Arzt und Patient wird als partizipative Entscheidungsfindung (PEF) oder Englisch „Shared Decision Making" (SDM) bezeichnet.

→ Was heißt „Compliance"?

Wenn Patienten sich in dieser Form beteiligen und Verantwortung für ihre Therapie mit übernehmen, sind sie in höherem Maße dazu bereit, an ihrer Behandlung aktiv mitzuwirken und durchzuhalten. Diese als „Compliance" bezeichnete Therapietreue – Experten sprechen hier von Adhärenz – kann auch die Erfolgsaussichten einer Behandlung verbessern.

Vielleicht gehört Ihr Angehöriger zu denjenigen, die ganz auf die Empfehlungen des Arztes eingehen, nichts davon infrage stellen; oder er tendiert dazu, alles mit sich allein auszumachen, statt seine Gedanken mit Ihnen zu teilen. In beiden Fällen werden Sie sich mit seiner Einstellung möglicherweise schwertun. Sie können Ihrem Angehörigen behutsam signalisieren, dass Sie ihn bei seinen Überlegungen begleiten und unterstützen möchten: Bieten Sie ihm zum Beispiel an, mit ihm zusammen das Für und Wider einzelner Behandlungsoptionen gegenüberzustellen. Seien Sie jedoch vorsichtig, bedrängen Sie ihn nicht zu sehr und bevormunden Sie ihn nicht – denn er hat die Therapie vor sich und muss hinter seiner Entscheidung stehen. Wichtig: Auch wenn Sie die Entscheidung Ihres Angehörigen nicht teilen sollten, zeigen Sie ihm, dass Sie diese mittragen und dass er sich immer auf Sie verlassen kann.

Checkliste

Fragen für den Arztbesuch

Das Gespräch findet grundsätzlich zwischen Ihrem Angehörigen und seinem Arzt statt; Sie können ihn begleiten und unterstützen, mithören und mitdenken, aber beeinflussen Sie Ihren Angehörigen nicht. Schreiben Sie Ihre Fragen vorher auf, damit Sie nichts vergessen. Machen Sie sich Notizen über das, was Sie im Gespräch mit dem Arzt erfahren haben.

- ☐ Können Sie mir/uns genau erklären, was ich habe/mein Angehöriger hat?
- ☐ Welche Untersuchungen müssen jetzt gemacht werden?
- ☐ Können die Untersuchungen ambulant gemacht werden?
- ☐ Oder muss ich/er ins Krankenhaus?
- ☐ Wie kann die Krankheit behandelt werden?
- ☐ Gibt es andere Möglichkeiten?
- ☐ Wie wirken die Behandlungen?
- ☐ Welche Nebenwirkungen können auftreten?
- ☐ Wann werden die Nebenwirkungen voraussichtlich auftreten?
- ☐ Was kann man gegen die Nebenwirkungen machen?
- ☐ Kann ich mich/sich mein Angehöriger auf die Therapie vorbereiten? Wenn ja, wie?
- ☐ Haben Sie Informationsmaterial, das wir mitnehmen können?
- ☐ Können wir nach der Behandlung (noch) Kinder bekommen?
- ☐ Wenn nicht: Können wir etwas vorbereitend machen, damit wir später doch noch Eltern werden können?
- ☐ Kann ich als Verwandter auf dem Krankenhausgelände wohnen? Ich habe eine weite Anreise?
- ☐ Wird die Behandlung die Erkrankung voraussichtlich heilen?
- ☐ Was passiert, wenn die Krankheit nicht behandelt wird?
- ☐ Wie schnell muss die Behandlung beginnen?
- ☐ Wer wird uns nach der ersten Behandlung weiter betreuen?
- ☐ Wo können wir eine psychoonkologische Beratung bekommen?

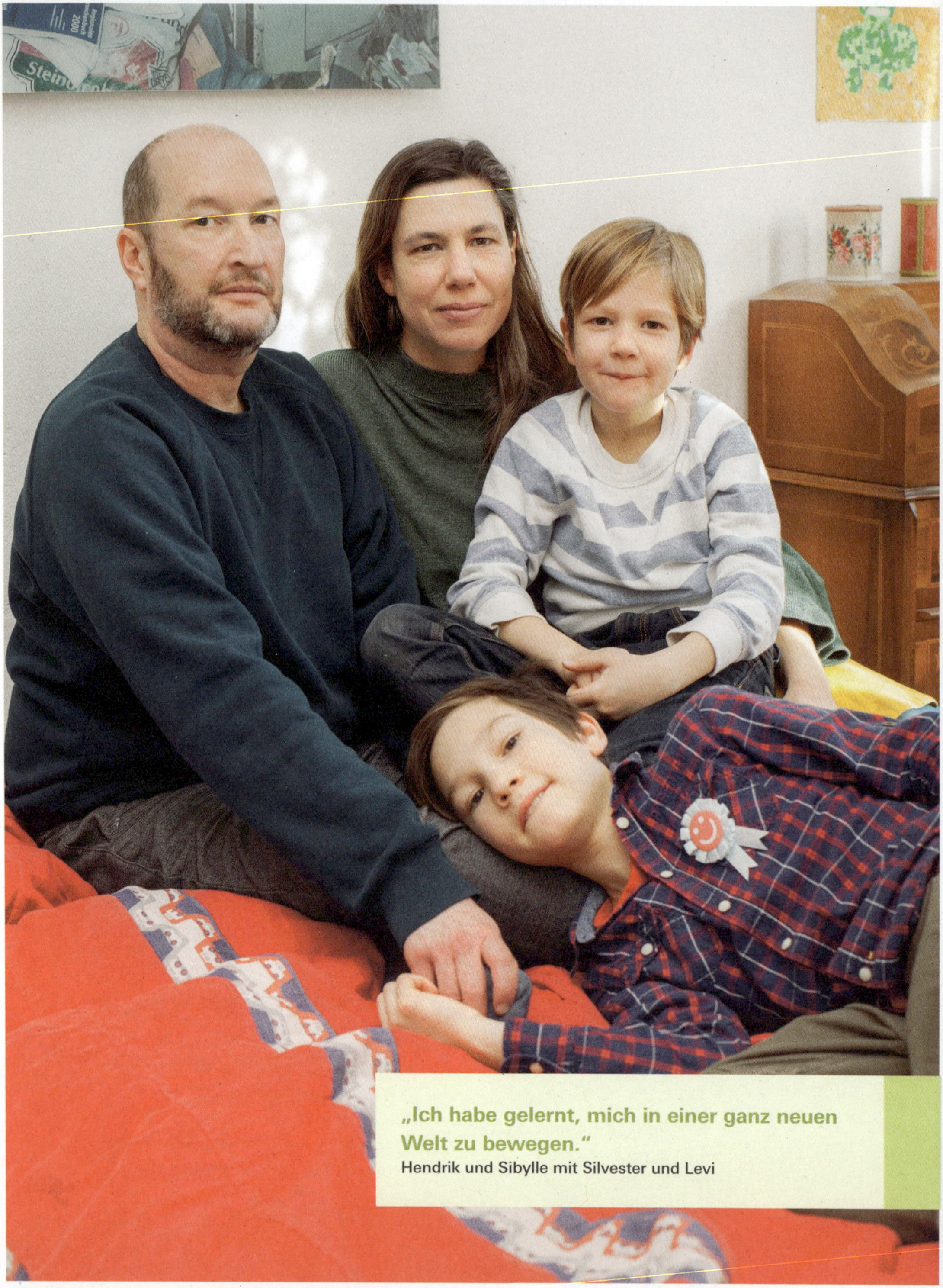

„Ich habe gelernt, mich in einer ganz neuen Welt zu bewegen.“

Hendrik und Sibylle mit Silvester und Levi

Miteinander ins Gespräch kommen

Offen miteinander in der Familie zu sprechen, ist eine wichtige Ressource für alle Beteiligten. Kommunikation sorgt für praktische und emotionale Unterstützung und hilft dabei, Ängste im Zaum zu halten.

Die Diagnose Krebs löst Angst und Unsicherheit aus. Partner, erwachsene Kinder oder andere Angehörige von Krebspatienten empfinden es als besonders belastend, wenn der Kranke mit ihnen nicht über seine Erkrankung sprechen möchte – weil er selbst die Diagnose noch „verdauen" muss, weil er den anderen nicht belasten will oder weil er die Tatsache, an Krebs erkrankt zu sein, erst einmal verdrängt.

Auch wenn jeder Betroffene eine solche Diagnose anders bewältigt, lässt sich die Krankheitsverarbeitung grundsätzlich in vier Phasen einteilen:

- **Schockphase:** Der Betroffene verleugnet die Krankheit.
- **Reaktionsphase:** In dieser Phase können sich psychische Belastungen mit Ängsten und Depressionen entwickeln.
- **Reparationsphase:** Der Kranke passt sich an die neue Situation an.
- **Neuorientierung:** Verarbeitet er die Krankheit zunehmend, kann er seine neue Lebenssituation annehmen.

Die Phasen können verschieden lange dauern. Es ist aber erwiesen, dass ein aktiver Umgang mit der Krankheit die Lebensqualität des Patienten verbessert. Unterbleibt dieser, besteht die Gefahr, dass bei Ihrem Angehörigen und auch bei Ihnen Unbehagen und Unsicherheit zunehmen werden.

Krebs ist mit vielen Vorurteilen verbunden. Ihr Angehöriger fragt sich vielleicht, wie sein Umfeld reagieren wird. Sie selbst beschäftigen vielleicht die Auswirkungen der Krankheit auf die Familie. Wenn die Kommunikation in dieser Situation nicht offen ist, können leicht Probleme erwachsen.

Eine offene Gesprächskultur finden

Hören Sie einander zu, nehmen Sie sich gegenseitig aufmerksam wahr und begegnen Sie sich mit Respekt. Das sind die Grundlagen für eine gute Kommunikation.

Es wird möglicherweise einige Zeit dauern, bis Sie und Ihr Angehöriger über schwierige Themen sprechen können. Vielleicht haben Sie Angst, dass Sie nicht die richtigen Worte finden und den anderen verletzen könnten. Vielleicht sind Sie es bisher auch nicht gewohnt, offen miteinander zu reden, und Sie wollen Ihren Angehörigen auch auf keinen Fall belasten. Dann wird es Ihnen jetzt, wo Ihr Angehöriger an Krebs erkrankt ist, umso schwerer fallen. Für Sie und Ihre Familie ist es aber wichtig, dass Sie gemeinsam einen Weg finden, sich über alles, was Sie beschäftigt und bewegt, auszutauschen.

→ Der richtige Zeitpunkt?

Auch wenn es ratsam ist, schwierige Gespräche nicht vor sich herzuschieben, weil sie dadurch nicht einfacher werden, führen Sie sie auf keinen Fall unter Zeitdruck. Warten Sie lieber, wenn Sie merken, dass Sie oder Ihr Angehöriger noch nicht bereit dafür sind. Dennoch gilt besonders für das erste Gespräch über die Erkrankung: Den absolut richtigen Zeitpunkt wird es vermutlich nicht geben.

Es ist hilfreich, wenn es Ihnen gelingt, für ernste Gespräche eine Atmosphäre und einen äußeren Rahmen zu schaffen, in dem Sie sich beide wohlfühlen. Dazu gehört vor allem ein möglichst ruhiger, geschützter Ort, an dem Sie in Ruhe miteinander reden können. Konzentrieren Sie sich nur auf das Gespräch, am besten schalten Sie die Handys, das Radio und den Fernseher aus. Es würde Sie nur ablenken. Wenn Sie Kinder haben und diese noch nichts von der Erkrankung Ihres Angehörigen wissen, stellen Sie sicher, dass sie nicht mithören und so zufällig von der Krankheit erfahren.

Aktives Zuhören

Eine Empfehlung, die vielleicht banal klingt, aber für das Gelingen eines Gespräches wichtig ist, lautet: Hören Sie einander zu, und zwar aktiv. Das heißt, konzentrieren Sie sich auf Ihr Gegenüber, signalisieren Sie Ihrem Angehörigen, dass im Moment nur er für Sie wichtig ist. Nehmen Sie seine Gedankengänge auf und zeigen Sie Empathie. Wichtig ist, dass Sie wirklich verstehen, was er Ihnen sagen will, damit keine Missverständnisse entstehen. Beide Gesprächspartner sollten versuchen, sich so genau und eindeutig wie möglich auszudrücken, statt Aussagen oder Wünsche zu umschreiben und darauf zu hoffen, dass der andere schon wissen wird, was gemeint ist.

Unterbrechen Sie einander nicht, sondern lassen Sie den anderen ausreden, auch wenn vielleicht Pausen entstehen. In diesen Pausen sammelt Ihr Gesprächspartner seine Gedanken, und das ist besonders bei emotionalen Gesprächen wichtig. Sie können in dieser Zeit den Gedankengang ebenfalls nachvollziehen; wenn Ihnen das nicht gelingt oder Sie etwas nicht verstanden haben, dann sagen Sie es Ihrem Angehörigen. Anderenfalls kann es dazu kommen, dass Sie aneinander vorbeireden oder er den Eindruck bekommt, Sie hören ihm gar nicht richtig zu.

→ Vorteile aktiven Zuhörens

Aktives Zuhören kann es Ihnen und Ihrem Angehörigen erleichtern, über Sorgen und Ängste zu sprechen; Sie können Ihre Gefühle offener zeigen, und das wiederum stärkt Ihre Beziehung zueinander. Fragen Sie Ihren Angehörigen ganz offen, wie er sich fühlt, was er braucht und was er möchte. Dann bekommen Sie in wichtigen Dingen die Klarheit, die Sie brauchen.

Sie werden im Laufe der Erkrankung Ihres Angehörigen häufiger schwierige Gespräche führen, und sie werden immer wieder eine Herausforderung sein, weil einer oder sogar beide Gesprächspartner Angst davor haben. Nach und nach werden Sie aber gemeinsam eine Gesprächskultur entwickeln und offener miteinander reden können.

Wenn Sie derjenige sind, dem es leichter fällt, ein Gespräch zu beginnen, dann machen Sie die ersten Schritte auf Ihren Angehörigen zu. Seien Sie jedoch vorsichtig, dass

Sie von ihm nicht als ungeduldig wahrgenommen werden. Ein kranker Mensch ist meistens dünnhäutig und möchte nicht mit Ratschlägen überhäuft werden oder das Gefühl haben, dass seine Kompetenz und Entscheidungsfähigkeit infrage gestellt werden.

Körpersprache wahrnehmen und einsetzen

Kommunikation besteht nicht nur aus dem gesprochenen Wort, sondern auch aus der Körpersprache, der sogenannten nonverbalen Kommunikation. Sie geschieht in der Regel unbewusst und gibt eben deshalb Auskunft, wie sich der Mensch gerade fühlt. Zur nonverbalen Kommunikation gehören:

- der Blick (Schaut Ihr Gesprächspartner Sie an oder schaut er weg?)
- die Mimik (Ist der Gesichtsausdruck verkniffen, hängen die Mundwinkel, lächelt Ihr Gesprächspartner, runzelt er die Stirn, lacht oder weint er?)
- die Gestik (Was machen die Hände, sind sie verkrampft, nesteln sie nervös an Knöpfen oder Haaren oder holen sie zu weiten Gesten aus?)
- die Haltung (Sitzt Ihr Gesprächspartner aufrecht oder in sich zusammengesunken, verschränkt er die Armе?)

Zusammen stark bleiben

Gespräche während der Behandlung. Sie müssen während der Therapie ein schwieriges Thema mit Ihrem Angehörigen besprechen? Fragen Sie ihn, wann er sich stark genug dafür fühlt, besonders wenn es ihm schlecht geht. Überlegen Sie sich genau, was Sie unbedingt klären müssen und was Zeit bis später hat. Notizen können Ihnen helfen, die wichtigsten Punkte zu strukturieren und nichts zu vergessen. Vielleicht können Sie einen „Probelauf" mit einem Freund machen, der Sie beide gut kennt. So können Sie etwaige Hürden im Gespräch erkennen und sich darauf vorbereiten. Schließen Sie Ihren Angehörigen nicht aus wichtigen Entscheidungen aus, nur weil es ihm schlecht geht und Sie meinen, ihn deshalb schonen zu müssen.

Sie haben vier Sinne, mit denen Sie wahrnehmen, wie sich Ihr Angehöriger in der jeweiligen Gesprächssituation fühlt, und umgekehrt wird auch Ihr Angehöriger an Ihrer Körpersprache ablesen können, wie es Ihnen geht. Halten Sie Blickkontakt zueinander, dann erkennen Sie nicht nur, wie der andere empfindet, sondern Sie signalisieren gleichzeitig, dass Sie gedanklich und emotional beieinander sind.

Sie können Ihre gegenseitige Verbundenheit zusätzlich durch Berührungen zeigen – vorausgesetzt, der andere möchte dies: Sie können eine Hand Ihres Angehörigen halten, ihm einen Arm um die Schulter legen oder ihn umarmen und festhalten. Diese Berührungen wirken positiv, drücken Liebe, Zuneigung und Trost aus und können helfen, Situationen zu überbrücken, in denen Ihnen die Worte fehlen.

Die Kunst, einander wirklich zu verstehen

Auch wenn Sie sich um eine offene Gesprächskultur bemühen und das Prinzip des aktiven Zuhörens beachten, kommt das, was Sie meinen, nicht immer auch so bei Ihrem Gegenüber an. Dann können Missverständnisse entstehen, die Sie lieber ausräumen sollten, damit sich daraus nicht noch Differenzen entwickeln, die Sie beide unnötig belasten.

Warum passiert es immer wieder, dass bei Gesprächen Missverständnisse entstehen? Dafür hat man verschiedene Kommunikationsmodelle entwickelt, eines davon ist das sogenannte 4-Ohren-Modell von Friedemann Schulz von Thun. Dieses Modell arbeitet mit vier Gesprächsebenen: dem Sachinhalt einer Nachricht (Worum geht es inhaltlich?), der Selbstkundgabe (Was verrate ich über mich selbst?), dem Appell (Was soll der andere tun?) und der Beziehungsebene (Wie ist meine Beziehung zum anderen?). Diese vier Ebenen gibt es sowohl beim Absender als auch beim Empfänger – da ist es nicht verwunderlich, dass jede Menge Raum für Missverständnisse entstehen kann. Oft formulieren wir beispielsweise eine Botschaft auf Sachebene, doch die Beziehungsebene wiegt beim Gegenüber schwerer. Es kann also sein, dass sich Ihr Angehöriger gerade etwas von der Seele reden möchte und auf emotionale Zuwendung hofft (Selbstkundgabe und Beziehungsebene), während Sie versuchen, schnell einen konkreten Ratschlag zu formulieren, um das Problem zu lösen (Sach- und Appellebene). Der umgekehrte Fall ist natürlich ebenso möglich.

Wenn Sie das Gefühl haben, dass bei Ihrem Angehörigen eine Botschaft von Ihnen falsch angekommen ist, fragen Sie ihn danach. Überlegen Sie, ob Sie vielleicht gerade auf unterschiedlichen Ebenen kommunizieren. Sprechen Sie ihn auch darauf an, welche Gefühle Sie glauben wahrzunehmen. Dasselbe gilt natürlich auch andersherum, wenn Sie vermuten, dass Sie eine Botschaft von ihm anders verstanden haben könnten, als sie gemeint war.

Schwierige Themen nicht ausklammern

Besonders dann ist es wichtig, wenn Sie möglichst genau wissen, wie alle die Situation erleben und was jeden beschäftigt.

Früher oder später werden Sie mit Ihrem Angehörigen über schwierige Themen sprechen müssen – über Sorgen und Ängste, über schambesetzte Themen wie körperliche Veränderungen oder Sexualität. Anlässe für schwierige Gespräche sind besonders Situationen, in denen deutlich wird, dass die Erkrankung zurückkommt oder sogar voranschreitet. Es ist wichtig, dass Sie diese Probleme nicht ausblenden, sondern ruhig und mit gegenseitigem Einfühlungsvermögen darüber sprechen. Es kann sein, dass Ihr Angehöriger oder Sie selbst bei schwierigen Themen versuchen, Gesprächen auszuweichen. Dieser Abwehrmechanismus ist völlig natürlich, zeigen Sie deshalb Verständnis dafür und reagieren Sie auf keinen Fall wütend oder gekränkt.

Sorgen und Ängste thematisieren

Wenn Sie merken, dass Ihr Angehöriger sich Sorgen macht und Angst hat, signalisieren Sie ihm, dass er Ihnen diese Gefühle durchaus zumuten darf und Sie nicht schonen muss. Angst kann bei einer Krebserkrankung allgegenwärtig sein: Angst vor der Behandlung und ihren Folgen, Angst vor finanziellen Folgen, Angst, die Familie allein zu lassen, vielleicht auch, verlassen zu werden. Ihnen kann durch die Krankheit Ihres Angehörigen bewusst werden, dass Gesundheit und Wohlergehen ein ebenso wertvolles wie zerbrechliches Gut sind.

Versichern Sie Ihrem Angehörigen, dass seine Krankheit seinen Wert für Sie nicht beeinflusst, dass er genauso wertvoll ist wie früher. Gaukeln Sie ihm aber nicht vor, dass Sie unbeschwert und gut gelaunt sind, wenn Sie sich in Wirklichkeit Sorgen um ihn machen, sondern geben Sie ruhig zu, dass auch Sie Angst haben, unsicher und traurig sind. Sprechen Sie Ihre eigenen Sorgen und Ängste an. Seien Sie aber vorsichtig, dass Sie Ihren Angehörigen nicht in die Situation bringen, Sie trösten zu müssen!

→ Hilfe anbieten

Fragen Sie Ihren Angehörigen ganz offen, wie Sie ihm konkret helfen können. Sollten Sie merken, dass er zu diesem Gespräch nicht bereit ist, drängen Sie ihn nicht, sondern lassen

Sie ihm Zeit. Fragen Sie ab und zu nach, ob er sich jetzt mit Ihnen darüber unterhalten möchte.

Viele Angehörige und Freunde möchten dem Erkrankten Mut machen und ihm den Rücken stärken und fordern ihn dazu auf, gegen die Krankheit zu kämpfen. Andere bestärken ihn mit einem gut gemeinten „Du schaffst das". Ihnen ist in diesem Moment sicher nicht bewusst, dass sie den kranken Menschen damit unter Druck setzen – vielleicht ist ihm gar nicht nach kämpfen zumute? Stellen Sie ihm stattdessen lieber Fragen, am besten die sogenannten sieben W-Fragen, auch offene Fragen genannt: wer, was, wann, wo, warum, wie und wozu. Wenn Ihr Angehöriger auf diese Fragen antwortet, erhalten Sie von ihm viel mehr Informationen, als wenn Sie lediglich sogenannte geschlossene Fragen, also Ja-Nein-Fragen stellen. Decken Sie ihn auch nicht mit gut gemeinten Ratschlägen ein, und vermeiden Sie ganz besonders Phrasen.

Wenn sich die Rollen ändern

Häufig wird sich durch die Erkrankung Ihres Angehörigen die Rollenverteilung in der Familie zumindest vorübergehend ändern: Plötzlich sorgen Kinder für ein Elternteil, der Hauptverdiener in der Familie fällt aus oder die Person, die sonst immer die Kinder versorgt hat, ist krank.

Für Sie bedeutet das vielleicht, dass Sie für eine gewisse Zeit Ihren beruflichen und privaten Alltag umorganisieren müssen (Ihre Arbeitszeiten passen eventuell nicht zu Aufgaben in der Familie, wenn Sie etwa morgens die Kinder in die Schule bringen müssen), dass Sie den Haushalt eines Elternteils mit versorgen müssen oder dass Sie sich um zusätzliche Aufgaben wie etwa die Buchhaltung im familieneigenen Betrieb kümmern müssen – kurz, Sie werden viele neue Dinge auf der Agenda haben. Damit werden Sie wahrscheinlich nicht nur vor zeitlichen, sondern auch vor inhaltlichen Herausforderungen stehen. Überlegen Sie, was alles neu auf Sie zukommen könnte und wer Sie dabei entlasten könnte. Mehr dazu erfahren Sie im Kapitel „Selbst gesund bleiben" ab S. 133.

Im Umgang mit dem Kranken ist es wichtig, dass Sie ihn genauso respektieren und ihn wertschätzen wie früher. Hüten Sie sich auf jeden Fall davor, ihn zu bevormunden, denn er ist zwar krank, kann aber natürlich trotzdem über die Dinge selbst entscheiden. Besprechen Sie mit ihm, welche Aufgaben er in der Familie übernehmen kann und möchte.

Es kann aber auch sein, dass sich Ihr Angehöriger vorübergehend von Ihnen zurückzieht und sich „vergräbt". Damit möchte er Sie nicht kränken. Vielmehr wird er Zeit benötigen, um über seine Situation nachzudenken, und sich Ihnen später wieder zuwenden. Wenn Sie sich nicht sicher sind, fragen Sie ihn, warum er jetzt gerade so zurückhaltend ist.

Vermeiden Sie Floskeln!

Ein kranker Mensch merkt sehr schnell, wenn er mit Floskeln aufgemuntert werden soll. Ein paar Vorschläge, was Sie stattdessen sagen können.

Keine Aufforderungen, Floskeln oder Bevormundungen	Stattdessen Fragen
Du musst kämpfen.	Möchtest Du gegen die Krankheit kämpfen?
Du schaffst das.	Was kann ich für dich tun, damit du diese Etappe schaffst?
Du musst positiv denken.	Warum bist du so niedergeschlagen?
Da musst du durch.	Wie kann ich dir in deiner jetzigen Situation helfen?
Reiß dich zusammen.	Warum magst du nicht aufstehen?
Geh doch mal spazieren.	Wann möchtest du vielleicht einen Spaziergang machen?
Ich räume deine Tasche aus.	Wohin gehören denn die Handtücher?
Klaus kommt dich besuchen.	Wer soll dich denn im Krankenhaus besuchen?
Leg das Buch doch weg, das strengt dich zu sehr an.	Wozu hast du heute Nachmittag denn Lust?
Du musst stark sein.	Wie fühlst du dich gerade?

Wünsche formulieren

Auch wenn zunächst Ihr Angehöriger im Mittelpunkt steht, sollten Sie Ihre eigenen Bedürfnisse ernstnehmen. Wenn Sie Wünsche an den anderen haben, formulieren Sie diese so konkret wie möglich, schon Details können einen großen Unterschied machen:

→ Ich-Botschaften

Ich-Botschaften sind viel klarer und authentischer als ein unverbindliches „man sollte …“. Sagen Sie also nicht „Alles muss ich allein machen“, sondern „Ich bin im Moment überfordert" oder anstelle von „Man könnte mal ins Kino gehen" lieber „Ich möchte mit dir gern ins Kino gehen".

Vielleicht ist das Zusammenleben mit Ihrem Angehörigen manchmal nicht einfach, aber signalisieren Sie ihm immer, dass Sie für ihn da sind. Nehmen Sie es nicht persönlich, wenn er einmal unfreundlich ist, es richtet sich nicht gegen Sie. Sie können ihm aber ruhig sagen, wenn Sie beispielsweise eine Bemerkung verletzt hat.

Vielleicht finden Sie als Familie einen gemeinsamen Leitsatz, der Sie durch diese Zeit trägt und den Sie sich in schwierigen Situationen immer wieder ins Gedächtnis rufen können. Ein solcher Leitsatz könnte zum Beispiel lauten „Wir halten zusammen – ehrlich und achtsam", „Wir sind stark und füreinander da!" oder „Unsere Familie schafft diesen Berg zusammen!". Beziehen Sie Ihre Kinder in das Finden des Leitsatzes ein.

Zusammen stark bleiben

Gefühle zulassen. Eine Zeit, in der eine schwere Erkrankung die Familie trifft, kann sehr viele, wechselnde und oft auch widersprüchliche Gefühle bei allen Betroffenen auslösen: Wut, Trauer, Aggressionen, Hoffnung und Enttäuschung können dazugehören. Lassen Sie diese Gefühle zu! Oft verbergen sich dahinter noch andere Emotionen, und diese wahrzunehmen, kann allen helfen. Sie brauchen allerdings nicht kritiklos alle Gefühle Ihres Angehörigen hinzunehmen, sagen Sie ihm zum Beispiel, wenn Sie sich ungerecht behandelt fühlen.

Finanzielle und rechtliche Themen ansprechen

Über Geld spricht man nicht – in vielen Situationen ist das ein schlechter Rat. Wenn die Erkrankung Ihres Angehörigen die finanzielle Sicherheit der Familie gefährden kann, weil er etwa der Hauptverdiener ist und für längere Zeit nicht arbeiten kann, ist es notwendig, diese Fragen offen zu klären. Vielleicht müssen Sie Anträge stellen und dabei Fristen einhalten, vielleicht kommen mit der Krankheit verbundene Kosten auf Sie zu, die Sie einkalkulieren müssen, oder Sie müssen zusammen Entscheidungen für die Zukunft treffen.

Dazu können auch Entscheidungen für Situationen gehören, in denen Ihr kranker Angehöriger selbst nicht mehr in der Lage ist, Dinge zu regeln, und für die Sie oder eine andere Person seines Vertrauens deshalb mit bestimmten Rechten ausgestattet sein sollte. Über die Patientenverfügung kann Ihr Angehöriger seine Wünsche bezüglich der medizinischen Versorgung festlegen, mit der Betreuungsverfügung bzw. der Vorsorgevollmacht kann er andere Personen berechtigen, nicht medizinische Entscheidungen für ihn zu treffen. Mehr dazu erfahren Sie im Kapitel „Finanzen und Recht“ ab S. 157. Dort finden Sie zudem wichtige Informationen über die wirtschaftliche Sicherung während seiner Erkrankung und über andere Leistungen, die Ihrem Angehörigen und Ihnen zustehen.

Mit körperlichen Veränderungen umgehen

Wenn die Behandlung der Krebserkrankung bei Ihrem Angehörigen zu körperlichen Veränderungen führt, können sich dadurch Belastungen für Ihr Zusammenleben ergeben. So kann ein künstlicher Darm- oder Blasenausgang, ein Tracheostoma nach der Entfernung des Kehlkopfes oder Harninkontinenz beziehungsweise Impotenz nach Prostataentfernung dafür verantwortlich sein, dass sich Ihr Angehöriger von der Familie zurückzieht. Diese Reaktion ist ganz normal, muss er doch das veränderte Körperbild zunächst einmal selbst akzeptieren und vielleicht auch ein gewisses Schamgefühl überwinden. Wie in anderen Situationen helfen einfühlsame Gespräche miteinander.

→ Selbsthilfegruppen

Sehr hilfreich kann es sein, Erfahrungen mit anderen Betroffenen auszutauschen. Dafür bieten sich besonders Selbsthilfegruppen an, in denen Ihr Angehöriger Menschen treffen kann, die vor denselben Problemen gestanden haben wie er. Viele Selbsthilfegruppen haben Internetforen, bieten aber auch persönliche Gespräche an. Ebenso wie Ihr Angehöriger können auch Sie sich an Selbsthilfegruppen wenden. Näheres zu Selbsthilfegruppen erfahren Sie im Kapitel „Den Weg unterstützen“ ab S. 81.

Sexualität – ein heikles Thema ansprechen

Jeder Mensch definiert individuell für sich, welchen Stellenwert Sexualität für ihn hat. Je nach Lebensalter, Lebensphase und -umständen wird ihre Bedeutung sich verändern. Belastende Behandlungen und körperliche Veränderungen aufgrund einer Krebserkrankung können sowohl bei dem Erkrankten selbst als auch bei Ihnen dazu führen, dass der Wunsch nach Sexualität in den Hintergrund tritt – aus Scham oder aus Angst davor, zurückgewiesen zu werden oder nicht mehr als vollwertiger (Sexual-)Partner angesehen zu werden. Beide Partner sind unsicher, wie sie miteinander umgehen sollen. Über Sexualität zu sprechen, fällt in dieser Situation umso schwerer. Vielleicht fehlen auch einfach die passenden Worte dafür.

Dass die Krebserkrankung Ihres Angehörigen das sexuelle Verlangen beeinflusst, kann sowohl physische als auch psychische Ursachen haben. Bei den physischen Ursachen stehen Operationen oder Bestrahlungen an Sexualorganen im Vordergrund: bei Männern etwa an der Prostata oder den Hoden, bei Frauen an der Gebärmutter, den Eierstöcken oder der Brust. Auch Operationen an inneren Bauchorganen wie Darm und Blase können zu Beeinträchtigungen führen, zum Beispiel durch einen künstlichen Ausgang oder durch die entstehenden Narben. Zudem können Schmerzen oder längerfristige Nebenwirkungen der Behandlung wie Fatigue das sexuelle Verlangen verändern. Besonders belastend können die Nebenwirkungen einer Antihormontherapie sein, nicht zuletzt, weil sich diese Behandlung meist über mehrere Jahre erstreckt und die Beziehung zwischen den Partnern für lange Zeit herausfordert.

→ Psychische Ursachen

Neben den körperlichen Auswirkungen der Erkrankung und der Therapie sind die psychischen Ursachen nicht zu unterschätzen. Diese können nicht nur den Kranken, sondern Sie als Angehörigen ebenfalls betreffen: Angst vor der Krankheit und der Zukunft, ein verändertes Rollenverständnis, mangelndes Selbstwertgefühl, Angst, den anderen zu überfordern oder zu verletzen, sind nur einige Beispiele.

Für Ihre Beziehung ist es wichtig, dass Sie offen und ehrlich darüber reden, warum im Augenblick der Wunsch nach körperlicher Liebe geringer ist. Damit bei keinem von Ihnen der Eindruck entsteht, vom anderen zurückgewiesen zu werden, sollte der andere wissen, dass die Zurückhaltung sich nicht auf ihn als Person bezieht, sondern den Umständen geschuldet ist.

Wenn Sie allerdings merken, dass Ihr Angehöriger nicht mit Ihnen sprechen möchte oder dass Sie selbst sich schwer tun, holen Sie sich professionelle Hilfe – zum Beispiel von jemandem aus dem Behandlungsteam Ihres Angehörigen, von einem Paartherapeuten, Psychologen oder in einer sexualmedizinischen Sprechstunde.

Zusammen stark bleiben

Geben Sie sich Zeit. Setzen Sie sich nicht unter Druck, sondern geben Sie sich Zeit. Sie werden feststellen, dass Sie beide nach wie vor das Bedürfnis nach Aufmerksamkeit, Nähe und Zärtlichkeit haben. Eine liebevolle Beziehung hat viele Facetten, die Sie jetzt vielleicht gemeinsam neu entdecken. Das kann Ihrer Beziehung neue Tiefe geben. Tauschen Sie sich über Ihre Wünsche und Bedürfnisse immer wieder aus. Je offener Sie miteinander umgehen, desto schneller werden Sie sich einander wieder annähern und Vertrauen aufbauen.

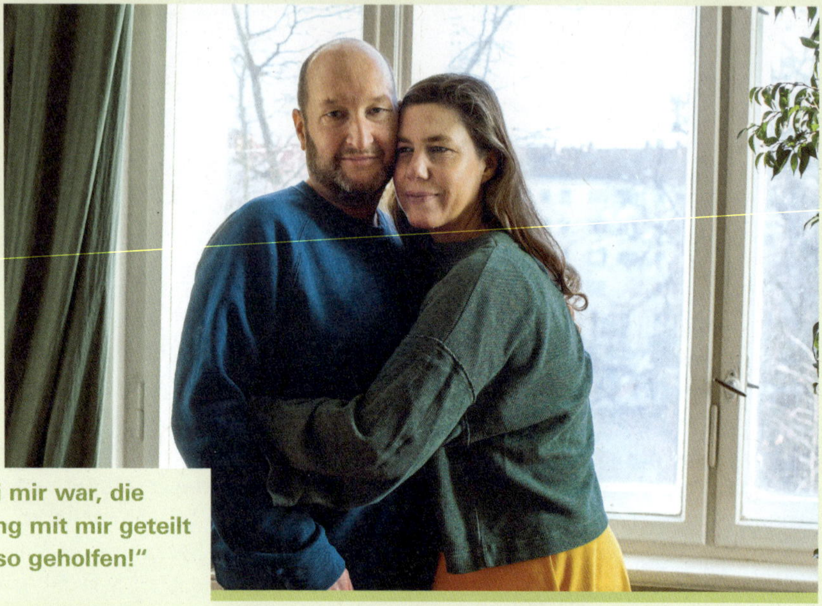

„Dass sie bei mir war, die Verantwortung mit mir geteilt hat, das hat so geholfen!"
Hendrik

„Nerven wie Drahtseile nötig"

Die Geschichte von Hendrik und Sibylle

Venedig im Sommer 2018: Hendrik und Sibylle besuchen die Biennale. „Kunst, Kultur, Wärme, laue Sommernächte, überall fröhliches, pulsierendes Leben. Und mittendrin nur wir beide. Das hat unglaublich gut getan, und ich konnte es gar nicht fassen, dass ich mit Sibylle dort war. Nach all dem, was in den Monaten vorher passiert war."

Hendrik war 45, als bei ihm 2016 Krebs festgestellt wurde. Nach einer Odyssee von Arzt zu Arzt bestand der Verdacht auf einen Tumor in der Blase. „Der Urologe meinte nur ‚Wir brauchen gar nicht um den heißen Brei herumzureden, da ist ein Tumor in der Blase, und egal, ob er gut- oder bösartig ist, er muss raus, und zwar schnell.'" Von einem Tag auf den anderen wurde das Leben der vierköpfigen Familie auf den Kopf gestellt.

„Danach", erzählt Sibylle, „wurden die Nachrichten von Tag zu Tag erdrückender: Der Arzt teilte uns mit, dass der Tumor schon in die Muskelwand der Blase eingewachsen sei und es nicht bei dieser ersten Operation bleiben würde. Und du fängst an, darüber nachzudenken, was denn der schlimmste Fall sein könnte. Das war für uns kaum auszuhalten."

Zwischen dem ersten Verdacht und der Operation hatte Sibylle bereits Eltern, Freunde und Nachbarn informiert. Schließlich mussten die beiden Söhne Silvester und Levi, damals 7 und 4 Jahre alt, betreut und versorgt werden. „Wir haben den Kindern mithilfe eines Buches, in dem der Körper abgebildet ist, nur erzählt, dass der Papa krank ist, weil er einen Tumor in der Blase hat. Und dass er für ein paar Tage ins Krankenhaus muss. Über Krebs haben wir noch nicht mit ihnen geredet, wir wollten zu dem Zeitpunkt einfach keine Panik auslösen", berichtet Sibylle.

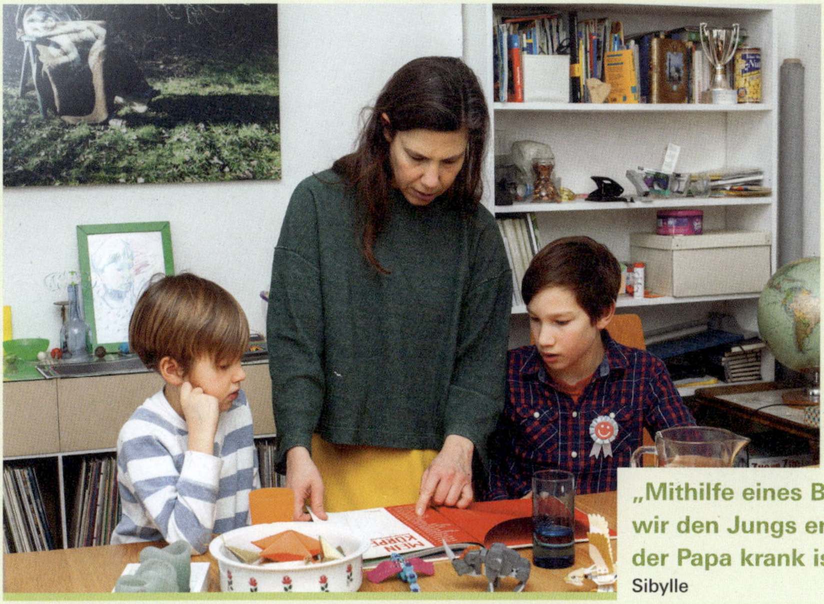

„Mithilfe eines Buchs haben wir den Jungs erzählt, dass der Papa krank ist."
Sibylle

Psychologische Hilfe als Anker

Nach der Operation folgte eine Zeit zwischen Unsicherheit und Panik. Hendrik hatte schlechte Blutwerte, über die Ursache wollten die Ärzte nicht reden, solange sie keine endgültige Erklärung hatten. Das verunsicherte die beiden immer mehr. „Man fängt an, sich richtige Horrorszenarien vorzustellen, das war schlimm. Wir gerieten regelrecht in Panik. In dieser Situation wussten wir, wir brauchen einen Psychologen."

Während Sibylle relativ schnell Hilfe in einer Beratungsstelle der Berliner Krebsgesellschaft fand, gestaltete sich die Suche für Hendrik schwierig. Die Beratung im Krankenhaus war nicht auf Dauer angelegt, auf einen Termin bei einem ambulanten Psychologen hätte er monatelang warten müssen. Die Entrüstung darüber ist Sibylle heute noch anzumerken: „Das war absurd. Hendrik war der Kranke, auf eine andere Weise ging es ihm viel schlechter als mir. Aber die einzig schnelle Lösung wäre gewesen, in die Psychiatrie zu gehen. Da braucht man wirklich Nerven wie Drahtseile – und genau die hat man in der Situation nicht." Hendrik fühlte sich der Welt der Ärzte manchmal hilflos ausgesetzt. „Manche Ärzte haben unglaublich ungeschickt mit mir gesprochen. Sie haben gar nicht gesehen, was bei mir angekommen ist und wie es mir damit geht."

Eine schwere Entscheidung

Das Krankenhaus empfahl, dass ihm Blase und Prostata entfernt werden sollten. Auf eine Chemotherapie könne verzichtet werden, sofern bei der OP keine befallenen Lymphknoten entdeckt würden. Die Option für eine Zweit- und Drittmeinung wollte Hendrik nach dieser schockierenden Mitteilung unbedingt in Anspruch nehmen.

„Die vier Wochen Wartezeit, bis wir die Termine hatten, waren schlimm. Was soll man so lange machen? Die Gedanken drehen sich immer um die Krankheit und wie es weitergehen wird", schildert Hendrik.

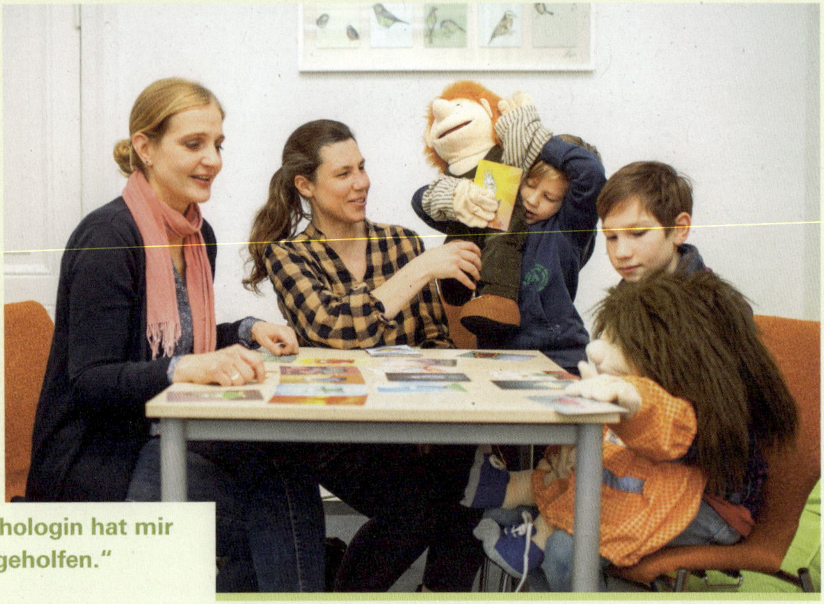

„Meine Psychologin hat mir wahnsinnig geholfen.“
Sibylle

Im Herbst fuhr die Familie für den ersten Termin nach München. Es kam der nächste Schock: Der Urologe riet zur sofortigen Chemotherapie. „‚Jeder Tag bestimmt über Leben und Tod,' mit dieser Aussage hat er mich nach Hause geschickt,“ erinnert sich Hendrik. Das Paar bestand darauf, umgehend die dritte Meinung zu bekommen.

Die Kollegen in Berlin empfahlen ebenfalls zunächst die Operation und danach die Chemotherapie. In Anbetracht einer zusätzlich diagnostizierten chronischen Leukämieart bei Hendrik würde eine starke Chemotherapie seinen Körper so schwächen, dass die anstrengende mehrstündige Operation erst Monate später erfolgen könne. „Da saßen wir nun und fühlten uns völlig alleine gelassen. Wie sollten wir denn bei den beiden Meinungen eine Entscheidung treffen?“, erinnert sich Hendrik. Die beiden entschieden sich für die Operation, bei der allerdings klar wurde, dass Hendrik die Chemotherapie bekommen muss.

Ein Netz helfender Hände

In diesen Wochen und Monaten musste Sibylle den Alltag stemmen, und das hieß vor allem, die Kinder immer gut versorgt zu wissen. „Das war eine richtige Jonglage. Aber auf unsere Freunde konnten wir voll zählen. Meistens habe ich ihnen eine Exceltabelle mit den verschiedenen Aufgaben geschickt, in die sie sich eintragen konnten. Für die Jungs war es manchmal wie ein Abenteuer. Für uns war es eine riesige Beruhigung, sie gut aufgehoben zu wissen.“

Vor allem die Unterstützung durch die Psychoonkologin hat Sibylle sehr geholfen. „Ich kann mich noch gut an meine erste Stunde bei ihr erinnern, ich habe nur dagesessen und geheult. Und sie meinte, ‚Sie werden lernen, damit umzugehen.' Wie ich das lernen soll, war mir vollkommen schleierhaft, aber sie hatte recht. Irgendwann konnte ich mit anderen Leuten darüber reden und war nicht mehr nur das Gespenst, das weinend durch die Gegend läuft.“ Die

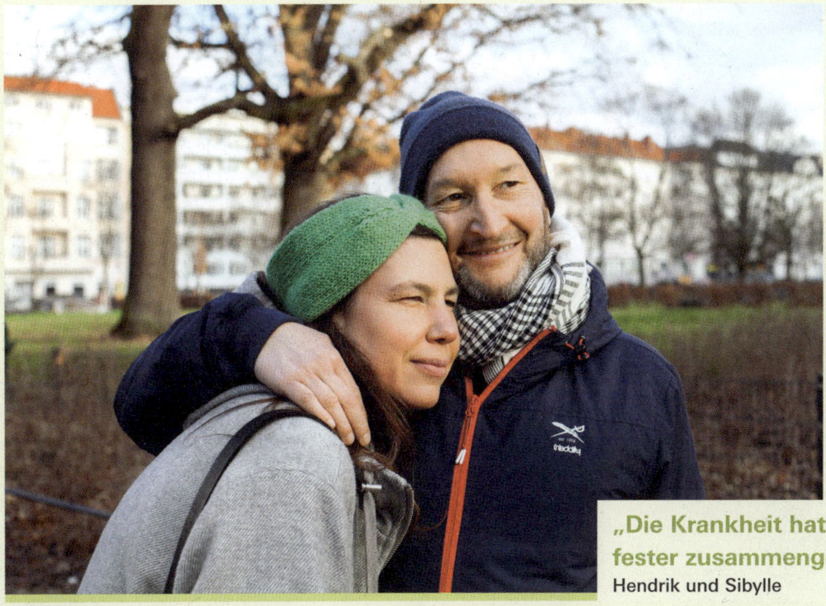

„Die Krankheit hat die Familie fester zusammengeschweißt."
Hendrik und Sibylle

Therapeutin hat Hendrik und Sibylle auch beraten, wie sie mit den Kindern über Krebs reden können, dass sie ihnen nicht versprechen sollen, dass der Papa wieder gesund wird, aber alles dafür tun werden. „Wir haben uns mit den Jungs aufs Sofa gesetzt und ihnen erzählt, dass der Papa sehr krank ist. Und dann kam nach einer Minute ‚Ok, seid ihr jetzt fertig?' Da mussten wir trotz aller Anspannung richtig lachen."

Die schwere Zeit überwunden

Rückblickend beschreiben Hendrik und Sibylle vor allem die erste Zeit am schlimmsten. „Diese Angst, die auf einen einstürzt, der man nichts entgegensetzen kann. Sie ist einfach immer da, lastet wie ein Riesengewicht auf dir und ist viel existenzieller als irgendetwas, was man vorher erlebt hat", beschreibt Hendrik seine Gefühle von damals, und Sibylle ergänzt: „Ich dachte immer, wie kann das ein Mensch ertragen? Ich stürzte in ein unglaubliches dunkles Loch, spürte eine ganz tiefe Trauer und konnte nicht aufhören zu weinen. Als dieser große Schock überwunden war, habe ich funktioniert, das war viel einfacher. Ich habe gelernt, mich in einer ganz neuen Welt zu bewegen und mit Hendriks Krankheit umzugehen." Der für sie wichtigste Rat ist, sich früh professionelle, psychoonkologische Hilfe zu holen.

Drei Jahre nach der Diagnose arbeiten Henrik und Sibylle wieder normal, Hendrik geht regelmäßig zur Nachsorge und nutzt auch noch die psychoonkologische Betreuung. Die gesamte Familie hat die Krankheit fester zusammengeschweißt. „Ich kann mir nicht vorstellen", sagt Hendrik, „wie ich das ohne Sibylle hätte schaffen sollen. Dass ich nicht alleine entscheiden musste, auch wenn die Situation sich plötzlich änderte und man neu nachdenken musste. Dass dann ein Mensch bei mir war, der diese Verantwortung mit mir geteilt hat und dem ich komplett vertrauen konnte, das hat so geholfen!"

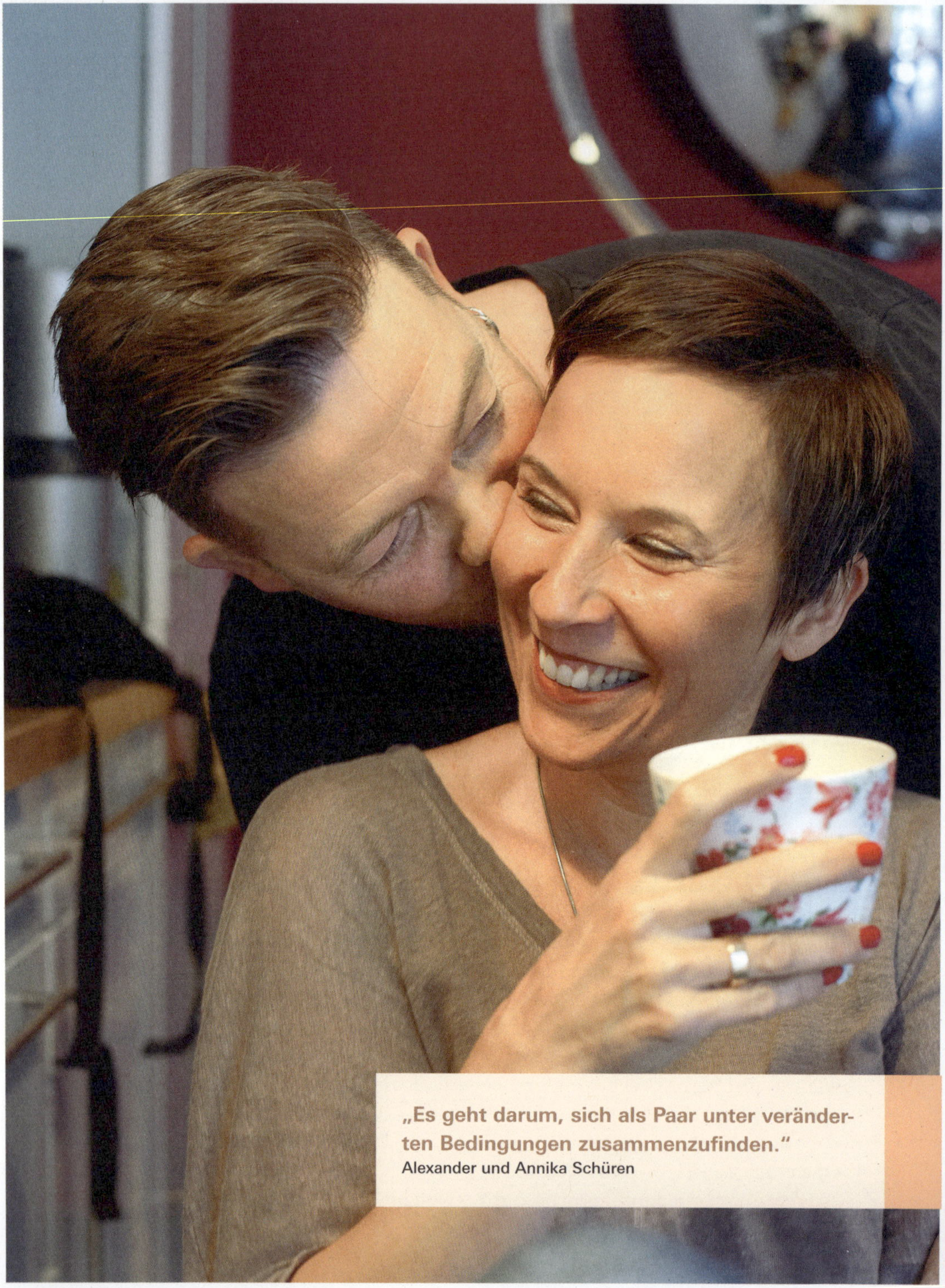

„Es geht darum, sich als Paar unter veränderten Bedingungen zusammenzufinden.“
Alexander und Annika Schüren

Behandlungen im Überblick

Jede Krebsart wird anders behandelt. Dabei spielt es auch eine Rolle, wie weit die Erkrankung bereits fortgeschritten ist. Im Zentrum der Behandlung stehen die konventionellen Verfahren, hinzu kommen unterstützende Therapien.

Bei der Krebsbehandlung geht es darum, die bösartigen Zellen zu entfernen oder zu vernichten und belastende Symptome und Nebenwirkungen der Therapie zu lindern. Die Ärzte werden eine Therapieform vorschlagen:

- **Die kurative Therapie** soll die Krebserkrankung heilen. Die Chancen sind gut, wenn der Tumor noch auf das Ursprungsorgan beschränkt ist.
- **Die neoadjuvante Therapie** vor einer Operation soll den Tumor verkleinern, sodass er besser entfernt werden kann.
- **Die adjuvante Therapie** nach einer Operation soll das Ergebnis der vorherigen Behandlung sichern, insbesondere das Rückfallrisiko verringern.
- **Supportive Therapien** sollen nicht , den Tumor behandeln, sondern Symptome der Erkrankung und Nebenwirkungen der Therapie lindern.
- **Palliativmedizin** soll bei fortgeschrittenen, unheilbaren Erkrankungen Beschwerden lindern, die Lebensqualität weitgehend erhalten sowie die Betroffenen seelisch begleiten.

Therapien brauchen wissenschaftliche Grundlagen

Konventionelle Krebstherapien und Medikamente müssen in Deutschland aufwendige Verfahren durchlaufen, bis sie angewendet werden dürfen. Das gibt Sicherheit für die Patienten.

Zwischen konventionellen Therapien auf der einen Seite und komplementären beziehungsweise alternativen Verfahren auf der anderen Seite besteht ein grundlegender Unterschied: Arzneimittel und konventionelle Verfahren waren in der Regel jahrelang Gegenstand wissenschaftlicher Forschung und qualitätsgesicherter Untersuchungen am Menschen, bis sie zugelassen wurden. Ein Arzneimittel wird dann zunächst nur für fünf Jahre zugelassen; für eine Verlängerung ist eine erneute Prüfung erforderlich. Eine Zulassung bedeutet nicht automatisch, dass die Krankenkassen das Medikament bezahlen.

Klinische Studien und Therapiestudien

Eine neue Behandlungsmethode wird zunächst im Labor erforscht. Ist sie Erfolg versprechend, muss anschließend in klinischen Studien bewiesen werden, dass die Anwendung auch am Menschen wirkt und vor allem keine gesundheitlichen Gefahren mit sich bringt. In solchen Studien können außer Arzneimitteln auch Medizinprodukte, chirurgische, physikalische oder psychotherapeutische Verfahren untersucht werden. Darüber hinaus können in Therapieoptimierungsstudien Veränderungen an etablierten Behandlungen überprüft oder verschiedene Therapien miteinander verglichen werden. Damit Patienten in einer klinischen Studie weitgehend gleiche Voraussetzungen haben, werden für ihre Teilnahme Ein- und Ausschlusskriterien definiert.

Nicht für alle Tumorarten und Erkrankungssituationen werden zu gegebenem Zeitpunkt Studien durchgeführt. Daher kann es sein, dass Ihrem Angehörigen im Laufe seiner Behandlung keine Studienteilnahme angeboten wird. Sollte es der Fall sein, dann drängt sich ihm und Ihnen vielleicht der Gedanke auf, dass er als Versuchsperson besonderen Risiken ausgesetzt sein könnte. Neue Medikamente oder Therapien werden erst am Menschen angewendet, wenn sie sich zuvor in Tierversuchen als sicher erwiesen haben. Ärzte betreuen und überwachen Studienteilnehmer besonders gründlich. Es kann allerdings sein, dass ein neues Medikament oder eine neue Therapie die darin gesetzten Erwartungen nicht erfüllt und weniger wirksam ist oder dass die Nebenwirkungen schwerer ausfallen als gedacht. Dann kann eine Studie sogar vorzeitig abgebrochen werden.

Ihr Arzt wird sich gegebenenfalls informieren, ob es eine geeignete Studie für Ihren Angehörigen gibt. Alle Einzelheiten sowie die Vor- und Nachteile sollten Ihr Angehöriger und auch Sie in ausführlichen Gesprächen mit dem Arzt erfragen.

▶ **Unter www.drks.de sind Studien in Deutschland zu finden; internationale Studien unter www.clinicaltrials.gov.**

Der lange Weg zur Zulassung

Die gesetzlichen Auflagen, bis ein neues Verfahren oder Produkt zugelassen wird, sind außerordentlich streng. Zusätzlich muss jede Studie vor Beginn ein positives Votum von der zuständigen Ethikkommission erhalten. Ethikkommissionen sind an medizinischen Fakultäten und Landesärztekammern angesiedelt, ihnen gehören außer Medizinern noch Theologen, Juristen, Geisteswissenschaftler oder Pflegepersonal an. Da die verschiedenen Phasen einer Studie über mehrere Jahre laufen können, vergeht in der Regel viel Zeit, bis ein Medikament oder eine Behandlung für die breite Anwendung am Patienten zugelassen wird.

Jedes Land hat seine eigenen Zulassungsbehörden und Vorschriften, und es wird außerdem nicht für jedes Medikament eine Zulassung in jedem Land beantragt. Daher ist es nicht ungewöhnlich, dass zum Beispiel in den Vereinigten Staaten ein Medikament (bereits) zugelassen ist und in Europa bzw. Deutschland (noch) nicht.

In diesen Fällen stellt sich die Frage, ob Patienten in Deutschland dieses Medikament trotzdem erhalten können. Wie sind die rechtlichen Bedingungen? Und wer übernimmt die Kosten? Darauf gibt es keine pauschalen Antworten, sehr viel hängt von den individuellen Umständen ab. Grundsätzlich gibt es den sogenannten Off-Label-Use, der es in Ausnahmefällen gestattet, ein Medikament, das für eine Erkrankung zugelassen ist, bei einer anderen anzuwenden. Es gibt außerdem Härtefallprogramme und individuelle Heilversuche. Ihr Arzt wird Ihrem Angehörigen und Ihnen bei Bedarf die Details erläutern und versuchen, mit Ihnen Lösungen zu finden.

▶ **Ausführliche Informationen zum Thema von nicht zugelassenen Medikamente zur Krebstherapie finden Sie beim Krebsinformationsdienst unter https://www.krebsinformationsdienst.de/tumorarten/grundlagen/neue-verfahren-nicht-zugelassen.php.**

Wissenschaftliche Leitlinien

Wissenschaftliche Leitlinien geben Ärzten Empfehlungen, wie eine Krankheit diagnostiziert und behandelt werden sollte. Sie entstehen in einem aufwendigen Prozess, bei dem Experten der verschiedensten Fachrichtungen den aktuellen Stand des medizinischen Wissens zusammentragen, Nutzen und Schaden von Diagnoseverfahren und Therapien abwägen, diskutieren und sich am Ende auf Empfehlungen einigen.

Je nachdem, wie eindeutig die Ergebnisse sind, also welche Evidenz sie haben, haben die Empfehlungen verschiedene Stärken:

- **„soll" (starke Empfehlung):** Nutzen beziehungsweise Risiken sind eindeutig belegt und/oder sehr bedeutsam, die Ergebnisse stammen aus qualitativ hochwertigen Studien.
- **„sollte" (Empfehlung):** Nutzen beziehungsweise Risiken sind belegt oder bedeutsam, die Ergebnisse stammen aus gut durchgeführten Studien.
- **„kann" (offene Empfehlung):** Die Ergebnisse stammen entweder aus weniger hochwertigen Studien oder die Ergebnisse aus zuverlässigen Studien sind nicht eindeutig oder der belegte Nutzen ist nicht sehr bedeutsam.

Manche Themen sind für die Versorgung wichtig, können aber nicht in Studien berücksichtigt und erfasst werden. Dann greifen die Experten auf ihre eigenen Erfahrungen zurück und sprechen auf dieser Basis Empfehlungen aus (sogenannter Expertenkonsens). Diese Empfehlungen finden sich ebenfalls in den Leitlinien und gehören damit zum vorgesehenen Standard; dementsprechend übernehmen die Krankenkassen die Kosten dafür.

→ S3-Leitlinien

Ärztliche Leitlinien gibt es in verschiedenen Qualitätsstufen, die höchste sind die sogenannten S3-Leitlinien. Bis eine S3-Leitlinie fertiggestellt ist, vergehen meist mehrere Jahre. Da die medizinische Forschung stetig Fortschritte macht, müssen Leitlinien regelmäßig aktualisiert werden.

Leitlinien sind lediglich Handlungsempfehlungen, die Ärzte umsetzen können, aber nicht umsetzen müssen. Weichen sie von den Empfehlungen einer Leitlinie ab, sollten sie dies dem Patienten gegenüber offenlegen und ihre Gründe dafür erläutern.

Leitlinien für Krebserkrankungen werden im Rahmen des Leitlinienprogramms Onkologie der Arbeitsgemeinschaft der Wissenschaftlichen Medizinischen Fachgesellschaften e. V. (AWMF), der Deutschen Krebsgesellschaft e. V. und der Stiftung Deutsche Krebshilfe entwickelt. Das Leitlinienprogramm kümmert sich auch darum, dass S3-Leitlinien in allgemeinverständliche Patientenleitlinien „übersetzt" werden.

Evidenzbasierte Medizin

Wahrscheinlich wird Ihnen im Laufe der Planung und Behandlung Ihres Angehörigen der Begriff der evidenzbasierten Medizin (EbM) begegnen. Evidenz bedeutet: Es muss wissenschaftlich bewiesen sein, dass diese Behandlung wirkt. Die Forscher müssen auch untersucht haben, bei welchen Patienten sie wirkt, bei welchen nicht, wann sie wirkt und wann nicht und welche Nebenwirkungen auftreten können. Bis diese Ergebnisse vorliegen, dauert es viele Jahre.

Eine evidenzbasierte Behandlung stützt sich aber nicht nur auf die Erkenntnisse aus der Krebsforschung, sondern kombiniert dieses aktuell beste verfügbare wissenschaftliche Wissen mit der Erfahrung der behandelnden Ärzte. Zudem werden die persönlichen Präferenzen und Vorstellungen des Patienten sowie seine Lebenssituation berücksichtigt.

Erfahrungswerte und Erfahrungsmedizin

Neben den konventionellen Verfahren steht die Erfahrungsmedizin, bei der die Erkenntnisse nicht aus kontrollierten klinischen Studien stammen, sondern aus einzelnen Beobachtungen. Dementsprechend fehlt der Erfahrungsmedizin die wissenschaftliche Evidenz. Dennoch hat sie ihren Stellenwert in der Versorgung von Patienten. Bei diesen häufig unterstützend eingesetzten Maßnahmen sind eine offene Kommunikation und Vertrauen zwischen Ihrem Angehörigen, seinem Arzt und Ihnen sehr wichtig: Es kommt darauf an, dass Sie sich alle über Probleme, Nöte und Sorgen austauschen und gemeinsam zu einer guten Lösung für Ihren Angehörigen kommen.

Die Bandbreite der Verfahren der Erfahrungsmedizin reicht von Naturheilverfahren, traditionellen Systemen wie zum Beispiel die Traditionelle Chinesische Medizin und Heilmitteln bis hin zu Entspannungstechniken. Erfahrungsmedizin kann konventionelle Behandlungen ergänzen; viele Patienten nutzen sie aber auch, um ihre eigenen Ressourcen zu stärken. Ihr Angehöriger sollte auf jeden Fall seinen Arzt informieren, wenn er irgendetwas zusätzlich zu den verordneten Mitteln einnimmt. Mehr dazu im Kapitel „Andere, nicht konventionelle Verfahren“ ab S. 65.

Verfahren und Therapien

Eine Operation, eine Strahlen- oder eine Chemotherapie helfen vielen Krebspatienten. Zu diesen etablierten Verfahren kommen neue Therapieansätze und es wird immer weiter geforscht.

Detaillierte Kenntnisse über spezielle Eigenschaften von Tumorzellen haben zu neuen Verfahren und Medikamenten geführt, die sich individuell auf den Patienten mit seiner spezifischen Erkrankung zuschneiden lassen. Man spricht hierbei von personalisierter Medizin. Alle im Folgenden beschriebenen Verfahren beruhen auf umfangreichen wissenschaftlichen Untersuchungen und Studien. Daraus können die Ärzte ableiten, bei welchen Tumorarten und Patienten mit ihren individuellen Gegebenheiten welches Verfahren voraussichtlich wirksam sein wird.

Operation

Bei sehr vielen Tumorerkrankungen geht es zunächst darum, den Tumor beizeiten durch eine Operation zu entfernen, am besten, solange er noch auf das Organ begrenzt ist. Das ist oft eine Voraussetzung für die Heilung der Erkrankung. Der Operateur entfernt den Tumor wenn möglich mit einem sogenannten Randsaum: Er entnimmt zusätzlich die Geschwulst umgebendes Gewebe. Dieses Vorgehen soll sicherstellen, dass er „im Gesunden" operiert und keine bösartigen Zellen verbleiben.

→ Schonender Eingriff oder radikale Operation?

Heute können Operationen oft schonend erfolgen. Dabei wird nur der Tumor mit Randsaum entfernt, das Organ selbst kann erhalten werden. Sogenannte radikale Operationen sind hingegen solche, bei denen zum Beispiel die ganze Brust amputiert wird. Studien konnten zeigen, dass diese Operationen nicht (wie vermutet) zwangsläufig zu einem längeren Überleben der Patienten führten, aber vermehrt Nebenwirkungen und Folgeschäden mit sich brachten. Schonende Eingriffe erhalten den Patienten ihre Lebensqualität bei gleichbleibenden Überlebensraten.

Bei Operationen ist zudem die Untersuchung der Lymphknoten wichtig. Lymphknoten gehören zum Immunsystem und haben unter anderem die Aufgabe, Krankheitserreger aus der Lymphflüssigkeit herauszufiltern. Dazu können auch Tumorzellen gehören, die sich in den Lymphknoten ansiedeln. Ob Lymphknoten befallen sind, lässt sich teilweise durch bildgebende Verfahren feststellen, oft aber erst bei der Operation. Daher entnimmt der Arzt während des Eingriffs aus der direkten Umgebung des Tumors einen oder mehrere Lymphknoten, die daraufhin überprüft werden, ob sie bösartige Zellen enthalten. Manchmal erfolgt vor der OP eine Biopsie des Wächterlymphknotens. Finden sich keine Krebszellen darin, hat der Tumor meist noch nicht gestreut. Befallene Lymphknoten können dagegen ein Hinweis auf eine fortgeschrittene Erkrankung sein. Dann muss eventuell die Therapie angepasst werden. Der Arzt wird Ihren Angehörigen und Sie informieren und das weitere Vorgehen abstimmen.

Spätfolgen nach einem chirurgischen Eingriff sind unter anderem Narben, vielleicht ist Ihr Angehöriger in seiner Beweglichkeit eingeschränkt oder es entwickelt sich ein Lymphödem. Das Ausmaß der Nebenwirkungen hängt sehr davon ab, wo operiert wurde und wie umfangreich.

In besonderen Fällen kann während einer Operation im Operationsgebiet auch eine Behandlung mit Strahlen oder Zytostatika erfolgen. Wenn diese Form der Behandlung bei Ihrem Angehörigen infrage kommt, hat sein Arzt dieses Vorgehen vor dem Eingriff bereits mit ihm abgesprochen.

Strahlentherapie

Eine Strahlentherapie ist eine lokale Behandlung in der Tumorregion. Die ionisierenden Strahlen sollen die bösartigen Zellen zerstören oder vernichten und dabei das gesunde Gewebe möglichst schonen. Dieses Verfahren kann einzeln angewendet werden oder je nach Erkrankung bei einer Operation auch neoadjuvant (vor der OP, um den Tumor zu verkleinern) oder adjuvant (nach der OP, um das Ergebnis zu sichern). Auch eine Kombination mit einer Chemotherapie ist möglich.

Bevor die Strahlentherapie beginnen kann, muss Ihr Angehöriger zur Bestrahlungsplanung. Dabei wird das genaue Zielgebiet festgelegt und der Radioonkologe berechnet auch die benötigte Menge an Strah-

---

Was genau ist Erfahrungsmedizin? Der Begriff ist nicht geschützt und auch nicht eindeutig definiert. Zur Erfahrungsmedizin zählen zum Beispiel Verfahren und Heilmethoden aus verschiedenen Kulturkreisen, die oft über viele Jahre an Patienten angewendet wurden, ohne wissenschaftlich untersucht worden zu sein. Andere Bezeichnungen sind unter anderem Komplementärmedizin, integrative Medizin, Naturmedizin oder sanfte Medizin.

len pro Sitzung. Die gesamte Strahlentherapie wird sich über mehrere Wochen erstrecken; am Ende hat sich die Strahlendosis zu der anfangs festgelegten Gesamtmenge addiert.

Grundsätzlich kann die Bestrahlung Ihres Angehörigen ambulant erfolgen. Nur in seltenen Fällen ist ein stationärer Aufenthalt nötig.

Nebenwirkungen der Strahlentherapie

Die Nebenwirkungen einer Strahlentherapie können sofort (akut) oder erst später eintreten, sie können vorübergehend oder dauerhaft sein. Zu den akuten Nebenwirkungen gehören Hautschäden, die sich am ehesten mit einem Sonnenbrand vergleichen lassen, und Reizungen der bestrahlten Haut. Je nachdem, welches Organ betroffen ist, können im Bestrahlungsgebiet auch Schleimhautentzündungen entstehen. So zum Beispiel im Mund oder in der Speiseröhre; hier ergeben sich aus den Entzündungen auch Beschwerden beim Essen und Schlucken. Entzündungen der Darmschleimhaut können zu Durchfall führen, und in der Blase verursachen sie Probleme beim Wasserlassen. Diese Nebenwirkungen können unangenehm und schmerzhaft sein, es gibt aber durchaus Gegenmaßnahmen, die die Beschwerden mindern können. Dazu gehören zum Beispiel eine behutsame Hautpflege, das Lutschen von Eiswürfeln bei entzündeter Mundschleimhaut, Mundspüllösungen oder Mittel gegen Durchfall. Ist die Bestrahlung erst einmal vorbei, legen sich die akuten Nebenwirkungen. Als akute oder späte Folge der Strahlentherapie kann auch Fatigue auftreten (siehe S. 61).

Chemotherapie

Bei einer Chemotherapie werden sogenannte Zytostatika gegeben. Es handelt sich dabei um Zellgifte, die der Blutkreislauf im ganzen Körper verteilt, sodass sie überall die Tumorzellen angreifen können. Die Zytostatika stören oder unterbinden die Zellteilung, und zwar besonders die von sich schnell teilenden Zellen. Das betrifft die Tumorzellen ebenso wie zum Beispiel die Haarwurzelzellen – deshalb ist Haarausfall eine häufige

---

Ei- und Samenzellen sind empfindlich gegen Strahlen und gegen Zellgifte. Fragen Sie den Arzt Ihres Angehörigen, ob die Behandlung Ihren späteren Kinderwunsch beeinflussen wird. Führen Sie dieses Gespräch vor Beginn der Behandlung. Dann können Sie noch fruchtbarkeitserhaltende Maßnahmen ergreifen.

Zusammen stark bleiben

Die Chemotherapie kann Ihrem Angehörigen im wahrsten Sinne des Wortes den Appetit verderben; die Medikamente können auch vorübergehend das Geschmacksempfinden verändern. Versuchen Sie herauszufinden, worauf er im Augenblick gerade Appetit hat, und halten Sie einen kleinen Vorrat davon bereit. Seien Sie darauf vorbereitet, dass sich diese Vorlieben ändern. Vielleicht hilft es auch, in einer anderen Umgebung zu essen, zum Beispiel draußen, wenn es warm ist (Vorsicht mit der Sonne!).

Nebenwirkung der Chemotherapie – oder die Schleimhaut- und Hautzellen. Es stehen viele verschiedene Medikamente mit unterschiedlichen Wirkstoffen zur Verfügung, die einzeln verwendet oder miteinander kombiniert werden, als Infusion oder als Tabletten verabreicht werden. Die Behandlung kann ambulant oder stationär erfolgen.

Bei systemischen Erkrankungen wie Leukämien und Lymphomen ist die Chemotherapie häufig die Behandlung der ersten Wahl – gegebenenfalls zusammen mit der Strahlentherapie und/oder zielgerichteten Therapien. Bei organbezogenen Tumoren kann sie neoadjuvant oder adjuvant eingesetzt werden; im letzteren Fall zielt sie unter anderem darauf ab, nach einer Operation im Körper verbliebene Tumorzellen – in Lymphknoten oder anderen Organen – zu vernichten und so die Heilungschancen zu verbessern.

→ Therapie in Zyklen

Eine Chemotherapie erfolgt in Zyklen, das bedeutet: An eine Phase, in der die Zellgifte gegeben werden, schließt sich eine Pause von Tagen, Wochen oder sogar Monaten an. In dieser Zeit soll sich der Körper regenerieren. Dieser Ablauf wiederholt sich mehrfach, sodass sich die Chemotherapie-Zyklen oft über mehrere Monate erstrecken.

Nebenwirkungen der Chemo

Ist Ihr Angehöriger von Haarausfall betroffen, wird er wahrscheinlich auch die Körperbehaarung verlieren, die Augenbrauen und die Wimpern. Wirklich verhindern lässt sich der Haarverlust nicht. Es gibt aber Ansätze, durch Kühlhauben auf dem Kopf die Durchblutung der Kopfhaut zu verringern; dann erreicht eine geringere Menge der Medikamente die Haarwurzeln und es fallen weniger Haare aus. Allerdings zahlen die Krankenkassen die Kosten von 100 Euro je Anwendung nicht. Bis die Haare wieder nachgewachsen sind, vergehen etwa sechs Wochen nach dem letzten Zyklus.

Viele Patienten fürchten sich vor Übelkeit und Erbrechen; diese „klassischen" Nebenwirkungen treten allerdings nicht bei allen Medikamenten auf und lassen sich durch die Kombination der Wirkstoffe reduzieren. Es gibt außerdem wirksame Gegenmittel, sogenannte Antiemetika, die die Patienten vor Beginn oder parallel zur Chemotherapie erhalten und die Übelkeit und Erbrechen unterbinden sollen.

Entzündungen der Schleimhäute können sehr störend und schmerzhaft sein, vor allem, wenn sie im Mund auftreten. Dann kann der Betroffene nicht mehr richtig kauen und schlucken und droht Gewicht zu verlieren, vor allem, wenn er auch noch unter Übelkeit und Erbrechen leidet. Sind die Schmerzen zu stark, können Schmerzmittel helfen. Wichtig ist auch, dass er regelmäßig Zähne putzt, um Infektionen im Mund zu verhindern.

Beim sogenannten Hand-Fuß-Syndrom kann die Haut an Handflächen und Fußsohlen schmerzhaft gerötet und schuppig sein, anschwellen und brennen. Dagegen helfen unter anderem die Pflege mit einer harnstoffhaltigen Creme und der Verzicht auf alles, was die Haut reizen könnte. Fallen die Reaktionen stark aus, muss eventuell die Dosis der Medikamente verringert oder die Behandlung sogar unterbrochen werden.

Manche Zytostatika können Nerven schädigen. Dann können schon leichte Berührungen unangenehm sein. Hände und Füße können kribbeln, sich taub oder pelzig anfühlen, das Empfinden für Wärme und Kälte kann gestört sein. Bewegungsabläufe können unsicher werden. Diese sogenannte periphere Neuropathie kann auch Nerven betreffen, die für das Hören und Sehen zuständig sind. Wenn die Beschwerden Ihren Angehörigen zu sehr belasten, sollte er mit seinem Arzt besprechen, ob die Dosis der Medikamente reduziert werden kann.

Eine Chemotherapie beeinflusst oft die Blutbildung im Knochenmark, sodass zu wenig weiße und rote Blutkörperchen oder auch Blutplättchen gebildet werden. Hat Ihr Angehöriger zu wenig weiße Blutkörperchen, arbeitet sein Immunsystem nicht

Was sind Behandlungsschemata? Aus klinischen Studien weiß man, welche Medikamentenkombinationen in welcher Reihenfolge bei verschiedenen Krebsarten gut wirken. Diese sogenannten Behandlungsschemata werden oft mit Abkürzungen bezeichnet, die sich aus den ersten Buchstaben der Zytostatika-Namen ergeben: Zum Beispiel werden beim Schema FOLFOX FOLinsäure, 5-Fluoruracil und OXaliplatin gegeben.

mehr richtig und er ist anfällig für Infektionen. Die roten Blutkörperchen versorgen den Körper mit Sauerstoff, ist ihre Zahl reduziert, leidet Ihr Angehöriger unter Blutarmut, fühlt sich müde, kann sich schlecht konzentrieren und ist weniger leistungsfähig. Ein Mangel an Blutplättchen kann zu Blutungen oder blauen Flecken führen. Nach dem Ende der Therapie erholt sich die Blutbildung langsam; bis dahin muss Ihr Angehöriger sich besonders vor Infektionen schützen. Sind die Blutwerte zu schlecht, muss die Behandlung für eine gewisse Zeit unterbrochen oder sogar beendet werden.

→ Chemo abbrechen?

Bei der Überlegung, eine Chemotherapie abzuschwächen, zu unterbrechen oder ganz auszusetzen, sollten alle Beteiligten abwägen, ob und inwieweit eine bessere Lebensqualität eine Gefährdung des Behandlungserfolges rechtfertigt. Dabei ist das Ziel der Behandlung wichtig: Bei einer kurativen Chemotherapie, die die Heilungschancen verbessern soll, können vorübergehende Einschränkungen der Lebensqualität möglicherweise eher in Kauf genommen werden. Eine palliative Chemotherapie bei einer unheilbaren Krankheit soll vor allem das Tumorwachstum aufhalten; hier sollte die Lebensqualität immer im Vordergrund stehen.

Andere medikamentöse Therapien

Außer der Chemotherapie gibt es für die Behandlung bei einigen Krebsarten andere medikamentöse Verfahren. Dazu gehört die Anti-Hormontherapie. Manche Tumoren sind hormonabhängig, das bedeutet, sie brauchen Hormone, damit sie wachsen können. Das kann besonders bei Brust- oder Prostatakrebs der Fall sein. Die Tumorzellen haben Empfangsstellen (Rezeptoren), an denen die Hormone andocken können. Um die Wirkung der Hormone auf die Tumorzellen zu unterbinden, lassen sich entweder die Rezeptoren durch entsprechende Medikamente blockieren oder die Hormonproduktion des Körpers wird unterbunden.

Eine weitere medikamentöse Behandlung ist die Immuntherapie. Während das Immunsystem fremde Eindringlinge oder schädigende Substanzen erkennt und beseitigt, scheitert es bei Tumorzellen, vermutlich weil diese aus körpereigenen Zellen hervorgegangen sind oder Mechanismen entwickelt haben, um das Immunsystem auszutricksen. Neue Medikamente sollen über komplizierte Strategien das körpereigene Immunsystem anregen, Tumorzellen als fremd zu erkennen und zu vernichten. Diese Immuntherapeutika sind bisher nur bei sehr wenigen Erkrankungen wie dem malignen Melanom oder bei fortgeschrittenem Lungenkrebs zugelassen, sie sind aber Gegenstand intensiver Forschungen.

Krebstherapien, die gezielt in molekulare Prozesse eingreifen, die für die Entstehung

Zusammen stark bleiben

Haarersatz. Ja oder nein? Ist absehbar, dass Ihr Angehöriger seine Haare verlieren wird, kann er sich rechtzeitig um eine Perücke kümmern. Suchen Sie den Haarersatz zusammen aus. Sie können vorher überlegen, ob die Perücke den natürlichen Haaren sehr ähnlich oder vielleicht ganz anders sein soll. Es gibt Friseursalons, die auf solchen Haarersatz spezialisiert sind. Die Krankenkassen erstatten in der Regel zumindest einen Teil der Kosten. Aber vielleicht möchte Ihr Angehöriger seine Glatze gar nicht verbergen? Dann seien Sie an seiner Seite und begleiten Sie ihn, besonders am Anfang, wenn er das Haus verlässt. Überlegen Sie gemeinsam, wie Sie auf die neugierigen Blicke reagieren wollen.

und das Wachstum von Tumorzellen zuständig sind, fasst man unter dem Begriff der zielgerichteten Therapien oder „targeted therapies" zusammen. Welche Ansatzpunkte für zielgerichtete Therapien gibt es?

- **Wachstumssignale hemmen:** Gesunde Zellen verfügen über ein kompliziertes Signalübertragungssystem, das die Zellteilung anstößt. Bei Tumorzellen kann dieses System überaktiv sein, und deshalb teilen sie sich ungebremst. Die Signalübertragungswege bieten Ansatzpunkte dafür, die Vermehrung der Krebszellen zu unterbinden.
- **Blutversorgung der Tumorzellen verhindern:** Je größer ein Tumor wird, desto mehr Blutgefäße bildet er, um seinen wachsenden Bedarf an Nährstoffen zu decken. Neue Medikamente, sogenannte Angiogenesehemmer, sind in der Lage, den Tumor daran zu hindern, dass er Blutgefäße bildet, sodass er nicht weiterwachsen kann.
- **Entsorgung der Abfallprodukte verhindern:** Bestimmte Enzymkomplexe (Proteasome) in den Zellen sorgen dafür, dass nicht mehr benötigte Proteine erkannt und abgebaut werden. In Krebszellen ist der zu entsorgende „Müllberg" aufgrund der vermehrten Zellteilung größer. Proteasomhemmer verhindern, dass die zelleigene „Müllabfuhr" funktioniert und führen dazu, dass die Krebszellen in ihrem Müll ersticken und absterben.

Die Medikamente zielgerichteter Therapien gibt es als Tablette, Infusion oder Spritze unter die Haut. Sie werden in festen Abständen eingenommen oder verabreicht, wie lange, hängt von der individuellen Erkrankung ab. Zielgerichtete Therapien können mit einer Chemo- oder Strahlentherapie kombiniert werden. So lassen sich etwa mithilfe von Antikörpern Zytostatika oder radioaktive Teilchen direkt zu den Tumorzellen transportieren.

Auch bei zielgerichteten Therapien können unerwünschte Nebenwirkungen auftreten. Diese fallen häufig aber geringer aus als bei einer Chemotherapie, da die Medikamente sich gezielt gegen Tumorzellen richten. Möglich sind etwa Übelkeit und Durchfall, Blutungen, Hautreaktionen, Blutdruckveränderungen oder Nebenwirkungen am Herz, aber auch Fatigue.

Stammzelltransplantation

Für bestimmte Patienten mit einer Leukämie oder einem Lymphom, bei denen eine Strahlen- oder Chemotherapie nicht erfolgreich war, die ein hohes Rückfall-Risiko haben oder die bereits einen Rückfall erlitten haben, kommt unter Umständen eine Blutstammzelltransplantation infrage. Aus den Blutstammzellen werden im Knochenmark alle anderen Blutzellen gebildet (rote und weiße Blutkörperchen und Blutplättchen).

Diese Therapie ist für den Patienten sehr anstrengend und gefährlich: Zur Vorbereitung der Transplantation muss er eine Hochdosischemotherapie erhalten, die eventuell mit einer Ganzkörperbestrahlung kombiniert wird. Danach sind seine Blutbildung und sein Immunsystem komplett ausgeschaltet, und er ist stark infektionsgefährdet. Deshalb muss er die Zeit, bis sein Knochenmark aus den transplantierten Blutstammzellen neue Blutzellen bildet, im Krankenhaus in speziellen Räumlichkeiten verbringen, zu denen außer Ärzten und Pflegepersonal nur wenige Angehörige Zutritt haben, und dies auch nur mit spezieller Schutzkleidung. Diese Wochen sind nicht nur körperlich, sondern auch psychisch außerordentlich belastend. Grundsätzlich werden die Stammzellen entweder dem Patienten selbst entnommen (autologe Stammzelltransplantation) oder sie stammen von einem Spender (allogene Stammzelltransplantation), dessen Gewebemerkmale mit denen des Empfängers weitgehend übereinstimmen. Nach der Übertragung fremder Stammzellen muss der Empfänger dauerhaft Medikamente einnehmen, die eine Abstoßung der fremden Zellen verhindern.

→ Stammzellspender finden

Einen passenden Spender zu finden, ist schwierig. Die Wahrscheinlichkeit bei Eltern, Geschwistern oder Kindern ist zwar höher, aber nicht garantiert. Es gibt Datenbanken von Spendewilligen wie etwa das Zentrale Knochenmarkspender-Register Deutschland (ZKRD) oder die Deutsche Knochenmark Spenderdatei (DKMS).

Die Nebenwirkungen lindern

Einige Behandlungen zielen darauf ab, die Nebenwirkungen der Therapie und die Symptome der Erkrankung zu lindern, damit es Ihrem Angehörigen besser geht.

Zusätzlich zu den Behandlungsmöglichkeiten, die die Krebserkrankung heilen oder eindämmen sollen, wird Ihr Angehöriger unterstützende Behandlungen bekommen. Sie haben verschiedene Zielsetzungen: Sie sollen zum Beispiel die Nebenwirkungen der eigentlichen Krebstherapien mildern, sie sollen den Krebskranken von Schmerzen befreien, bei einer nicht mehr heilbaren Krebserkrankung sollen sie ihm die Zeit bis zum Lebensende möglichst erträglich gestalten. Diese verschiedenen unterstützenden Maßnahmen werden unter dem Begriff der supportiven Therapie zusammengefasst.

Viele Krebspatienten interessieren und entscheiden sich darüber hinaus für ergänzende Behandlungen, die mit der „Schulmedizin" nichts zu tun haben. Dieser Wunsch, selbst etwas zu ihrer Genesung beitragen zu wollen, ist nachvollziehbar. Bei allen Angeboten ist jedoch ein kritischer Blick wichtig.

Nebenwirkungen mildern

Wie bei den verschiedenen Therapien bereits erwähnt, schädigen einige auch gesunde Zellen und führen zu unerwünschten Nebenwirkungen. Dagegen gibt es zum Teil effektive Medikamente und Verfahren, die die Behandlungen für Ihren Angehörigen erträglicher machen und die meist im Behandlungsplan vorgesehen sind. Denn viele dieser supportiven Maßnahmen gehören zur medizinischen Routine bei Krebsbehandlungen. In den vorangegangenen Abschnitten über die Nebenwirkungen bei der Strahlen- und Chemotherapie wurde ein Großteil beschrieben. Wichtig ist, dass Ihr Angehöriger ausführlich und vertrauensvoll mit seinem Arzt bespricht, unter welchen unerwünschten Nebenwirkungen er besonders leidet, und sich beraten lässt, was er dagegen machen kann (siehe S. 60). Gegen einige Nebenwirkungen helfen auch bewährte Hausmittel oder – wie zum Beispiel bei Appetitlosigkeit – einfache Veränderungen in den Alltagsabläufen.

Auf das Gewicht achten

Wie der Ernährungszustand Ihres Angehörigen ist, wurde wahrscheinlich bereits bei der Diagnose dokumentiert und während der Therapie verfolgt. Dabei ist das Körpergewicht allein nicht aussagekräftig genug, denn ein Patient kann zum Beispiel durch ein Lymphödem Wasser eingelagert haben.

Anhand bestimmter Parameter lässt sich der Ernährungszustand einstufen.

→ Berechnung des Body-Mass-Index (BMI)

Leidet Ihr Angehöriger unter Mangelernährung? Drei Kriterien sind dafür ausschlaggebend: Der Body-Mass-Index (BMI) liegt unter 18,5 kg/m² oder er hat in den letzten drei bis sechs Monaten ungewollt mehr als zehn Prozent Gewicht verloren oder der BMI liegt unter 20 kg/m² plus er hat in den letzten drei bis sechs Monaten ungewollt mehr als fünf Prozent Gewicht verloren. Der BMI errechnet sich aus dem Körpergewicht in Kilogramm geteilt durch die Körpergröße in Metern zum Quadrat. Beispiel: Ein Mann wiegt 80 kg und ist 1,85 m groß. Sein BMI beträgt 23,37 kg/m² ($80 : 1{,}85^2 = 23{,}37$).

Etwa 30 bis 80 Prozent aller Krebspatienten sind von einer Mangelernährung betroffen. Oft sind die Nebenwirkungen der Therapie dafür verantwortlich, Ihr Angehöriger isst vielleicht nur wenig, weil er keinen Appetit hat, unter Durchfall, Übelkeit, Erbrechen, Schleimhautentzündungen oder Schmerzen leidet. Patienten nach Operationen zum Beispiel im Kopf-Hals-Bereich oder an Verdauungsorganen verlieren oft stark an Gewicht, weil sie nicht mehr wie gewohnt essen können.

Wichtig ist, dass der Ernährungszustand Ihres Angehörigen durch Fachleute erfasst, ein Ernährungsplan erstellt und die Gewichtsentwicklung überwacht wird. Eine erfolgreiche Ernährungstherapie kann Ihren Angehörigen gezielt begleiten und seine Lebensqualität verbessern.

Was auch immer die Ursache ist: Ihr Angehöriger muss ausreichend Energie und Nährstoffe erhalten, damit er nicht weiter abnimmt. Sollte er „nur" keinen Appetit haben, darf er essen, was ihm gerade schmeckt – auch wenn Pizza, Sahnetorte und Schokolade nicht die optimalen Nahrungsmittel für einen Krebskranken sind. Kleine Portionen, hübsch angerichtet, in angenehmer Umgebung und in Gesellschaft können appetitsteigernd wirken.

Lässt sich der Kalorienbedarf nicht über normale Ernährung decken, gibt es zum Beispiel Produkte, die die Speisen anreichern, oder sehr kalorienreiche Trinknahrung. Sollte auch das nicht zur gewünschten Gewichtszunahme führen, muss Ihr Angehöriger eventuell für eine begrenzte Zeit über eine Magensonde oder einen Venenkatheter ernährt werden. Der Arzt Ihres Angehörigen kann solche Trink- und Sondennahrung verschreiben, die gesetzlichen Krankenkassen übernehmen die Kosten.

Fatigue erkennen

Fatigue, eine chronische Erschöpfung, kann als Nebenwirkung der Behandlung oder als Folge der Krebserkrankung selbst auftreten.

Nebenwirkungen und was auch Sie tun können

Einige Nebenwirkungen kann man lindern. Sprechen Sie darüber mit Ihrem Arzt.

Mögliche Nebenwirkung	Vorbeugung/Behandlung
Blutbildveränderungen (Blutarmut, Neutropenie)	blutbildende Mittel, evtl. kombiniert mit Eisen, ggf. Blutübertragung vorbeugend Granulozyten-Wachstumsfaktoren Schutz vor Infektionen
Durchfall Darmentzündungen	Medikamente viel trinken und Ernährung anpassen
Erbrechen Übelkeit	Medikamente: Antiemetika Entspannungsübungen Übelkeit auslösende Nahrungsmittel identifizieren
Entzündungen im Mund	während Chemotherapie Eis lutschen Schmerzmedikamente gründliche Mundpflege (Spülungen, Zahnpflege) Lebensweise: nicht rauchen, Alkohol meiden, nicht scharf essen
Haarausfall	evtl. spezielle Kühlkappen vor, während, nach der Chemotherapie
Hand-Fuß-Syndrom	Reibungen, Hitze, Druck vermeiden, Schutzhandschuhe tragen keine aggressiven Reinigungsmittel verwenden ureahaltige Cremes mehrmals am Tag auftragen
Hautausschlag Hautentzündungen	vorbeugend spezielle Cremes feuchte Umschläge, desinfizierende Lösungen Medikamente: Kortisonsalben, ggf. Antibiotika schonende Hautpflege, UV-Schutz
Knochenbeschwerden (Osteoporose)	gesunde Lebensweise (Bewegung, nicht rauchen, Alkohol meiden) Zufuhr von ausreichend Kalzium, Vitamin D3 Medikamente: Bisphosphonate, Antikörper Desnosumab
Neuropathie	Bewegungstherapie Medikamente: Antidepressiva, Antikonvulsiva, Opioide

Außenstehende tun sich oft schwer damit, die Erschöpfung des Kranken nachzuvollziehen, besonders wenn die Therapie schon länger beendet ist und viele davon ausgehen, dass wieder „alles beim Alten“ ist. Diese extreme, oft lang andauernde Müdigkeit erschwert nicht nur Ihrem Angehörigen selbst den Alltag, sondern auch Ihnen als Familie und dem sozialen Umfeld.

Wenn Ihr Angehöriger von Fatigue betroffen ist, findet er schwer wieder in einen einigermaßen normalen Tagesablauf oder in seinen Beruf zurück: Selbst leichte Tätigkeiten oder Familienfeiern überfordern die Energie Ihres Angehörigen, und sein „Akku“ lässt sich durch Schlaf nicht wieder aufladen. Einige typischen Anzeichen für Fatigue sind:

- physische und psychische Probleme
- geringe körperliche Leistungsfähigkeit
- schwere Gliedmaßen
- anhaltende Müdigkeit, die sich durch Schlaf nicht bessert
- erhöhtes Schlafbedürfnis
- Motivations- und Antriebsmangel
- Konzentrationsmangel
- Interesselosigkeit
- Traurigkeit und Angst

Die Ursachen für Fatigue bleiben oft im Dunkeln; körperliche Ursachen wie etwa eine Blutarmut, aber auch zu wenig Bewegung, psychischer Stress oder Angst können dazugehören. Entsprechend schwierig ist die Diagnose der Fatigue, bei der der Arzt Ihres Angehörigen auch eine Depression ausschließen muss. Erschwerend kommt hinzu, dass viele Ärzte Fatigue nicht als Erkrankung identifizieren und daher die Auswirkungen von Fatigue auf die Betroffenen und ihr Leben unterschätzen.

So schwierig wie die Diagnose kann die Behandlung von Fatigue sein. Je nach Ursache können bestimmte Medikamente helfen. Liegt der Erkrankung beispielsweise eine Blutarmut zugrunde, kann die Ursache r herausgefunden und dann gezielt behandelt werden. Ansonsten kommt es durchaus auch auf die Eigeninitiative Ihres Angehörigen an.

→ Bewegung hilft

Es mag paradox klingen, eigentlich ist man zu müde, um sich zu bewegen. Aber Bewegung im Rahmen des Möglichen spielt eine sehr wichtige Rolle. Sie trägt dazu bei, dass sich die Fatigue nach und nach bessert. Auch einige Entspannungsverfahren können Ihren Angehörigen im Umgang mit einer Fatigue helfen. Mehr zum Thema Bewegung und den sogenannten Mind-Body-Verfahren finden Sie ab S. 69.

Sie als Angehöriger sind für den von Fatigue Betroffenen eine sehr wichtige Stütze: Er ist darauf angewiesen, dass Sie seine Situation verstehen, akzeptieren, Rücksicht nehmen und ihn tatkräftig unterstützen.

Schmerzen dauerhaft lindern

Schmerzen treten vor allem bei einer fortschreitenden Erkrankung auf, und viele Patienten fürchten sich davor. Dabei wirkt eine auf die Bedürfnisse des Kranken abgestimmte Schmerztherapie in den allermeisten Fällen sehr zuverlässig. Ihr Angehöriger sollte seinem Arzt beschreiben, wie stark seine Schmerzen sind und wann diese auftreten, damit er eine Behandlung bekommt, die ihm die Schmerzen zuverlässig nimmt. Er sollte weder versuchen, sich allein zu helfen, noch sollte er die Schmerzen aushalten. Es gibt auch speziell ausgebildete Schmerztherapeuten und Schmerzambulanzen, an die sich Ihr Angehöriger wenden kann.

Bei Schmerzmedikamenten (Analgetika) gibt es drei Kategorien, die sich in Stärke und Wirksamkeit steigern: Nicht-Opioide, schwache und starke Opioide. Sie können nach Bedarf einzeln oder kombiniert eingesetzt und durch andere, die Wirkung der Schmerzmittel unterstützende Substanzen ergänzt werden. Zu diesen als Koanalgetika bezeichneten Medikamenten gehören Antidepressiva, Antiepileptika, aber auch Muskelrelaxanzien oder Glucocorticoide. Die WHO hat ein Stufenschema entwickelt, das zeigt, in welcher Reihenfolge und Kombination Analgetika und Koanalgetika eingesetzt werden sollen. Damit die Schmerzen dauerhaft gelindert werden, sollte er die Schmerzmittel in Absprache mit dem Arzt so einnehmen, dass die Wirkung der neuen Dosis einsetzt, bevor die der alten nachlässt.

Zusammen stark bleiben

Schon kleine Spaziergänge helfen. Durch die Ermüdung tut sich Ihr Angehöriger wahrscheinlich schwer, sich zu Aktivitäten und besonders zu Bewegung aufzuraffen. Versuchen Sie, ihn zu kleinen Spaziergängen oder auch nur der „Runde um den Block“ zu motivieren. Nach und nach können die kurzen Strecken etwas länger werden. Damit bewegt sich Ihr Angehöriger, schnappt frische Luft, und Sie können ungestört ein bisschen schwatzen.

→ Besteht Suchtgefahr?

Viele Menschen haben Bedenken, dass die Einnahme von Opioiden abhängig machen könnte; diese Gefahr ist allerdings gering, weil die Wirkung der Opioide bei Krebspatienten anders ist, als wenn Menschen diese Stoffe als Rauschmittel missbrauchen. Denn der Wirkspiegel ist gleichbleibend, die plötzliche Steigerung, die suchtfördernd ist, bleibt aus. Besprechen Sie sich aber dennoch darüber mit Ihrem Arzt.

Auch wenn die Schmerzmittel gut aufeinander abgestimmt sind, kann es sein, dass Ihr Angehöriger manchmal spontan oder bei bestimmten Belastungen Schmerzen verspürt. Für diese als Schmerzspitzen oder Durchbruchschmerzen bezeichneten Ereignisse benötigt er zusätzlich ein Analgetikum, das ihm schnell und zuverlässig die Schmerzen nimmt, leicht einzunehmen ist und nur so lange wirkt, bis die akute Schmerzattacke vorbei ist.

Auch Schmerzmedikamente können Nebenwirkungen mit sich bringen. Am häufigsten tritt Verstopfung auf, die sich aber mit verdauungsfördernden Mitteln gut in den Griff bekommen lässt.

Palliativmedizin: Lebensqualität erhalten

In der letzten Lebensphase gewinnt Lebensqualität für Ihren Angehörigen zunehmend an Bedeutung. Dann geht es darum, ihm die verbleibende Zeit so zu gestalten, wie er es möchte. Daran werden sich alle Maßnahmen orientieren. Sie werden eine besonders wichtige Bezugsperson sein, und gleichzeitig werden Sie selbst intensiv Hilfe und Unterstützung benötigen.

Die Palliativmedizin und die Hospizbetreuung beziehen in dieser letzten Lebensphase alle Betroffenen ein: Sie stellen den Patienten ebenso in den Mittelpunkt wie seine Angehörigen. Auf Palliativstationen kümmern sich multiprofessionelle Teams aus palliativmedizinisch ausgebildeten Ärzten, Psychologen, Pflegepersonal, Sozialarbeitern, Seelsorgern und ehrenamtlich Tätigen im Sinne einer ganzheitlichen Versorgung um die körperlichen, psychosozialen und spirituellen Bedürfnisse. Dabei liegt ein besonderer Fokus darauf, körperliche Beschwerden wie Schmerzen oder Atemnot zu lindern. Sie als Angehöriger werden mit Ihren Sorgen und Ängsten wahrgenommen und mit betreut, und Sie werden, sofern Sie

Das WHO-Stufenschema

Die WHO hat ihre Empfehlung zur Schmerzbehandlung in 3 Stufen kategorisiert.

Stufe 1	Stufe 2	Stufe 3
Nicht-Opioidanalgetika	schwache Opioidanalgetika plus ggf. Nicht-Opioidanalgetika	starke Opioidanalgetika plus ggf. Nicht-Opioidanalgetika
plus unterstützende Maßnahme	plus unterstützende Maßnahme	plus unterstützende Maßnahme
plus Ko-Medikation	plus Ko-Medikation	plus Ko-Medikation

Bei der Schmerztherapie kann auch Methadon eingesetzt werden. Allerdings ist es hierfür aufgrund seiner Nebenwirkungen nicht das Mittel der ersten Wahl. Laborversuche weisen darauf hin, dass der opiumähnliche, künstlich hergestellte Stoff gegen Tumorzellen wirken und diese wieder empfänglicher für die Chemotherapie machen könnte. Experimente aus der Grundlagenforschung sind jedoch kein Beweis für eine entsprechende Wirksamkeit bei Krebspatienten. Klinische Studien mit belastbaren Ergebnissen fehlen bisher; Ergebnisse aus einer Studie für Patienten mit fortgeschrittenem Darmkrebs werden nicht vor 2022 erwartet. Daher sollte Methadon nach derzeitigem Wissensstand nicht mit der Zielsetzung eingesetzt werden, das Tumorwachstum zu hemmen.

es möchten, auch nach dem Tod Ihres Angehörigen bei der Trauerarbeit begleitet.

Wenn Ihr Angehöriger die letzte Zeit seines Lebens nicht mehr zu Hause verbringen kann, kann er unter Umständen als Gast in einem Hospiz aufgenommen werden. Manche verbringen dort nur noch Tage, der Aufenthalt kann aber auch länger dauern. In der Regel haben Hospize auch Gästezimmer für Angehörige. Wie viele Hospizbetten in Ihrer Nähe zur Verfügung stehen und wie schnell eines frei ist, hängt natürlich davon ab, wo Sie wohnen. Ihr Arzt kann Ihnen dabei helfen, dass Ihr Angehöriger möglichst schnell einen Hospizplatz bekommt.

Auch wenn die stationären Palliativ- und Hospizangebote die persönlichen Wünsche der schwer kranken Menschen versuchen so weit wie möglich zu berücksichtigen und darauf einzugehen, möchten viele Schwerstkranke ihre letzte Zeit am liebsten zu Hause verbringen. Für die engsten Angehörigen und die Familie bedeutet dies eine immense organisatorische, pflegerische und emotionale Herausforderung. Die Mitarbeiter der ambulanten Palliativversorgung (AAPV/SAPV) sind für die Betroffenen teilweise rund um die Uhr erreichbar, entlasten die Angehörigen bei der anspruchsvollen Versorgung des Kranken zu Hause und begleiten sie während des Sterbe- und Trauerprozesses. Für die psychosoziale und spirituelle Begleitung existieren auch ambulante Hospizdienste.

Andere, nicht konventionelle Verfahren

Verfahren aus der Naturheilkunde können dazu beitragen, Körper und Seele zu stabilisieren. Sie können jedoch eine Krebserkrankung nicht heilen.

Schätzungsweise nimmt ungefähr die Hälfte der Patienten irgendwann ergänzend andere Verfahren in Anspruch. Wenn Ihr Angehöriger Zweifel an den schulmedizinischen Maßnahmen hat oder ergänzende Verfahren in Erwägung zieht, weil er nichts unversucht lassen möchte, ist es wichtig, dass er das mit dem Arzt bespricht.

Komplementär oder alternativ? Ein wichtiger Unterschied

Bei Auswahl geeigneter Verfahren ist es wichtig, sich zunächst einmal den Unterschied zwischen komplementären und alternativen Verfahren bewusst zu machen:

- **Komplementäre Verfahren** ergänzen in der Regel die etablierten Therapien. Wer sie in Anspruch nimmt, möchte zum Beispiel seine Lebensqualität verbessern, Nebenwirkungen oder Spätfolgen der schulmedizinischen Verfahren mildern, sein Immunsystem stärken oder sein emotionales Befinden verbessern. Manch einer hofft auch darauf, seine Erkrankung länger zu überleben. Die meisten möchten aber vor allem ein Stück weit Verantwortung für ihre Behandlung übernehmen.
- **Alternative Verfahren** sollen, wie der Name sagt, an die Stelle der konventionellen Medizin treten. Oft lehnen Vertreter alternativer Verfahren die anderen Therapien ab und stufen sie als „gefährlich" ein. Das bezieht sich besonders auf Chemo- und Strahlentherapie.

Sowohl für komplementäre als auch für alternative Behandlungen gilt: Sie können eine Tumorerkrankung nicht wirksam behandeln oder gar heilen. Manche schwächen oder verstärken die Wirksamkeit der schulmedizinischen Behandlung sogar – das können schon an sich „harmlose" Vitaminpräparate sein. Andere Behandlungen können sogar mit wirklichen Gefahren verbunden sein (z. B. bittere Aprikosenkerne, bestimmte Krebsdiäten). Richtig riskant wird es, wenn alternative Methoden mit der Aufforderung einhergehen, auf konventionelle Therapien zu verzichten. Mehr dazu erfahren Sie auch im Kapitel „Geschäft mit der Hoffnung" ab S. 74.

Was zählt zu den komplementären Verfahren?

Die Bandbreite dessen, was zu den komplementären Verfahren gerechnet wird, ist sehr groß: Dazu zählen Homöopathie, Naturheilkunde, Traditionelle Chinesische Medizin, Ernährungstherapie einschließlich besonderer Diäten, Nahrungsergänzungsmittel oder Vitamine, außerdem Physiotherapie oder Entspannungsverfahren wie Meditation, autogenes Training oder Yoga.

Bei allem, was Ihr Angehöriger zusätzlich und für sich tun möchte, sollte er seinen Arzt einbinden, denn dieser kann beurteilen, ob sich zum Beispiel aus den ergänzenden Verfahren Wechselwirkungen mit den Medikamenten ergeben können, die Ihr Angehöriger einnimmt. Auch wenn Vitamine, Tees oder pflanzliche Produkte zunächst einmal unverfänglich zu sein scheinen, können sie dennoch die Wirkung von Medikamenten der konventionellen Behandlung verstärken oder abschwächen.

Misteltherapie

Am häufigsten wird die Misteltherapie als komplementäres Verfahren angewendet. Die Mistel enthält verschiedene Wirkstoffe, die das Immunsystem anregen und gegen Krebserkrankungen wirken sollen. Der

Checkliste

Warum ergänzende Behandlungen?

Die Aussagen sind aus der Perspektive Ihres Angehörigen formuliert, aber natürlich können auch Sie derjenige sein, der beispielsweise die aktuelle Behandlung kritisch betrachtet.

- ☐ Ich möchte nicht länger nur behandelt werden, sondern selbst aktiv etwas beitragen.
- ☐ Ich möchte einem Rückfall aktiv vorbeugen.
- ☐ Ich möchte keine Chance für eine Heilung auslassen.
- ☐ Ich bin nicht sicher, ob die Schulmedizin allein ausreicht.
- ☐ Ich bin nicht sicher, ob die Schulmedizin mir schadet.
- ☐ Bei ergänzenden Verfahren haben die Therapeuten mehr Zeit für mich.
- ☐ Die Therapeuten nehmen meine Bedürfnisse und Ängste ernster.

Immer den Arzt informieren! Wenn Ihr Angehöriger sich für ein komplementärmedizinisches Verfahren entscheidet, soll er auf jeden Fall seinen behandelnden Arzt darüber informieren und ihm auch seine Beweggründe erklären. Dann kann sein Arzt ihn gezielter und besser beraten oder seine Behandlung, wenn möglich, entsprechend ergänzen.

Nachweis ihrer Wirksamkeit in klinischen Studien am Menschen fehlt bisher; es gibt jedoch Hinweise, dass eine Mistelbehandlung Nebenwirkungen konventioneller Therapien mildern und die Lebensqualität während der Therapie insgesamt verbessern kann. Die Präparate werden zwei- bis dreimal in der Woche unter die Haut gespritzt. Mögliche Nebenwirkungen sind Rötungen oder Druckschmerz an der Einstichstelle, Kopfschmerzen, Fieber, Blutdruckveränderungen, Probleme mit Magen, Darm oder Kreislauf. Die Dauer der Behandlung sollte mit dem Arzt besprochen werden.

Wann eine Mistelbehandlung infrage kommen könnte, wird unterschiedlich beurteilt. Sie wird allerdings bei systemischen Erkrankungen mit entarteten Immunzellen nicht empfohlen, da sie das Wachstum von Immunzellen anregen kann. Bei der Einnahme von Interferonen oder Interleukinen sollte der behandelnde Arzt entscheiden, ob eine Mistelbehandlung möglich ist. Mistelpräparate sind rezeptfrei. Ob die Krankenkasse die Kosten übernimmt, muss individuell geklärt werden.

→ Homöopathie: Keine Wirkung gegen Krebs

Eine Krebserkrankung lässt sich mit Homöopathie nicht behandeln. Es gibt Patienten, die Nebenwirkungen mit homöopathischen Tinkturen oder Globuli mindern wollen. Auch dazu existieren keine wissenschaftlichen Erkenntnisse, angebliche „Erfolge" werden eher dem Placeboeffekt zugeschrieben.

Die Kosten bei komplementären Verfahren

Wenn Ihr Angehöriger komplementäre Verfahren in Anspruch nehmen möchte, kann er sich nicht darauf verlassen, dass seine Krankenkasse die Kosten trägt. Was sie übernimmt, hängt zum Beispiel von der Erkrankung und den Nebenwirkungen seiner Therapie ab und natürlich von den Verfahren, die er nutzen möchte. Die Regelungen variieren auch bei den verschiedenen Krankenkassen. Daher ist es hier wichtig, die Frage der Kostenübernahme mit der Kasse vorab zu klären.

Die Lebensqualität verbessern

Viele Krebskranke überdenken ihr bisheriges Lebenskonzept und gehen neue Wege zum (seelischen) Gleichgewicht. Sie können Ihren Angehörigen dabei begleiten.

Während und nach der langen Zeit des „Behandelt-Werdens" möchten viele Kranke wieder Verantwortung für sich selbst übernehmen. Sie überdenken und ändern zum Teil ihren Lebensstil, bei manchen mag auch die Hoffnung dahinterstehen, dadurch Behandlungen zu unterstützen oder einen möglichen Rückfall zu verhindern: Sie essen gesünder, bewegen sich mehr, achten verstärkt auf ihr inneres Gleichgewicht und setzen dabei gegebenenfalls auch Anregungen aus der Reha im Alltag um.

Manche nehmen ihre Krankheit als Wendepunkt und Neuanfang. Vielleicht entwickeln Sie sogar als Familie neue Perspektiven. Doch auch wenn Sie Ihren normalen Alltag ohne tiefgreifende Änderungen wiederaufnehmen, werden Sie feststellen, dass sich einiges geändert hat. Für an Krebs erkrankte Menschen und ihre Familie ist die Krankheit ein tiefer Einschnitt in ihr bisheriges Leben, der die weiteren Jahre maßgeblich prägen wird.

Im Übrigen kann Ihr Angehöriger, sofern es mit seiner Behandlung vereinbar ist, weiterhin die Dinge machen, an denen ihm und Ihnen beiden gelegen ist. Eventuell muss er aber gewisse Vorsichtsmaßnahmen beachten, die er unbedingt mit seinem Arzt besprechen sollte.

Ernährung: Individuelle Herausforderungen

Ernährung bei Krebs ist ein sehr vielschichtiges Thema. Bei manchen Krebserkrankungen bedingt bereits die Behandlung, dass der Kranke sich in Zukunft anders ernähren muss. Wer zum Beispiel nur noch einen Teil des Magens hat, ohne Bauchspeicheldrüse oder mit einem künstlichen Darmausgang leben muss oder eine Knochenmarktransplantation erhalten hat, der muss zwangsläufig besondere Ernährungsregeln einhalten. Er sollte dann beispielsweise bestimmte Fette zu sich nehmen, nur kleine Portionen essen, während des Essens nichts trinken, auf bestimmte Nahrungsmittel verzichten oder auf eine keimarme Ernährung achten.

Wenn Ihr Angehöriger solche Besonderheiten beherzigen soll, haben Sie sicher schon in der Klinik, spätestens aber aus der Reha von Ernährungsberatern Informationen bekommen, was für ihn notwendig und sinnvoll ist. Wenn Sie dennoch unsicher sind oder in der alltäglichen Versorgung Ihres Angehörigen Fragen auftauchen, lassen

Sie sich von einer qualifizierten Ernährungsberatung unterstützen.

Sofern Ihr Angehöriger keine Einschränkungen beachten muss, kann eine gesunde Ernährung dazu beitragen, dass er wieder zu Kräften kommt. Wichtig ist eine vitaminreiche Ernährung mit viel frischem Obst und Gemüse, Fisch und ungesättigten Pflanzenölen. Bevorzugen Sie ballaststoffreiche Lebensmittel wie Vollkornnudeln, -reis und Vollkornbrot. Wertvolle Proteine können Sie durch Hülsenfrüchte wie Bohnen, Kichererbsen und Linsen zu sich nehmen. Verzichten Sie weitgehend auf rotes sowie gepökeltes Fleisch und Fleischwaren und reduzieren Sie Ihren Zuckerkonsum. Trinken Sie wenig Alkohol.

Bewegung: In kleinen Schritten vorwärts

Bewegung wirkt sich in vielerlei Hinsicht positiv auf die Lebensqualität Ihres Angehörigen aus. Je beweglicher er wieder wird, desto wohler wird er sich fühlen. Internationale Studien zeigen aber vor allem, dass bei manchen Krebsarten das Rückfallrisiko durch regelmäßigen Sport reduziert wird.

Nachdem Ihr Angehöriger vielleicht schon im Krankenhaus mit einer leichten Bewegungstherapie begonnen hat und körperliche Aktivität auch fester Bestandteil der Reha war, geht es im Alltag darum, dass er die für sich richtige Sportart findet. Was im Detail für Ihren Angehörigen infrage kommt, hängt von seiner Krebsart ab, von der Behandlung, die er bekommen hat, in hohem Maße aber auch von seinem Allgemeinzustand.

→ Rehasport auf Rezept

Beim Rehasport trainiert Ihr Angehöriger in speziellen Sportgruppen unter professioneller Anleitung. Wenn der Arzt Ihrem Angehörigen Rehasport verschreibt, übernimmt die Krankenkasse die Kosten über einen Zeitraum von 18 Monaten für 50 Einheiten von je mindestens 45 Minuten, maximal zweimal wöchentlich.

Wichtig ist, dass der Sport Ihrem Angehörigen Spaß macht. Dann wird er im Laufe der Zeit immer leistungsfähiger werden, er wird auch wieder Zutrauen zu seinem Körper fas-

Wenn Ihr Angehöriger gern in die Sauna geht oder andere Wärmeanwendungen plant, sollte er sich beim Arzt erkundigen, ob er das darf. Bestimmte Medikamente, Lymphödeme oder ein geschwächtes Immunsystem könnten dagegensprechen.

Vorsicht bei Spezialdiäten: Es kann sein, dass Sie oder Ihr Angehöriger zum Beispiel im Internet auf spezielle Ernährungstipps oder ausgefallene Diäten stoßen, die gegen Krebs helfen sollen. Hier ist Vorsicht geboten: Keine Diät kann Krebs heilen! Vielmehr können einige Diäten sogar gefährlich sein, vor allem solche, die zu einer Mangelernährung führen.

sen, an Lebensfreude gewinnen und neue soziale Kontakte finden. Nebenwirkungen seiner Behandlung lassen sich durch Bewegung verringern oder verschwinden ganz.

Stress abbauen und entspannen

Sogenannte Mind-Body-Verfahren bieten verschiedene Möglichkeiten, Stress abzubauen, und das hat Ihr Angehöriger nach der anstrengenden Zeit der Behandlung sicher nötig. Gezielte Entspannungsübungen können entlasten, helfen Angst abzubauen, Schmerzen zu verringern und stabilisieren Körper und Seele. Ihr Angehöriger lernt die Übungen unter professioneller Anleitung und kann sie dann zu Hause weiterführen.

Auch für Sie kann es sich lohnen, sich mit diesen Verfahren auseinanderzusetzen. Die Übungen können Ihnen helfen, mit dem Stress und der Belastung durch die Erkrankung Ihres Angehörigen besser umzugehen und von Zeit zu Zeit gezielt abzuschalten. Die folgenden Mind-Body-Verfahren kommen also sowohl für Sie als auch für den Krebspatienten infrage:

- **Autogenes Training:** Beim autogenen Training versetzt man den Körper durch gedankliche Konzentrationsübungen in eine Art Selbsthypnose und gelangt in einen Zustand tiefer Ruhe.
- **Progressive Muskelentspannung nach Jacobson:** Bei dieser Methode werden bestimmte Muskelgruppen bewusst abwechselnd angespannt und wieder gelockert, der Körper kommt in eine tiefe Entspannung. Nach häufigerem Üben kann man die Entspannung der Muskeln herbeiführen, wann immer man es möchte.
- **Yoga** ist eine philosophische Lehre, die ursprünglich aus Indien stammt. Sie umfasst geistige ebenso wie körperliche Übungen, wobei in westlichen Ländern der Schwerpunkt besonders auf körperlichen Übungen liegt. Die Teilnehmer an Yogakursen trainieren Gleichgewicht, Kraft und Beweglichkeit; ergänzend kommen meist Atemübungen, Tiefenentspannung und Meditation hinzu. Yoga soll beruhigend und ausgleichend

Zusammen stark bleiben

Gemeinsam kochen und essen. Essen hat auch eine soziale Komponente. Gemeinsames Kochen, an einem schön gedeckten Tisch zusammenzusitzen und in Ruhe gemeinsam zu essen, ist ein Stück Lebensqualität. Sie ernähren dabei nicht nur den Körper, sondern „füttern" auch die Seele, und das wird Ihrem Angehörigen und Ihnen guttun.

wirken, indem Körper, Seele, Geist und Atem harmonisiert werden.

- **Qigong** ist ein Bestandteil der Traditionellen Chinesischen Medizin (TCM) und kombiniert Atem-, Meditations- und Bewegungsübungen. Nach den Vorstellungen der traditionellen chinesischen Kultur fließt die Lebensenergie Qi durch Energiebahnen und versorgt die Organe des Körpers. Qigongübungen sollen die Lebensenergie harmonisieren und zum Fließen bringen.
- **Tai Chi,** in Deutschland auch unter dem Namen Schattenboxen bekannt, ist eine alte chinesische Kampfkunst, die geprägt ist von tänzerisch-harmonischen Bewegungen. Ähnlich wie bei Qigong soll die Lebensenergie Qi gestärkt werden. Die Übungen bestehen aus festen Abfolgen und gehen langsam fließend ineinander über. Wichtige Schwerpunkte bei Tai Chi sind Körperwahrnehmung und -beherrschung, Entspannung durch Atmung und die langsamen Bewegungsabläufe sowie das Finden der inneren Harmonie.

Künstlerische Therapien: Erfahrungen verarbeiten

Der Oberbegriff „künstlerische Therapien" fasst alle Therapien zusammen, die mit künstlerischen Mitteln arbeiten; dazu gehören zum Beispiel Musik-, Mal- und Tanztherapie. Viele Krebskranke verarbeiten mit solchen künstlerisch-kreativen Tätigkeiten ihre Erfahrungen aus der Krankheit und ziehen Energie und Kraft daraus. Bei allen sollen kreative, aktive und improvisatorische Prozesse den Patienten helfen, ihre inneren Ressourcen zu entdecken, Ruhe und Konzentration zu finden und ohne Worte Gefühle auszudrücken.

Bei der Tanztherapie können Patienten die Wahrnehmung des eigenen Körpers stärken und wieder Vertrauen zu dem Körper aufzubauen, der sie mit der Erkrankung scheinbar im Stich gelassen hat. Die Kunsttherapie bietet den Betroffenen die Möglichkeit, bewusst einen positiven Kontrapunkt zu den belastenden, negativen Erfahrungen mit der Krankheit zu setzen. Fachleute bezeichnen dieses Vorgehen als „Defokussieren" und betonen den entlastenden, entspannenden Effekt. Mittlerweile gibt es sogar vermehrt wissenschaftliche Belege

Zusammen stark bleiben

Gemeinsam Sport treiben. Vielleicht finden Sie eine Sportart, die Ihnen beiden Spaß macht und bei der Sie zu zweit oder in einer größeren Gruppe trainieren können. Sie können sich zusammen einen neuen Sport aussuchen oder einen gem einsam weitermachen, den bisher nur einer von Ihnen betrieben hat.

dafür, dass künstlerische Therapien das Wohlbefinden der Patienten steigern und Beschwerden reduzieren können.

Künstlerische Therapien werden manchmal bereits während des Klinikaufenthaltes angeboten; sie gehören häufig zur psychoonkologischen Betreuung im Rahmen von Rehamaßnahmen, sofern die Patienten dies möchten. Dann werden die Kosten von den Krankenkassen übernommen.

Viele Krebsberatungsstellen bieten gegen geringe Kostenbeteiligung Entspannungskurse, künstlerische Therapien oder Stressbewältigungsprogramme an.

Reisen trotz Krebserkrankung

Wenn Krebspatienten verreisen möchten, sollte Ihr Angehöriger mit seinem Arzt darüber sprechen. Wichtig ist es, zu klären, ob der Gesundheitszustand für eine Reise stabil genug ist, ob das geplante Reiseziel für ihn geeignet ist, ob die geplante Anreise – etwa eine lange Autofahrt oder eine Flugreise – Komplikationen mit sich bringen könnte und ob bei Bedarf eine ausreichende medizinische Versorgung im Urlaubsland gewährleistet ist. Sie sollten auch prüfen, ob eine notfallmäßige Behandlung im Ausland von der Krankenkasse oder Reisekrankenversicherung übernommen wird. Neben den medizinischen Aspekten stellt sich zudem oft auch die Frage, ob ein krankgeschriebener Krebspatient überhaupt verreisen darf.

→ Krankgeschrieben auf Reisen?

Darauf gibt es keine allgemeingültige Antwort. Aus dem Haus zu gehen und sich zu bewegen, wird insgesamt empfohlen; ob sich das auf eine Urlaubsreise bezieht, muss individuell entschieden werden. Fakt ist, dass der Patient durch seinen Urlaub kein Gesundheitsrisiko eingehen darf. Auch aus diesem Grund sollte er seine Reisepläne mit dem behandelnden Arzt besprechen. Ist dieser einverstanden, muss sich der Patient die Abwesenheit in den ersten sechs Wochen (solange er Lohnfortzahlung erhält) vom Arbeitgeber genehmigen lassen. Danach muss er sich an seine Krankenkasse wenden.

Muss Ihr Angehöriger Medikamente einnehmen, sollte er die benötigte Menge mit-

Die Sonne meiden! Je nachdem, wie stark am Urlaubsort die UV-Strahlung ist, muss Ihr Angehöriger konsequent die Sonne meiden, ganz besonders, wenn er erst kurz zuvor mit einer Chemo- oder Strahlentherapie behandelt wurde.

nehmen, am besten mit einem kleinen Puffer. Da bei Flugreisen manchmal Gepäckstücke verlorengehen, ist es sinnvoll, die Medikamente im Handgepäck mitzuführen. Wird am Urlaubsziel ein anderes Klima herrschen, sollte Ihr Angehöriger mit seinem Arzt klären, ob sich dadurch an der Dosis oder den Einnahmeintervallen etwas ändert. Auch wenn er in eine andere Zeitzone reist, sollte er sich beraten lassen, wie er die Einnahme der Medikamente am besten angleichen kann. Fallen seine Medikamente unter das Betäubungsmittelgesetz (etwa Opioide), benötigt er möglicherweise eine Bescheinigung für die Einreise.

Professionelle Hilfe und Unterstützung

Es kann sein, dass Ihr Angehöriger, Sie und oder auch Ihre Kinder in der schwierigen Zeit der Behandlung und danach Unterstützung wünschen und brauchen, um mit den Belastungen umzugehen. Sie sollten sich daher nicht scheuen, eine psychoonkologische Beratung in Anspruch zu nehmen. Mehr dazu erfahren Sie auf S. 86.

Darüber hinaus gibt es viele weitere Stellen, die Sie unterstützen können. Dazu gehören Ämter und Institutionen zur fachlichen Beratung bei Anträgen oder Behördengängen, Kranken- und Rentenversicherungen, Arbeitsagenturen, Sozial- und Integrationsämter, karitative Organisationen, Krebsberatungsstellen und Patientenorganisationen. Mehr dazu erfahren Sie ab S. 170.

Wenn Ihr Angehöriger Fragen zur Erkrankung hat oder Sie selbst, können Sie sich an den Krebsinformationsdienst des Deutschen Krebsforschungszentrums oder an das Infonetz Krebs der Deutschen Krebshilfe wenden (siehe S. 186).

Mit der Erfahrung aus dem eigenen Erleben sind Mitglieder von Selbsthilfegruppen oft kompetente Ansprechpartner. Mehr dazu finden Sie im Kapitel „Den Weg unterstützen“ ab S. 81.

Geschäft mit der Hoffnung

Krebskranke Menschen und Ihre Angehörigen befinden sich in einer emotionalen Extremsituation. Sie klammern sich an jeden Strohhalm, was unseriöse Geschäftemacher ausnutzen wollen.

Besonders anfällig für Versprechen auf Heilung sind Krebskranke, die ihre Diagnose oder auch den Krankheitsverlauf, als existenzielle Bedrohung empfinden. Gleiches gilt auch für ihre Angehörigen, die versuchen wollen, zu helfen.

Mythen rund um Krebs

Warum erkrankt ein Mensch an Krebs? Schon lange wird intensiv nach den Ursachen von Krebserkrankungen geforscht und viele Risikofaktoren sind mittlerweile bekannt. Darüber hinaus ranken sich aber zweifelhafte Theorien und Mythen um die Entstehung von Krebs. Immer wieder taucht die sogenannte Krebspersönlichkeit auf: Danach sollen bestimmte Merkmale und Lebensstile für die Erkrankung ursächlich sein, etwa eine labile psychische Verfassung oder mangelnde Belastbarkeit. Diese Erklärung ist wissenschaftlich genauso wenig haltbar wie der Verdacht, dass traumatische Erlebnisse oder eng sitzende Büstenhalter Krebs auslösen. Auch wird ein Tumor durch eine Biopsie nicht „aufgeweckt" und zum Wachsen veranlasst oder durch Zucker gefüttert. Ebenso wenig kann man sich bei einem Krebskranken anstecken.

Zweifelhafte Heilsversprechen

Riskant wird es, wenn unseriöse Versprechungen in den Kranken Hoffnungen wecken, die sich nicht halten lassen. Eine exotische Frucht, eine besondere Diät, Handauflegen, Geistheilung: Manch ein Anbieter behauptet, dass sein Verfahren jede Krebserkrankung heilen kann, und das auch noch ohne jegliche Nebenwirkungen. Dabei ist Krebs eine so hochkomplexe Krankheit mit verschiedensten Auslösern und Ursachen, dass es ein Mittel gegen alles nicht geben kann. Und Wirkung ohne Nebenwirkung gibt es auch nicht.

Seien Sie kritisch!

Das Geschäft mit der Angst und der Hoffnung von Betroffenen und deren Angehörigen floriert. Die Angebote und Verfahren nehmen stetig zu. Deshalb der dringende Rat: Sammeln Sie so viele Informationen wie möglich über ein Verfahren, auf das Sie bei Ihrer Recherche gestoßen sind, und lassen Sie sich von vermeintlich wissenschaftlichen Studien nicht täuschen. Wenn Ihr Angehöriger ein Verfahren in Erwägung zieht, dann sprechen Sie zusammen mit dem behandelnden Arzt und bitten Sie ihn, Ihnen bei der Suche nach neutralen, unabhängigen Informationen zu helfen.

Wenn Ihr Angehöriger sich von seiner Absicht nicht abbringen lässt, ein vermutlich unseriöses Verfahren in Anspruch zu nehmen, sind Sie in einer schwierigen Lage: Zum einen möchten Sie ihn vor falschen Hoffnungen, gefährlichen Behandlungen und finanziellen Desastern schützen, zum anderen möchten Sie ihm beistehen und können ihm auch nichts verbieten.

Gehen Sie die Checkliste „Unseriöse Verfahren erkennen" mit ihm durch. Suchen Sie sich zudem Verbündete: den Arzt Ihres Angehörigen, einen engen Verwandten oder einen guten Freund. Vielleicht ist Ihr Angehöriger eher bereit, einem Dritten unvoreingenommen zuzuhören.

Checkliste

Unseriöse Verfahren erkennen

Bleiben Sie kritisch, besonders wenn Ihnen Folgendes auffällt:

- ☐ Die Methode wird nur von einer Person oder an einem Ort, oft im Ausland, angeboten.
- ☐ Ihr Angehöriger soll niemanden über die Behandlung informieren.
- ☐ Das Verfahren konnte sich bisher nicht durchsetzen, weil Wissenschaft, Industrie und Politik sich angeblich dagegen verschworen haben.
- ☐ Der Anbieter lehnt Schulmedizin grundsätzlich ab; stattdessen soll nur sein Verfahren angewendet werden.
- ☐ Das Verfahren wirkt bei jeder Krebsart und in jedem Erkrankungsstadium.
- ☐ Statt wissenschaftlicher Informationen oder Studien gibt es nur Werbeschriften.
- ☐ Über die Methode sind keinerlei Misserfolge bekannt.
- ☐ Die Methode hat angeblich keine Nebenwirkungen.
- ☐ Wenn die Therapie wider Erwarten nicht wirken sollte, liegt die Ursache nur beim Patienten.
- ☐ Das Verfahren ist sehr teuer.
- ☐ Sie sollen in bar bezahlen oder vor Beginn der Behandlung.

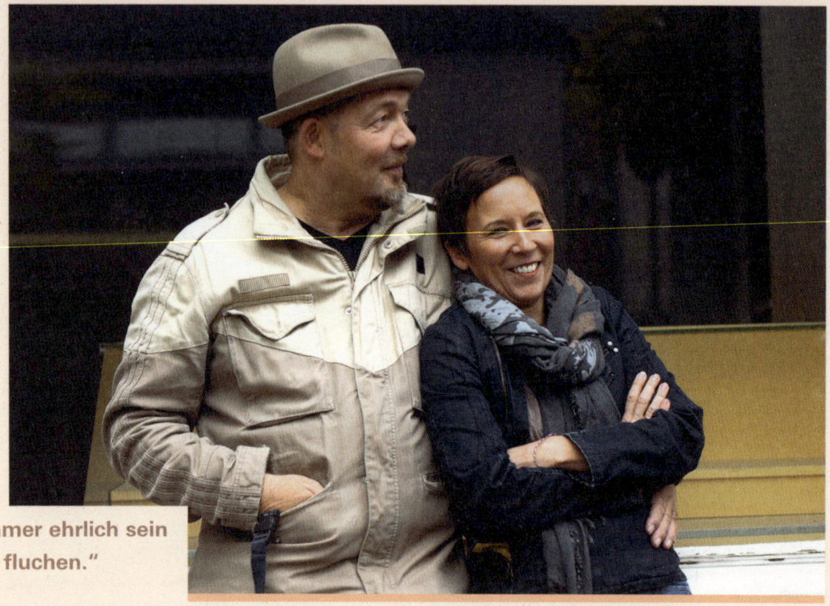

„Mein Rat: Immer ehrlich sein und auch mal fluchen."
Annika Schüren

„Du hast Krebs, du darfst das."

Die Geschichte von Annika und Alexander Schüren

Über dem Esstisch im Wohnzimmer von Annika und Alexander Schüren hängt ein großes Bild des japanischen Malers Bui Hu Hong. „Von diesem Maler ein Bild zu besitzen, war lange ein großer Wunsch von mir. Und gerade während der Chemotherapie, als ich krank und platt auf dem Sofa lag, hat mir der Anblick unheimlich geholfen", erzählt Annika. Als Flugbegleiterin jettete sie durch die Welt, als sie im Dezember 2005 die Diagnose Brustkrebs erhielt – mit gerade einmal 32 Jahren. Später ergab eine Untersuchung, dass für die Krebserkrankung eine Genveränderung verantwortlich war, die sie von ihrem Vater geerbt hat und die auch ein höheres Risiko für eine Wiedererkrankung mit sich bringt.

Offensiv mit dem Krebs umgehen

Annika Schüren ging mit ihrer Erkrankung von Anfang an sehr offen um: „Ich habe eine E-Mail mit einer Art Infobrief an alle geschickt. Denn ich wollte nicht, dass im Freundes-, Verwandten- und Kollegenkreis hinter vorgehaltener Hand getuschelt wird ‚Hast du gehört, die Annika hat Krebs', und vier Runden stille Post später bin ich schon halbtot. Ich habe geschrieben, wer weiter wissen will, was passiert, soll mir Bescheid sagen, und wer es nicht wissen will, auch. Die Resonanz darauf war wirklich überwältigend." Eine Freundin brachte Annika auf die Idee, einen Blog anzufangen, in dem jeder bei Bedarf nachlesen kann. „Das habe ich dann auch gemacht, und ab und zu schreibe ich sogar heute noch etwas darin."

Für Alexander war klar, dass er bei allen Therapieschritten an ihrer Seite sein würde. „Ich hatte einen sehr netten Arbeitgeber, der mich freigestellt hat, wenn wir zur Chemo oder zu anderen Terminen mussten."

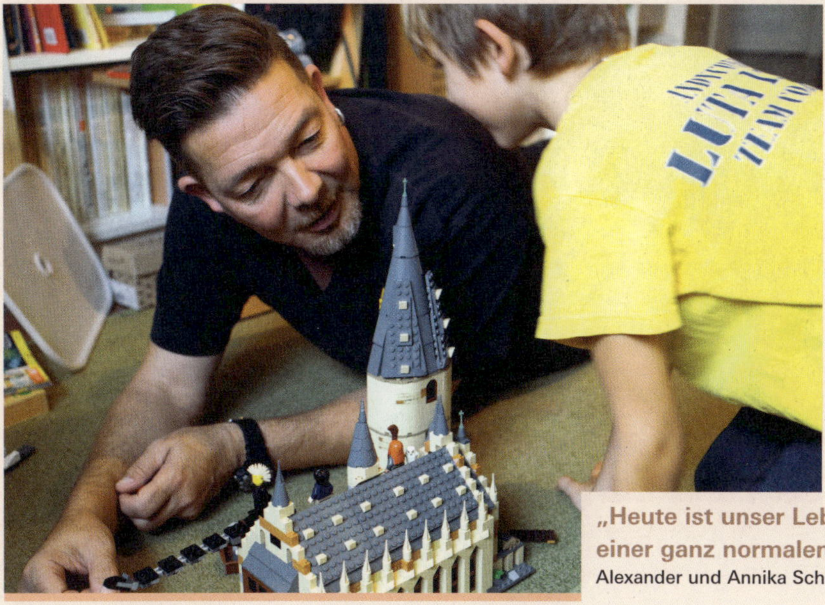

„Heute ist unser Leben wie das einer ganz normalen Familie."
Alexander und Annika Schüren

„Dass Alex immer dabei sein und mich ablenken konnte, war eine sehr wertvolle Unterstützung", bestätigt Annika. Er hat sie auch mit Kopfhörern ausgestattet, damit sie während der Chemo nicht die sehr persönlichen und emotionalen Gespräche anderer Mitpatienten anhören musste. So konnte sie abschalten und sich ganz auf sich konzentrieren. „Außer Alex war für mich noch ein Freund sehr wichtig, der selbst Darmkrebs hatte. Er lief nicht in diesem Betroffenheitsmodus, sondern wusste, wovon ich rede, und ist ganz pragmatisch-sachlich mit mir umgegangen. Das hat wirklich gut getan", erinnert sich Annika und Alexander ergänzt: „Viel besser als jemand, der gedankenlos meint ‚Ich hatte eine Tante, die ist an dem Krebs gestorben', anstatt lieber still zu sein." Später habe sie sich dann viel mit einer anderen Brustkrebspatientin ausgetauscht, die sie bei der Chemotherapie kennenlernte und die auch heute noch ihre „Glatzenfreundin" ist.

Einfach ehrlich sein

Für nicht betroffene Freunde oder Verwandte können vor allem zu Beginn einer Krebserkrankung viele Fettnäpfchen im Weg stehen, hier hat Annika einen einfachen Rat. „Man umgeht sie am besten, wenn man ganz offen ist und zugibt, dass man hilflos ist und gar nicht weiß, was man sagen soll. Oder einfach auch mal flucht und dann fragt, was kann ich für dich tun?"

Von ihrer Schwägerin hat Annika einen Satz mit auf den Weg durch die Therapie bekommen: „Du hast Krebs, du darfst das." „Der hat mich wie ein Mantra begleitet, ob ich mal meine schlechte Laune rausgelassen oder mir jeden Tag ein Stück Rhabarberkuchen gegönnt habe – ich durfte das."

Alexander hat in dieser Zeit eine neue Annika kennengelernt: Sie, die immer freundlich, hilfsbereit und serviceorientiert war, war angespannt, hier und da übellaunig. „Da habe ich ihr geraten, lass die schlechte Laune lieber an mir aus, nicht,

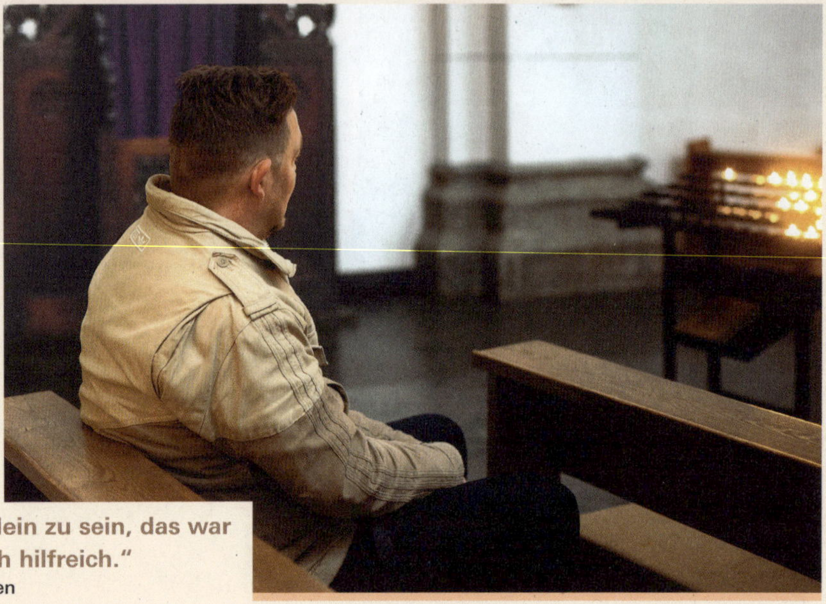

„Aber mal allein zu sein, das war auch für mich hilfreich."
Alexander Schüren

dass du in die Geschichte unseres Ortes als die Schlechtgelaunte mit Glatze eingehst", erinnert sich Alexander lachend.

Auch der Partner braucht Hilfe

Nicht nur Annikas, auch Alexanders Leben hat sich während der Krankheit verändert. „Für mich war am allerwichtigsten, dass es Annika gut geht. Und dann muss man schon zusehen, dass man selber noch stattfindet, irgendeinen Mittelweg findet. Irgendwann hat Annika die Initiative ergriffen und mich mehr oder weniger rausgeschmissen und gesagt: ‚Jetzt geh mal kegeln, du hast ja auch noch ein Leben.' Dann freut man sich natürlich darüber, wenn man mal für eine Zeit aus diesem Pflegestatus rauskommt und mit seinen Freunden über andere, auch banale Dinge reden kann."

Angehörige sind mitkrank, wie Annika es ausdrückt. „Aber das interessiert keinen. Alle schwirren um den kranken Partner herum, und das muss man aushalten können", erklärt Alexander. Angehörige sollten sich darauf einstellen, dass das Leben mit einem krebskranken Partner „ein hartes Brot" sei, bei dem die eigenen Rechte und Gefühle oft auf der Strecke bleiben. In solchen Ausnahmesituationen bekämen Leute durchaus Schwierigkeiten, die sich irgendwann potenzierten. Das würden viele unterschätzen.

Hoffnung für viele andere

Seit Annika Schürens Brustkrebserkrankung sind mittlerweile 15 Jahre vergangen, und aus dem Paar, das die Therapie zusammen durchgestanden hat, ist inzwischen eine vierköpfige Familie mit zwei fröhlichen Kindern geworden. Annika wurde zu Brustkrebskongressen eingeladen, stand mit einem Säugling auf dem Arm und einem Dreijährigen an der Hand auf der Bühne, um anderen Betroffenen Mut zu machen. „Ich hatte das Glück, an einer klinischen Studie teilnehmen zu können, bei der die Medikamente der Chemotherapie die Fruchtbar-

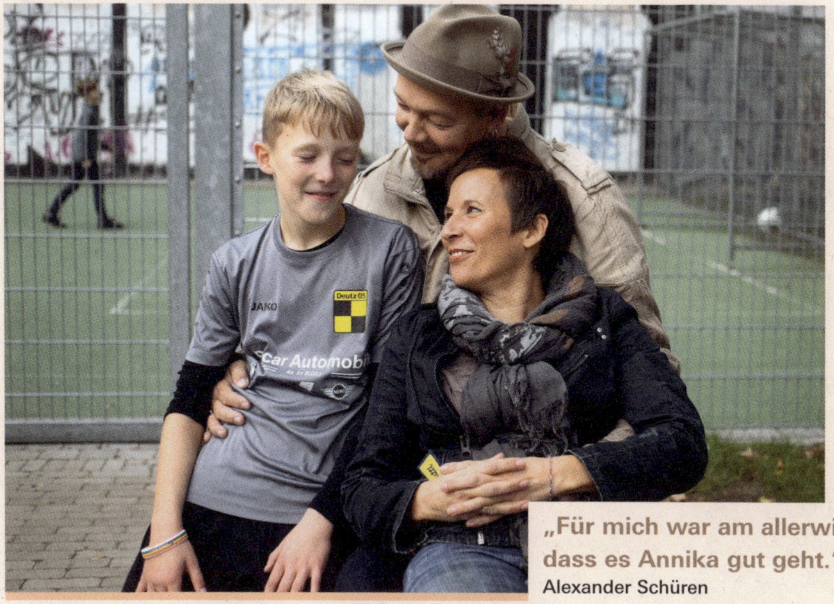

„Für mich war am allerwichtigsten, dass es Annika gut geht."
Alexander Schüren

keit nicht so stark schädigten", erklärt Annika. Und so konnte sie mit „lebendigen Beweisen" zeigen, dass sich Chemotherapie und erfüllter Kinderwunsch nicht ausschließen. Auch bei diesen Terminen war Alexander an Annikas Seite. „So ein Platz auf einer Bühne ist eigentlich nicht so meins, aber wenn man dann die jungen Frauen mit Tuch auf dem Kopf im Publikum sieht, dann erkennt man den Sinn in so einer Veranstaltung. Dabei mitzumachen, gehört eben auch zu diesem gemeinsamen Weg."

Heute ist das Leben von Annika und Alexander Schüren mit ihren beiden Söhnen Tom und Luk das einer ganz normalen Familie. Annika fliegt mittlerweile wieder, Alexanders Selbstständigkeit gibt ihm die Freiheit, sich um die Kinder zu kümmern, wenn seine Frau unterwegs ist. Dennoch sind Veränderungen, die beide durch Annikas Erkrankung erfahren haben, geblieben. „Die frühere Unbefangenheit ist zum Teil verlorengegangen, ich mache mir mehr Sorgen um Annika", sinniert Alexander. „Wenn sie allein unterwegs ist und ich dann höre, dass sie bei Minusgraden im hüfthohen Schnee das Bernsteinzimmer sucht, finde ich das nicht so gut."

„Jeder, ob Betroffener oder Angehöriger, soll sich klarmachen, wie seine Bedürfnisse sind, und sie äußern. Wenn ich als Kranker möchte, dass mein Partner bei der Chemo bei mir sitzt, dann muss ich ihm das sagen. Und wenn ich das nicht möchte, dann muss ich das genauso sagen", rät Annika. Und Alexander ergänzt: „Sich Auszeiten nehmen ohne schlechtes Gewissen und Veränderungen des Partners akzeptieren, aber nach der Krankheit versuchen, wieder in einen Modus zu kommen, mit dem beide leben können. Ich habe gelernt, damit umzugehen, dass Annika sagt, ich nehme mir mein Recht mehr als früher. Das gibt mir natürlich auch Freiheiten. Es geht darum, sich als Paar unter veränderten Bedingungen zusammenzufinden."

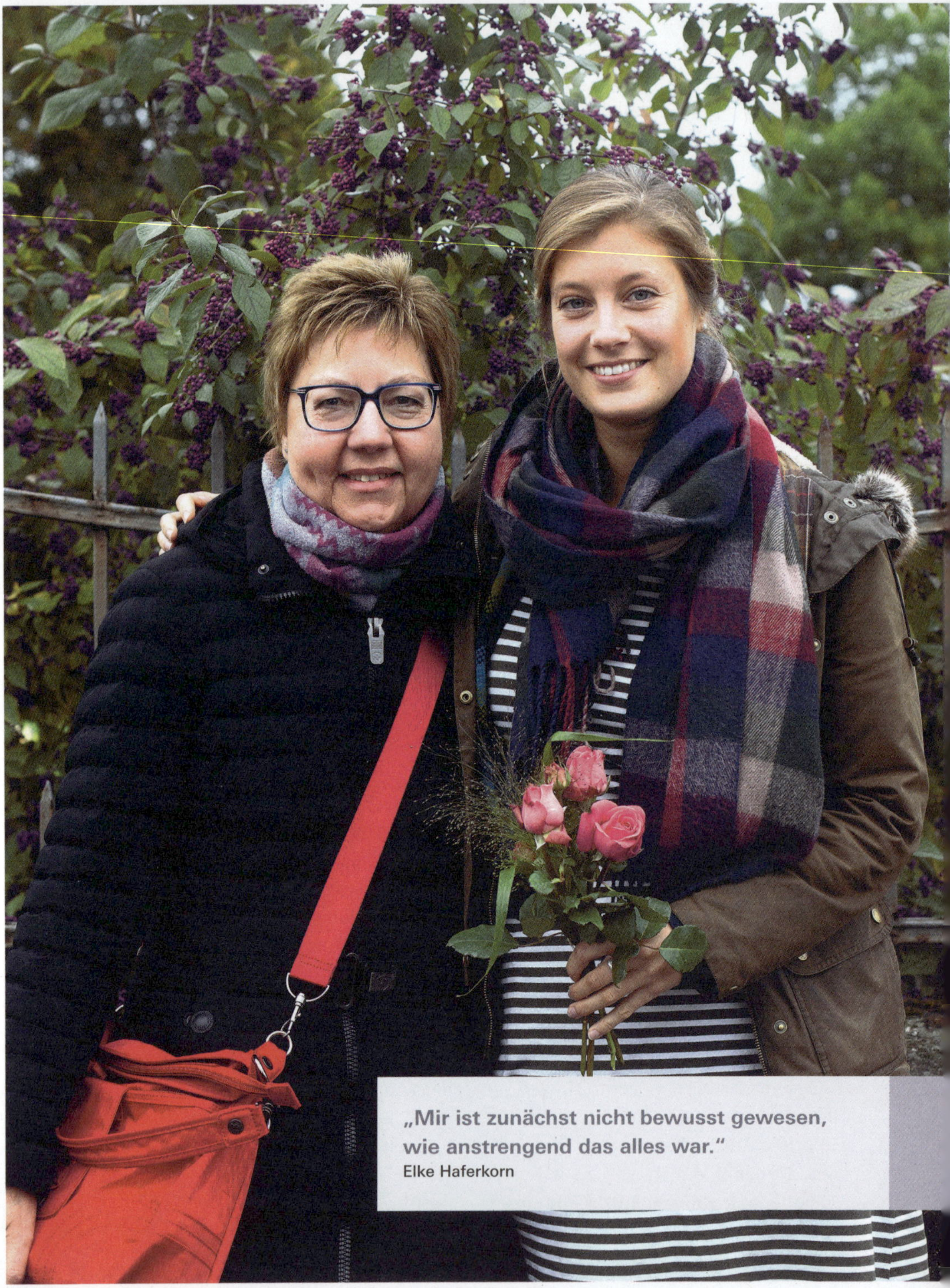

„Mir ist zunächst nicht bewusst gewesen, wie anstrengend das alles war.“
Elke Haferkorn

Den Weg unterstützen

Wird bei einem Menschen Krebs diagnostiziert, hat er oft einen schwierigen Weg vor sich. Sie als Angehöriger sind wichtiger Teil des Netzwerks, das ihn während der Behandlung und auch danach begleiten und unterstützen wird.

Die Wochen und Monate, die vor Ihrem Angehörigen und Ihnen liegen, werden physisch und psychisch eine Herausforderung sein. Das betrifft die Behandlung selbst, die möglicherweise einen längeren Krankenhausaufenthalt erfordert. Doch auch wenn Ihr Angehöriger aus dem Krankenhaus zurück ist, wird das Leben in der häuslichen Umgebung anders sein als vorher. Sie werden feststellen, dass sich die Krebserkrankung Ihres Angehörigen nach Abschluss der Primärtherapie nicht immer einfach „abschütteln" lässt, sondern alle Familienmitglieder weiterhin begleitet. Stellen Sie sich darauf ein, dass diese Zeit von Höhen und Tiefen geprägt sein wird.

Schreitet die Krankheit voran, wird sich für die gesamte Familie die Art der Belastung ändern, und Sie müssen möglicherweise Ihre Lebensplanung anpassen. Damit Sie diese Zeit durchhalten, achten Sie von Anfang an darauf, dass Sie sich nicht verausgaben, und holen Sie sich Hilfe, die Sie entlasten kann.

Während der Behandlung

Endlich beginnt die Therapie. Die Erleichterung darüber, dass nun etwas gegen die Erkrankung unternommen wird, wird begleitet von Unsicherheit und Ängsten.

Unabhängig davon, ob die Behandlung Ihres Angehörigen stationär oder ambulant erfolgt: Sein Leben und damit auch das Ihre wird sich in den folgenden Wochen um die einzelnen Therapieschritte drehen. In jedem Fall empfiehlt es sich, sich vorab gemeinsam Gedanken zu machen, was sich in dieser Zeit für Sie und die Familie ändern kann und wie Sie diese Veränderungen bewältigen können.

Die ambulante Therapie planen

Bei einer ambulanten Therapie, wie sie heute meistens der Fall ist, kann Ihr Angehöriger in seinem gewohnten Umfeld bleiben; viele empfinden das als positiv, und auch für die Familie ist es meist gut, ihn in ihrer Nähe zu wissen. Es können sich allerdings auch Probleme ergeben, die zu Hause nicht so leicht gelöst werden können. Folgende Punkte sollten Sie daher vorab klären:

- Welcher Arzt betreut Ihren Angehörigen und sorgt für den notwendigen Informationsfluss zu anderen Ärzten? Wo kann Ihr Angehöriger sich ambulant behandeln lassen?
- An wen kann sich Ihr Angehöriger bei Beschwerden und Notfällen wenden?
- Ist die Wohnsituation für eine ambulante Behandlung geeignet?
- Wer bringt Ihren Angehörigen zur ambulanten Therapie und zurück?
- Gibt es im persönlichen Umfeld genug Helfer, die unterstützen können?

Eine ambulante Behandlung übernimmt häufig die Ambulanz des behandelnden Zentrums. Ansonsten ist es sehr wichtig, dass Ihr Angehöriger einen onkologischen Facharzt hat, der ihn während dieser Therapie begleitet und gegebenenfalls für die Vernetzung mit anderen Fachärzten sorgt.

Den Krankenhausaufenthalt vorbereiten

Manchmal ist eine Behandlung im Krankenhaus die bessere oder die einzige Möglichkeit. Da eine Krebsbehandlung in aller Regel nicht von einem Tag auf den anderen beginnen muss, haben Sie Zeit, die Abwesenheit Ihres Angehörigen vorzubereiten. So können Sie absehbare Veränderungen organisieren und vorab planbare Aufgaben delegieren. Später werden noch genügend Herausforderungen auf Sie zukommen, denen Sie spontan begegnen müssen.

→ Listen können helfen

Legen Sie eine Liste an, auf der Sie alles, was zu bedenken ist, notieren. Danach können Sie die einzelnen Punkte sortieren und überlegen, wann Sie etwas erledigen können, ob Sie sich um alles selbst kümmern müssen und, wenn nicht, an wen Sie welche Aufgabe delegieren können.

Bei der Frage, was nun konkret vor dem Krankenhausaufenthalt zu regeln ist, können Ihnen folgende Anhaltspunkte Orientierung geben:

- Informationen über das Krankenhaus: Adresse, Telefonnummern, Besuchszeiten, Parkmöglichkeiten.
- Wann soll Ihr Angehöriger dort sein?
- Bestimmte Anforderungen: Muss er zum Beispiel nüchtern sein?
- Wie kommt Ihr Angehöriger ins Krankenhaus?
- Wenn keiner aus der Familie ihn ins Krankenhaus bringen kann: Krankentransport über den einweisenden Arzt organisieren.
- Wer kümmert sich während der Abwesenheit um die Wohnung Ihres Angehörigen (Blumen, Lüften usw.)? Wer kümmert sich eventuell um das Haustier?
- Müssen während der Abwesenheit Rechnungen bezahlt werden (Telefon, Miete, Strom)?
- Fallen Termine in die Zeit der Abwesenheit, die Sie absagen müssen (z.B. Arztbesuche, Physiotherapie, Friseur, private Verabredungen)?
- Hat der Arbeitgeber Ihres Angehörigen die Krankschreibung?
- Wenn Ihr Angehöriger freiberuflich/selbstständig tätig ist: Müssen Termine abgesagt werden? Wer kümmert sich um die dringenden Angelegenheiten?

Ihr Angehöriger und Sie verfügen über ein soziales Netzwerk, das Sie unterstützen kann – seien es Eltern, Geschwister oder andere Verwandte, Freunde, Kollegen oder Nachbarn. Vielleicht setzen Sie sich mit einigen, die vor Ort sind, zusammen und planen gemeinsam (siehe S. 146). Oft haben Außenstehende einen unvoreingenommeneren Blick und finden Lösungen, wo Sie eher vor Problemen stehen.

Zwischen häuslichem Alltag und Klinik

Während für Ihren Angehörigen die Zeit im Krankenhaus bald in eine gewisse Routine übergehen wird, werden Sie sich immer wieder neuen Herausforderungen gegenübersehen. Sie werden bestrebt sein, zu Hause weitgehend den gewohnten Alltag beizubehalten und gleichzeitig Ihrem Angehörigen so viel Zuwendung, Aufmerksamkeit und Unterstützung zu geben wie möglich. Dabei können Sie zwar bis zu einem gewissen Grad vorausplanen, aber jede Veränderung, die sich bei der Behandlung ergibt, kann Ihre Planungen beeinflussen.

Wahrscheinlich ist es Ihnen ein Anliegen, Ihrem Angehörigen den Krankenhausaufenthalt möglichst angenehm zu gestalten, und zusammen mit anderen Familienmitgliedern und Freunden wird Ihnen dies auch gelingen. In dieser Zeit, in der er von zu Hause weg ist, kann es ihm gut tun, zu erleben, dass Sie für ihn da sind und für seine Wünsche, Sorgen, Freuden und Kümmernisse ein offenes Ohr haben. Nehmen Sie sich die Zeit, ihn auf diesem Weg zu begleiten; lassen Sie es aber auch zu, dass andere Sie ablösen.

Schwierig wird es, wenn das Krankenhaus, in dem Ihr Angehöriger behandelt wird, weit von Ihrem Wohnort entfernt ist und Sie dadurch viel Zeit für Hin- und Rückfahrt benötigen. Dann kann es vermutlich besser sein, wenn Sie Ihren Angehörigen nicht täglich besuchen und dabei abgehetzt und mit stetem Blick auf die Uhr an seinem Bett sitzen. Sie haben beide mehr davon, wenn Sie stattdessen nur alle zwei oder drei Tage kommen, aber dafür mit mehr Ruhe und Gelassenheit. Vielleicht können andere Familienmitglieder oder Freunde Sie an den anderen Tagen „vertreten". Ihr Angehöriger hat dafür sicher Verständnis.

Je nachdem, wie strapaziert Ihr Angehöriger durch die Therapie ist, kann es sein, dass ihn manchmal zu viele und lange Besuche sehr anstrengen. Versuchen Sie deshalb, die Besuche zu steuern, und bitten Sie eventuell Verwandte und Freunde, nur kurz vorbeizukommen; aufmunternde Nachrichten auf das Handy, per E-Mail oder – ganz klassisch – als Postkarte oder Brief können einen Besuch ersetzen und zeigen Ihrem Angehörigen genauso, dass man an ihn denkt.

Familien mit kleinen Kindern

Bei Familien mit Kindern sind alle Beteiligten in ganz besonderem Maße gefordert. Nicht nur, dass die täglichen Abläufe neu geplant und zuverlässig auf mehrere Schultern verteilt werden müssen; hinzu kommen die existenzielle Bedrohung der Zukunft von Eltern und Kindern sowie möglicherweise die Angst um die finanzielle Sicherheit der Familie.

Übernachtungsmöglichkeiten vor Ort: Manche Kliniken verfügen über Zimmer oder Appartements für Angehörige. Erkundigen Sie sich rechtzeitig danach. Vielleicht kennen die Sozialarbeiter oder Psychoonkologen der Klinik auch private Vermieter, bei denen Sie kostengünstig unterkommen können. Palliativstationen und Hospize bieten in der Regel Übernachtungsmöglichkeiten für Angehörige an.

Zwar werden jüngere Kinder diese Sorgen noch nicht verstehen, sie fühlen aber instinktiv, dass sich die Stimmung zu Hause verändert und die Eltern bedrückt, traurig oder ängstlich sind. In dieser Situation benötigen sie vor allem die Sicherheit, dass zwar ein Elternteil vorübergehend nicht zu Hause ist, dass aber die Familie zusammensteht und zueinanderhält. Es ist sinnvoll, dass Sie sich frühzeitig psychoonkologisch betreuen lassen; in der Regel beziehen die Beratungsangebote auch die Kinder mit ein.

Großeltern, Freunde, die Eltern von befreundeten Kindergartenkindern oder Klassenkameraden können helfen, dass der Alltag der Kinder weiter in gewohnten Bahnen abläuft. Idealerweise ist eine vertraute Person für sie zu Hause da, die für Mahlzeiten sorgt und bei den Hausaufgaben oder beim Üben für Klassenarbeiten hilft, und die Kinder können wie gewohnt zu Verabredungen und Hobbys gehen und vor allem auch Papa oder Mama im Krankenhaus besuchen.

Zusammen stark bleiben

Besuche angenehm gestalten. Krankenhauskost eilt der Ruf voraus, fade, langweilig zu sein. Vorausgesetzt, dass Ihr Angehöriger nicht am Verdauungssystem operiert wurde und keine bestimmten Ernährungsvorschriften einhalten muss, können Sie Abwechslung in seinen Speiseplan bringen: Versorgen Sie ihn mit kleinen Portionen Selbstgekochtem, einem Stückchen Kuchen oder frischem Obst. Essen schmeckt außerdem an frischer Luft besser: Wenn die Jahreszeit es erlaubt und Ihr Angehöriger mobil genug ist, können Sie mit ihm ein Picknick im Krankenhauspark machen. So ein Miniausflug kann auch psychisch guttun.

Versorgung älterer Angehöriger

Ganz anders gestaltet sich die Betreuung älterer Familienmitglieder. Dann stehen erwachsene Kinder eventuell vor einer mehrfachen Herausforderung: Sie müssen sich zum einen um den krebskranken Elternteil kümmern, zum anderen müssen sie vielleicht die Versorgung des anderen (pflegebedürftigen) Elternteils sicherstellen, der noch dazu wahrscheinlich Angst vor dem Verlust des langjährigen Partners hat. Und Sie selbst müssen damit rechnen, auf absehbare Zeit Vater oder Mutter zu verlieren.

In diesem Fall wird eine der Herausforderungen unter Umständen darin bestehen, sich überhaupt für längere Zeit vor Ort um die Eltern kümmern zu können. Vielleicht wohnen Sie weit von Ihren Eltern entfernt, sind berufstätig und können nicht für längere Zeit weg, weil Ihre eigene Familie und die Kinder Sie brauchen. Sie möchten aber auch Ihren Eltern beistehen.

Dieses Dilemma können Sie nur lösen, wenn Sie erkennen, dass Sie nicht alles allein bewältigen können. Erkundigen Sie sich rechtzeitig, welche Unterstützungsangebote Ihnen zur Verfügung stehen, und stellen Sie zeitnah entsprechende Anträge. Besonders wichtig ist, dass Sie Vollmachten haben, damit Sie bei Bedarf für Ihren Vater oder Ihre Mutter entscheiden können. Näheres dazu finden Sie im Kapitel „Finanzen und Recht" ab S. 157.

Sie müssen nicht alles schaffen!

Wenn Sie nicht alle Aufgaben allein bewältigen können, brauchen Sie deswegen kein schlechtes Gewissen zu haben. Ihrem Angehörigen ist mehr geholfen, wenn Sie delegieren und dafür selbst bei Kräften bleiben. Wie Sie Ihr persönliches Netzwerk nutzen können, erfahren Sie ab S. 146.

Wenn Sie es nicht schaffen, länger oder täglich bei Ihrem Angehörigen sein zu können, stellen Sie auf andere Art eine Verbundenheit zu ihm her: Rufen Sie ihn regelmäßig an, bringen Sie ihm bei einem Ihrer Besuche ein Familienfotoalbum mit oder, sofern Ihr Angehöriger damit vertraut ist, richten Sie eine private WhatsApp-Gruppe oder eine Familienseite bei Facebook ein.

Psychoonkologie: Die Seele stärken

Eine Krebserkrankung kann für Ihren Angehörigen, für Sie selbst und Ihre Familie einschneidende Veränderungen mit sich bringen. Kommen dann noch berufliche oder finanzielle Probleme dazu, verstärken sich die Nöte. Diese seelischen Belastungen können auch nach abgeschlossener Behandlung weiter bestehen, manchmal nehmen sie sogar zu.

Die größten Probleme ergeben sich nach Befragungen von Krebspatienten aus der Angst vor einem Rückfall oder Fortschreiten der Erkrankung nach der Therapie (Rezidiv- oder Progredienzangst), aus dem Gefühl der Hilflosigkeit und aus einer geringeren Lebensqualität. Die Betroffenen können dann aufgrund ihrer Sorgen und Ängste nicht mehr unbeschwert leben. Bleiben sie mit ihren Ängsten allein und können diese nicht verarbeiten, besteht die Gefahr, dass sie eine Depression entwickeln. In dieser Situation wünscht sich etwa ein Drittel professionelle psychosoziale Hilfe, die ihnen die Psychoonkologie anbietet.

→ Über Ängste sprechen können

Wer einen schwer kranken Angehörigen versorgt und betreut, nimmt seine eigenen Bedürfnisse zurück, verbirgt seine Ängste und baut oftmals eine Fassade auf, die ihn belastet. Bei Psychoonkologen können sich Angehörige fallen lassen und öffnen: „Endlich durfte ich meine schlimmsten Gedanken aussprechen und brauchte keine Rücksicht darauf zu nehmen, ob ich mein Gegenüber damit herunterziehe."

In der psychoonkologischen Krebsberatung arbeiten Experten und Expertinnen verschiedener Disziplinen, wie Psychologen, Psychologische Psychotherapeuten, Sozialarbeiter, qualifizierte Musik-, Kunst- und Körpertherapeuten. Dementsprechend kann eine psychoonkologische Betreuung viele verschiedene Elemente umfassen, zum Beispiel:

- Beratung und Information
- Krisenintervention
- psychotherapeutische Einzel-, Paar- oder Gruppengespräche
- Entspannungsverfahren und -techniken (z. B. autogenes Training, progressive Muskelrelaxation nach Jacobson, Imagination, Yoga)
- künstlerische Therapien (z. B. Mal-, Musik- und Tanztherapie)

Die Angebote beziehen Ihren erkrankten Angehörigen ein und auch Sie. Welche Schwerpunkte die psychosoziale Unterstützung für Ihren Angehörigen und Sie setzen wird, hängt von Ihren individuellen Bedürfnissen und Wünschen ab. Eine psychosozia-

Checkliste

Kinderbetreuung

Folgende Punkte sollten Sie bedenken, wenn Sie die Kinderbetreuung für die Dauer des Krankenhausaufenthalts Ihres Angehörigen organisieren:

- ☐ Hol- und Bringdienste
- ☐ Schule Kindergarten
- ☐ Hobbys
- ☐ Verabredungen mit Freunden, Kindergeburtstage
- ☐ Besuche im Krankenhaus
- ☐ Hausaufgabenbetreuung
- ☐ bei Bedarf Betreuung über Nacht
- ☐ regelmäßige Mahlzeiten
- ☐ Vorlese- und Kuschelstunden
- ☐ eventuell eine Haushaltshilfe über die Krankenversicherung beantragen, alternativ auf privater Basis (siehe S. 146)

Online-Listen, in die sich jede helfende Hand eintragen kann, erleichtern die Übersicht.

Hilfe annehmen ist kein Zeichen von Schwäche! Wer psychoonkologische Beratung in Anspruch nimmt, ist nicht psychisch krank oder instabil. Er nutzt Angebote, die ihm helfen sollen, die Krebserkrankung und ihre Folgen zu bewältigen.

le Unterstützung kann die verschiedensten Ziele haben; die Bedürfnisse variieren in jedem Einzelfall. Jede psychoonkologische Intervention zielt darauf ab, die Lebensqualität Ihres Angehörigen und Ihre zu erhalten bzw. zu verbessern.

Psychoonkologen sind darin geschult, die psychischen Belastungen, insbesondere die Ängste von Patienten und Angehörigen, zu erfassen und gemeinsam mit ihnen Wege zu finden, diese zu verringern. Dazu gehören neben Gesprächen Entspannungsübungen, die zudem dazu beitragen können, krankheits- und therapiebedingte körperliche Beschwerden zu verringern. Eine wichtige Aufgabe ist es, Patienten und Angehörigen dabei zu helfen, eigene Ressourcen und Ressourcen des sozialen Umfeldes zu aktivieren oder auch soziale Beziehungen wiederzubeleben. Das kann im Alltag entlasten und die Betroffenen dabei unterstützen, dass sie die Kontrolle und Selbstbestimmung über ihr Leben wiedergewinnen. Sie kann Patienten auch dabei unterstützen, für ihre Behandlung Eigenverantwortung zu übernehmen, und auf diese Weise die Therapietreue fördern.

Je nach Krankheitsverlauf wird eine psychoonkologische Beratung den Betroffenen auch helfen können, mit Verlusten und Beeinträchtigungen leben zu lernen: Das können körperliche oder mentale Einschränkungen sein, Veränderungen in den sozialen Rollen bis hin zu einem Weg, Abschied vom Leben zu nehmen.

Ihr Angehöriger und Sie können in jeder Phase seiner Erkrankung psychoonkologische Unterstützung in Anspruch nehmen. Ob Bedarf besteht und welcher, lässt sich mit Tests und in Gesprächen ermitteln. Psychoonkologische Angebote gibt es ambulant und stationär: in allen zertifizierten Krebszentren, onkologischen Rehakliniken, bei niedergelassenen Ärzten und Psychologen mit einer entsprechenden Weiterbildung, in psychosozialen Krebsberatungsstellen, in ausgewählten onkologischen Schwerpunktpraxen und bei den ambulanten sowie stationären palliativmedizinischen Einrichtungen.

Checkliste

Könnte Ihnen eine psychoonkologische Beratung helfen?

Nicht nur Ihr an Krebs erkrankter Angehöriger, sondern auch Sie können eine psychoonkologische Beratung in Anspruch nehmen. Wenn Sie sich in einer oder mehreren der folgenden Aussagen wiedererkennen, weist das darauf hin, dass Ihnen eine solche Beratung helfen könnte:

- ☐ Ich frage mich ständig, warum ausgerechnet mein Angehöriger krank geworden ist.
- ☐ Ich habe manchmal Wut auf Familien, in denen alle gesund sind.
- ☐ Ich weiß nicht, wie und wann ich meinen Freunden und meiner Familie sagen soll, dass mein Angehöriger Krebs hat.
- ☐ Ich frage mich, wie ich mit meinen Kindern über die Krebserkrankung sprechen kann.
- ☐ Ich habe große Angst um meinen erkrankten Angehörigen und suche nach Wegen, mit dieser Angst umzugehen.
- ☐ Ich befinde mich in einem tiefen Loch. Wie komme ich da wieder raus?
- ☐ Ich merke, dass ich meine Belastungsgrenze erreicht habe, und muss dringend Kraft tanken.
- ☐ Ich habe große Angst, dass mein Angehöriger an der Krankheit sterben wird.
- ☐ Ich habe große Angst, ohne meinen Angehörigen weiterleben zu müssen.
- ☐ Ich frage mich, an wen ich mich sonst noch wenden kann, um Hilfe zu bekommen.

Als erwachsenes Kind den Eltern helfen

Als erwachsenes Kind eines Krebspatienten wollen Sie Ihre Mutter oder Ihren Vater bestmöglich unterstützen. Sie sollten dabei aber auch Ihre eigenen Grenzen im Blick behalten.

Eines Tages erreicht Sie die Nachricht, dass Ihre Mutter oder Ihr Vater an Krebs erkrankt ist. Dann gehen Ihnen vermutlich viele Gedanken durch den Kopf: Sie möchten für Ihr erkranktes Elternteil da sein, Sie wissen, dass auch der andere Elternteil Hilfe benötigt, dass Ihre Familie zu Hause Sie ebenfalls braucht und Ihr Beruf Sie fordert. Wenn dann Ihre Eltern noch weit von Ihnen entfernt wohnen, ergibt sich für Sie eine umso größere Herausforderung. Damit Sie nicht Gefahr laufen, sich zu verausgaben, versuchen Sie von Anfang an, die Aufgaben auf mehrere Schultern zu verteilen. Vielleicht können Sie einen Familienrat einberufen, oftmals ergeben sich neue Perspektiven, wenn mehrere Personen auf die Situation schauen und nachdenken.

Wenn Kinder sich um ihre Eltern kümmern (müssen)

Noch schwieriger wird es, wenn die Krankheit bei einem Elternteil so fortschreitet, dass er dauerhaft auf Hilfe angewiesen ist. Dann müssen Sie entscheiden, ob Sie sich selbst um Vater oder Mutter kümmern können und wollen. Unter Umständen sehen Sie sich dabei mit den Erwartungen von Familienangehörigen oder auch der Gesellschaft konfrontiert, die nicht unbedingt mit Ihren Vorstellungen übereinstimmen. Wenn Sie sich dennoch aus Liebe und Verantwortungsgefühl Ihren Eltern gegenüber dazu entschließen, die Pflege zu übernehmen, stehen Sie vor einer immensen Herausforderung.

Erlauben Sie sich auch, zu hinterfragen, welche Konsequenzen die Unterstützung Ihres Elternteils für Sie und für Ihre eigene Familie hätte. Folgende Fragen können Ihnen dabei Orientierung geben:

- Was wird sich für mich ändern (privat, beruflich)?
- Was wird sich im Alltag für meinen Partner/meine Familie ändern?
- Wird mein Partner mich unterstützen?
- Können wir weiterhin unsere Freizeit zusammen verbringen und Freunde treffen?
- Können wir wie gewohnt unseren Hobbys nachgehen und gemeinsam in Urlaub fahren?

- Was passiert, wenn ich selbst einmal krank werde?
- Je nachdem, wie die Beziehung zu Ihren Eltern bisher war: Wird die Beziehung die neue Situation aushalten? Oder werden sich aus der Pflegesituation Konflikte ergeben?

Nutzen Sie auch die Checkliste auf S. 92, um sich einen Überblick über die anstehenden Aufgaben zu verschaffen. Sie können auf dieser Grundlage eine Pro-und-Kontra-Liste erstellen. Auf der Pro-Seite können mögliche Lösungen stehen wie etwa, dass Ihr Angehöriger mit Essen auf Rädern versorgt werden kann, dass Sie hilfsbereite Nachbarn und selbst schon ältere Kinder haben, die mithelfen werden, dass Sie bereits Erfahrung mit solchen Aufgaben haben, dass die Unterbringung Ihres Angehörigen in Ihrem Haus problemlos möglich ist, dass Sie einen entgegenkommenden Arbeitgeber haben und Ihre Arbeitszeit reduzieren können oder dass Sie Pflegezeit nehmen werden.

Auf der Negativseite könnte stehen, was Probleme bereitet wie etwa, dass Sie zu weit von den Eltern entfernt wohnen, dass Ihre Kinder noch klein sind und viel Ihrer Zeit beanspruchen, dass Ihre eigene Gesundheit angegriffen ist, dass Sie beruflich viel unterwegs sind und dadurch eine zuverlässige zeitliche Planung der Versorgung nicht möglich ist oder dass Sie alleinstehend sind und daher keine finanziellen Einbußen durch Teilzeitarbeit verkraften können.

Am Ende können Sie die Argumente für und gegen die Versorgung Ihres Elternteils bewerten und so zu einer Entscheidung kommen.

Welche Konflikte können entstehen?

Unabhängig davon, ob beide Elternteile noch leben oder nur das erkrankte: Auch wenn das Verhältnis zu Vater und Mutter sehr gut ist und Sie von Ihrer Familie volle Unterstützung bekommen, sollten Sie sich darauf einstellen, dass sich im Laufe der Zeit Probleme ergeben können. Ihr erkrankter Elternteil kann verzweifelt reagieren, weil er vielleicht nach einem bisher selbstständigen Leben nun gebrechlich und abhängig ist; er will Ihnen nicht zur Last fallen und befürchtet gleichzeitig, dass sich seine Situation weiter verschlimmern wird. Er tut sich schwer damit, seine veränderte Rolle zu akzeptieren, ist gereizt und lehnt Ihre Vorschläge ab. Bei dem anderen Elternteil kann sich die Angst vor dem Verlust des langjährigen Partners durch Unruhe und schlechte Laune äußern. Eventuell macht er Ihnen Vorwürfe, dass Sie nicht genug oder nicht das Richtige für den Erkrankten tun. Möglicherweise beharrt er auch darauf, dass alles „wie früher" erledigt wird.

Sie selbst sind unter Umständen verärgert, weil Sie sich (immer noch) wie ein Kind behandelt fühlen oder weil Sie den Eindruck haben, dass Ihre Eltern Ihrer Leistung nicht genug Wertschätzung entgegenbringen. Sie

Checkliste

Wie können Sie Ihren Eltern helfen?

Wenn Sie als erwachsenes Kind Ihre Mutter oder Ihren Vater unterstützen möchten, sollten Sie sich zunächst einen genauen Überblick über die anfallenden Aufgaben verschaffen:

- ☐ Welche Hilfe benötigt Ihr Elternteil (Haushalt, Garten, Fahrdienste, Behördengänge, medizinisch-pflegerische Versorgung)?
- ☐ Wo soll er zukünftig wohnen?
  – Kann mein Vater/meine Mutter in der eigenen Wohnung bleiben (wenn Sie zum Beispiel in dem selben Haus wohnen)?
  – Kann mein Elternteil in der eigenen Wohnung bleiben, wenn externe Dienste (z. B. Pflegedienst, palliative Pflegeteams) kommen?
  – Kann ich ihn/sie in meiner Wohnung unterbringen?
  – Oder muss er extern (Pflegeheim, Palliativstation, Hospiz) untergebracht werden?
  – Ist eine Heimunterbringung finanziell machbar?
- ☐ Welche Leistungen können wir in Anspruch nehmen (z. B. Pflegeleistungen, Essen auf Rädern)?
- ☐ Welche Leistungen muss man wann und wo beantragen?

Daran können sich folgende Überlegungen anschließen:

- ☐ Welche Aufgaben muss und kann ich übernehmen?
  – Versorgung des Elternteils in dessen Haushalt (z. B. Einkaufen, Kochen, Wäsche, Garten, Pflege)
  – Versorgung des Haustiers
  – Fahrdienste des Elternteils zu Arzt- und anderen Terminen
  – Wie oft muss ich mich um Vater/Mutter kümmern? Täglich?
- ☐ Kann ich dann noch weiter berufstätig sein?
  – Wenn ja: Wann kann ich die Versorgung des Elternteils im Tages- bzw. Wochenablauf unterbringen?
  – Welche Fahrzeiten muss ich einplanen?
  – Kann ich Teilzeit arbeiten?
  – Kann ich Pflegezeit nehmen?
  – Sind damit verbundene finanzielle Einbußen vertretbar?
- ☐ Traue ich mir die Pflege körperlich und psychisch zu?
- ☐ Kann ich Aufgaben delegieren?
  – Wenn ja, an wen (Familienmitglieder, Nachbarn, Dienstleister)?
  – Sind Aufträge an Dienstleister finanziell machbar?

können sich häufiger überfordert und gereizt fühlen, weil Sie nicht allen gerecht werden können, weil Sie sicher sind, immer irgendjemanden aus der Familie zu vernachlässigen, und weil Ihnen überhaupt alles zu viel wird. Dabei haben Sie Angst vor den Belastungen, die zukünftig noch auf Sie zukommen werden. In anderen Worten: Sie leben zwischen Fürsorge und Aufopferung, zwischen Ärger und Überlastung – und das oft mit einem schlechten Gewissen.

→ Offen kommunizieren

Es wird Zeit brauchen, bis sich alle auf die neue Situation eingestellt haben. Dabei hilft es, wenn Sie Ihren Eltern ganz offen sagen, welche pflegerischen Aufgaben Sie übernehmen können und welche vielleicht nicht mit Ihrem Familien- oder Berufsalltag zusammenpassen oder welche Sie auch einfach nicht übernehmen möchten. Auf diese Weise können Sie Missverständnisse („Du hast nie Zeit für mich") vermeiden.

Stoßen Sie an Ihre körperlichen oder auch psychischen Grenzen, holen Sie sich Unterstützung! Ausführliche Informationen, welche Hilfen Sie bei Pflegebedürftigkeit eines Angehörigen in Anspruch nehmen und wie Sie finanzielle Unterstützung erhalten können, finden Sie im Kapitel „Finanzen und Recht" ab S. 163.

Als ein guter Freund helfen

Wenn Sie nicht zur Familie des Krebspatienten gehören, betrifft seine Erkrankung wahrscheinlich nicht unmittelbar Ihren Alltag. Doch Sie können Ihren Freund unterstützen.

Sie hatten zu Ihrem kranken Freund immer eine wertvolle Beziehung und wollen helfen. Sie haben dabei vielleicht sogar den Vorteil, dass Sie die Situation objektiver angehen können als ein enger Familienangehöriger.

Wichtig ist, dass Sie Ihren kranken Freund als den Menschen betrachten, der er immer für Sie war. Er ist nach wie vor der, mit dem Sie Karten spielen, angeln oder wandern gehen, am Auto schrauben oder Konzerte besuchen. Und die kranke Freundin liebt immer noch dieselben Filme wie früher, wird wieder im Chor singen und mit Ihnen Fahrradtouren unternehmen, wenn sie wieder gesund ist.

Eine Herausforderung für die Freundschaft

Manche Menschen haben Scheu davor, kranke Menschen anzurufen oder zu besuchen, wahrscheinlich aus Unsicherheit, weil sie nicht wissen, was sie sagen und wie sie sich verhalten sollen. Schieben Sie solche Bedenken beiseite, rufen Sie Ihren Freund an oder besuchen Sie ihn. Wenn Sie unsicher sind, worüber Sie mit ihm sprechen sollen, fragen Sie ihn offen. Er wird Ihnen auch signalisieren, wenn er sich gerade nicht unterhalten möchte oder wenn er es nicht kann.

→ Mitgefühl statt Mitleid

„Mit-Leiden" ist ein passives, schmerzhaftes Gefühl. Sie werden vielleicht denken, nichts mehr für Ihren Freund tun zu können. Wer dagegen mitfühlt, zeigt dem anderen, dass er seine Lage sieht und versteht. Sie hören Ihrem Freund zu, geben ihm Hoffnung, machen Vorschläge, um Probleme zu lösen. Sie erwarten nichts von Ihrem Freund, schon gar keine Dankbarkeit, und akzeptieren, wenn er (im Augenblick) gar keine Hilfe möchte. Mit-Fühlen ist empathisch und stellt den anderen in den Mittelpunkt.

In der ersten Zeit nach der Diagnose kann es sein, dass Sie Ihren Freund ungewohnt wütend erleben, weil die Krankheit ausgerechnet ihn getroffen hat. Diese Wut kann zum Verarbeitungsprozess der Erkrankung gehören; reden Sie ihm seine Wut daher nicht aus. Auch wenn man kranken Menschen

Seien Sie verlässlich! Haben Sie Ihrem Freund ein Versprechen gegeben? Zum Beispiel dass Sie ihm ein bestimmtes Buch vorbeibringen oder im Krankenhaus mit ihm Fußball schauen? Dann halten Sie dieses Versprechen unbedingt ein! In einer Zeit, in der sich alles Gewohnte ändert, braucht Ihr Freund Menschen, auf die er sich verlassen kann.

nicht alles durchgehen lassen sollte: Krebs ist eine schwere, manchmal lebensbedrohliche Krankheit. Seien Sie nachsichtig mit Ihrem Freund und verzeihen Sie ihm, wenn er manchmal unaufmerksam oder ungerecht ist. Wenn es sich anbietet, können Sie ihn behutsam darauf ansprechen.

Wie Freunde helfen können

Sie haben sehr viele Möglichkeiten: indem Sie ihn und seine Familie ganz aktiv und praktisch unterstützen oder indem Sie mit kleinen Gesten zur seelisch-moralischen Stütze werden. Finden Sie in Gesprächen heraus, wie Sie unterstützen können. Setzen Sie sich am besten mit den Angehörigen Ihres Freundes an einen Tisch und besprechen Sie, wann Sie welche Aufgaben übernehmen können.

Wenn es Ihrem Freund gerade nicht so gut geht, hilft es ihm, wenn er sich auf Dinge freuen kann. Planen Sie für später Ausflüge, Kinobesuche, Grillabende oder andere schöne Unternehmungen, die Sie früher gern gemacht haben. Sie sind unterwegs und entdecken die Lieblingsschokolade Ihres Freundes? Kaufen Sie eine Tafel und bringen Sie sie beim nächsten Besuch mit. Sie sind an einem Ort, an den Sie gemeinsame Erinnerungen haben? Schreiben Sie ihm eine Postkarte oder machen Sie ein Handyfoto und schicken Sie es ihm. Solche kleinen Aufmerksamkeiten zeigen ihm, dass Sie an ihn denken.

Vielleicht steht Ihrem Freund eine besonders unangenehme Untersuchung bevor oder er hat bald einen Nachsorgetermin und die Angst davor sitzt ihm im Nacken. Stehen Sie ihm bei, begleiten Sie ihn oder seien Sie am Abend oder Morgen vor dem Termin einfach nur da.

Verlieren Sie allerdings bei allem, was Sie für Ihren Freund und seine Familie tun, Ihr eigenes Wohl nicht aus den Augen, damit Sie sich nicht überfordern. Kommen Sie an Ihre Grenzen, sprechen Sie das unbedingt an und finden Sie eine gute Balance zwischen Hilfe und Selbstschutz.

Wieder zu Hause

Dem Tag, an dem Ihr Angehöriger die Klinik verlässt, sehen Sie mit gemischten Gefühlen entgegen: Zwar ist die erste Etappe der Therapie geschafft, aber wie es weitergeht, ist unsicher.

Nach der Behandlung im Krankenhaus kann Ihr Angehöriger nun endlich wieder nach Hause kommen. Von seinem Behandlungsteam werden ihm alle nötigen Unterlagen ausgehändigt.

Es ist gut, wenn Sie am Abschlussgespräch im Krankenhaus teilnehmen können: Ihr Angehöriger bekommt bei diesem Termin alle Informationen, die für die anschließende Zeit und darüber hinaus wichtig sind, zum Beispiel über besondere Ernährungsvorschriften, die eingehalten werden müssen, zu Bewegung und Sport, Hautpflegehinweise, zur Einnahme von Medikamenten, zu weiteren Behandlungen oder Arztterminen sowie zur Wiederaufnahme der Berufstätigkeit. Wann immer Sie Fragen haben, können Sie diese stellen. Notieren Sie sich vor diesem Termin alles, was Sie wissen möchten.

Zudem sollten die nächsten Untersuchungstermine festgelegt werden, und Ihr Angehöriger wird erfahren, an wen er sich in einem eventuell auftretenden Notfall wenden kann. Vielleicht weiß Ihr Angehöriger bereits, wer ihn weiterhin betreuen wird. Wenn nicht, können Sie sich in der Klinik danach erkundigen (siehe S. 97).

→ Unsicherheiten vorbeugen

Die Erschütterung, die die Diagnose in Ihrer Familie ausgelöst hat, wird dazu führen, dass jedes Unwohlsein Ihres Angehörigen Unsicherheit auslöst. Hat er leichtes Fieber, weil er nur erkältet ist oder ist eine Infektion die Ursache? Muss er damit zum Arzt? Welche Medikamente darf er einnehmen, ohne den Arzt vorher zu fragen? Wie können wir einschätzen, wann wir den Arzt hinzuziehen müssen? Klären Sie solche Fragen am besten vor der Entlassung aus dem Krankenhaus oder direkt beim ersten Gespräch mit dem betreuenden niedergelassenen Arzt. Mit der Zeit werden Ihr Angehöriger und Sie Sicherheit gewinnen und einschätzen können, was harmlos ist und was nicht.

Suche nach Normalität

Ihre Familie hat in den hinter Ihnen liegenden Wochen viel miteinander geschafft. Vielleicht wünschen und hoffen nun alle, dass das Leben wieder in den gewohnten Bahnen verläuft. Bei vielen Erkrankten brechen in dieser Phase jedoch Gefühle hervor, die sie bisher unterdrückt haben. Wenn Sie bei Ihrem Angehörigen jetzt ein gewisses Gefühlschaos bemerken, dann ist das normal; Gereiztheit ist dabei ein Ausdruck von Angst und Trauer. Wundern Sie sich auch nicht, wenn bei allen Beteiligten nach der Rückkehr Ihres Angehörigen zunächst einmal Erschöpfung an die Stelle von Freude und Erleichterung tritt.

Von Ihnen fällt jetzt die Anspannung der letzten Wochen ab. Sie werden feststellen, wie kräftezehrend die Zeit gewesen ist, dass sie körperlich anstrengend war und dass Gefühle, die von den zusätzlichen Pflichten während des Krankenhausaufenthalts überlagert wurden, nun wieder zutage treten.

Das Leben zu Hause kann verändert sein: Wenn Ihr Angehöriger gesundheitlich noch nicht in der Lage ist, seine Aufgaben in gewohntem Umfang wieder zu übernehmen, müssen die Arbeiten in der Familie und im Haushalt neu verteilt werden. Sie werden dabei Fingerspitzengefühl benötigen: Denn einerseits sollten Sie Ihren Angehörigen nicht unterfordern, ihn hilfloser machen, als er ist, und ihm dadurch das Gefühl geben, seinen Platz im Familiengefüge verloren zu haben. Andererseits dürfen Sie ihn nicht überfordern, vor allem nicht körperlich, damit der Gesundungsprozess nicht gefährdet wird.

Stellen Sie eine Übersicht zusammen, welche Aufgaben im Haushalt zu erledigen sind, und entwickeln Sie zusammen Alternativpläne: Wenn der Opa bisher beispielsweise den Garten versorgt hat, kann er jetzt nach seiner Krebsbehandlung mit dem Enkelkind Vokabeln üben oder eine kurze Runde mit dem Hund machen.

Wenn Sie den Eindruck haben, dass Ihr Angehöriger mit alltäglichen Verrichtungen Schwierigkeiten hat, ergreifen Sie ruhig die Initiative und bieten Sie ihm Hilfe an. Manche Kranke scheuen sich, andere um einen Gefallen zu bitten, vor allem, wenn sie sonst eher den aktiven Part in Beziehungen innehaben. Seien Sie aber nicht enttäuscht, wenn Ihr Angehöriger Ihre Hilfe ablehnt.

Zusammen stark bleiben

Auch Kinder können helfen.
Kinder können kleine Aufgaben im Familienalltag übernehmen, zum Beispiel den Müll wegbringen, die Spülmaschine ausräumen oder den Tisch decken. Oder sie helfen, dem kranken Familienmitglied die Zeit zu vertreiben – machen vielleicht einen kleinen Spaziergang mit ihm oder lösen zusammen ein Kreuzworträtsel. Achten Sie aber immer darauf, dass die Kinder genug Freiräume haben.

Nachsorgeuntersuchungen

Ihr Angehöriger wurde sicher darüber informiert, in welchem Abstand für ihn Nachsorgeuntersuchungen vorgesehen sind: Direkt nach Abschluss der Therapie werden sie in kürzeren Abständen erfolgen; je mehr Zeit ohne Rückfall vergangen ist, desto größer werden die Abstände. Bei diesen Kontrollterminen wird nach Anzeichen einer eventuellen Wiedererkrankung gesucht, um diese gegebenenfalls frühzeitig zu behandeln; je nach Tumorart werden Blutuntersuchungen durchgeführt, Tumormarker bestimmt oder Aufnahmen mit bildgebenden Verfahren gemacht. Auch Fragen der psychischen Stabilität, zur Wiederaufnahme der Berufstätigkeit oder zu Spätfolgen der Therapie können Thema sein.

Es kann sein, dass Ihr Angehöriger diesen Nachsorgeuntersuchungen mit gemischten Gefühlen entgegensieht: Einerseits können sie ihm die Sicherheit geben, dass der Krebs nicht zurückgekehrt ist, andererseits können die Tage vor dem Kontrolltermin auch von großen Ängsten geprägt sein, dass doch wieder ein Tumor entdeckt werden könnte. Diese Angst ist vollkommen normal und wird im Laufe der Jahre abnehmen.

Es kann Ihnen beiden helfen, wenn Sie über Ihre Gefühle sprechen und zusammen der Angst entgegenwirken. Bewährt haben sich Entspannungsübungen, auch Bewegung ist eine gute Methode, um abzuschalten. Wenn Ihr Angehöriger merkt, dass die Angst überhandnimmt und ihn lähmt, sollte er sich psychoonkologisch beraten lassen. Auch Sie können eine solche Beratung in Anspruch nehmen (siehe S. 86).

Selbsthilfegruppen

Viele Betroffene setzen auf die Erfahrung anderer Betroffener und wenden sich an eine Selbsthilfegruppe für krebskranke Menschen und deren Angehörige. Für die häufigsten Tumorerkrankungen gibt es solche Gruppen, die bundesweit organisiert sind. Die Mitglieder der Selbsthilfegruppen kennen viele Probleme aus eigenem Erleben und können andere Betroffene aus ihrem speziellen Blickwinkel informieren und beraten. Darüber hinaus vertreten sie die Interessen Krebskranker auch gegenüber der Gesundheitspolitik und in der Öffentlichkeit. Die größten Bundesverbände der Krebsselbsthilfe werden maßgeblich von der Stiftung Deutsche Krebshilfe finanziell getragen und können dadurch unabhängig und unbeeinflusst von wirtschaftlichen Interessen agieren.

→ Die richtige Gruppe finden

Teilweise knüpfen Mitglieder von Selbsthilfegruppen schon in den Krankenhäusern Kontakte zu akut Erkrankten. Wenn Sie oder Ihr Angehöriger nach einer Selbsthilfegruppe in Ihrer Nähe suchen möchten, können die Ärzte oder das Pflegepersonal in der Klinik oder örtliche Krebsberatungsstellen Auskunft geben. Die Internetseiten der Bundes- oder Landesverbände der Krebsselbsthilfe haben häufig eine Suchfunktion.

Wenn die Erkrankung wiederkommt

Kehrt der Krebs zurück, spricht man von einem Rezidiv. Wird ein solches diagnostiziert, ergeben sich ganz andere Herausforderungen als bei der Erstdiagnose.

Auch wenn ein Tumor erfolgreich entfernt wurde, bleibt die Unsicherheit, ob nicht doch einzelne bösartige Zellen im Körper verblieben sind und die Erkrankung wieder auftritt. Experten gehen davon aus, dass Krebskranke je nach Tumorart nach einer Spanne von fünf bis zehn Jahren als geheilt angesehen werden können. In den ersten beiden Jahren nach Beendigung der Therapie ist das Risiko der Wiedererkrankung am größten.

So wie sich die verschiedenen Krebsarten in ihren Eigenschaften unterscheiden, sind auch Rezidive und ihre Behandlung ganz unterschiedlich. Dabei muss vor allem unterschieden werden, ob bei dem neuerlichen Befund wieder ein Tumor in dem ursprünglich betroffenen Organ gewachsen ist – dann spricht man von einem Lokalrezidiv –, ob es eine Zweiterkrankung ist, die zum Beispiel als Folge einer Strahlentherapie des ersten Tumors entstanden ist, oder ob es sich um Metastasen des Primärtumors handelt. Diese entstehen, wenn bösartige Zellen über Blut- oder Lymphbahnen in andere Organe wandern und dort neue Tumore bilden. Patienten mit einer metastasierten Krebserkrankung können leider oft nicht mehr geheilt werden.

Alles auf Anfang?

Wurde bei Ihrem Angehörigen ein Rezidiv festgestellt, können Überlegungen aufkommen, ob die Erstbehandlung falsch gewesen ist, ob bei der Operation zu wenig Gewebe entfernt wurde, ob bei der Chemotherapie andere Medikamente besser gewirkt hätten oder die gewählten zu gering dosiert wurden, ob das Gebiet bei der Strahlentherapie falsch festgelegt oder die Dosis falsch berechnet wurde. Doch es gibt keine Garantie dafür, dass der Krebs nicht wieder auftritt.

Solche Schuldüberlegungen dem Behandlungsteam gegenüber werden Sie jedoch nicht weiterbringen. Sie können Sie sogar daran hindern, sich mit der jetzigen Situation aktiv auseinanderzusetzen. Konzentrieren Sie stattdessen Ihre Energie darauf, zusammen mit Ihrem Angehörigen die neuerliche Behandlung zu bewältigen und versuchen Sie, dieser möglichst positiv gegenüberzustehen.

→ Eine realistische Prognose

Ein Rezidiv bedeutet nicht automatisch, dass der Krebs Ihres Angehörigen nun unheilbar ist. Es gibt durchaus Tumorarten, bei denen sich auch ein Rückfall noch kurativ behandeln lässt. Andere werden zu einer chronischen Erkrankung, mit der Ihr Angehöriger lange Jahre leben kann. Fragen Sie den Arzt, wie er die individuelle Situation Ihres Angehörigen realistisch einschätzt und welche Behandlung er nun für die geeignetste hält.

Den Rückschlag bewältigen

Ein Rückfall trifft Sie hart. Sie wissen, dass wieder ein schwerer Weg vor Ihrem Angehörigen und vor Ihnen liegt. Sie werden sich vielleicht an die Zeit der ersten Therapie erinnern, an alle Höhen und Tiefen und an die Gefühle, die Sie damals beherrscht haben.

Der „Vorteil" ist nun, dass Sie vorbereiteter in diese Phase gehen: Ihr Angehöriger ist mit den Abläufen des Systems Krankenhaus vertrauter, er kennt wahrscheinlich das Behandlungsteam, Sie können auf ein eingespieltes Team an Helfern zurückgreifen, das Ihnen bereits bei der ersten Therapie zur Seite gestanden hat. Das kann Ihnen Mut machen.

Allerdings wird wahrscheinlich dieses Mal die psychische Belastung für alle Beteiligten stärker sein, weil die Zuversicht in die Erfolge der medizinischen Behandlung erschüttert ist. Wahrscheinlich steht, wenn auch unausgesprochen, die Frage im Raum, ob diese Therapie helfen kann, wenn die erste es nicht konnte, und für wie lange. Wenn Ihr Angehöriger in derlei Grübeleien gefangen ist, ist es sehr sinnvoll, dass er einen Psychoonkologen kontaktiert, der sowohl den Erkrankten als auch Sie berät und betreut (siehe S. 86).

Wenn keine Heilung mehr möglich ist

Auch die modernste Krebstherapie kann an Grenzen stoßen. Dann kommt irgendwann der Zeitpunkt, an dem Ihr Angehöriger und Sie mit der Endlichkeit des Lebens konfrontiert sind.

Sich mit dem Ende des Lebens auseinanderzusetzen, scheint für viele Menschen unmöglich. Die meisten weichen diesem Thema aus. Viel zu oft ist die Endlichkeit des Lebens in unserer Gesellschaft ein Tabuthema. Sterben findet meist im Krankenhaus oder Altersheim statt und nur noch selten zu Hause im Kreis der Familie.

Sicher kommt Ihnen der Gedanke, dass Ihr Angehöriger in absehbarer Zeit an seiner Erkrankung sterben wird, zunächst unerträglich vor. Ihre Gefühle schwanken zwischen Hoffnung, Verzweiflung, Angst und Wut, und Sie möchten sich am liebsten gar nicht mit der Vorstellung beschäftigen. Auch Ihr Angehöriger möchte vielleicht nicht akzeptieren, dass seine restliche Lebenszeit kürzer ist als erwartet. Wie lange diese Lebensphase wirklich dauern wird, lässt sich meistens nicht genau vorhersagen, denn wie eine Krankheit verläuft, ist ganz unterschiedlich.

Sie können die verbleibende Zeit nutzen, um über Ihrer beider Ängste zu sprechen, um wichtige Angelegenheiten zu regeln und um voneinander Abschied zu nehmen. Eventuell hat Ihr Angehöriger auch noch den einen oder anderen Wunsch, der sich erfüllen lässt.

Gedanken an das Ende zulassen

Um herauszufinden, was Ihrem Angehörigen und Ihnen in seiner letzten Lebensphase wirklich wichtig ist, müssen Sie beide den Gedanken annehmen, dass sich sein Leben dem Ende zuneigt. Das kann Ihnen nur gelingen, wenn keiner von Ihnen mehr vorgibt zu glauben, dass alles wieder gut werden kann. Haben Sie den Mut, darüber zu reden. Sprechen Sie offen aus, dass Ihr Partner, Ihr Onkel oder Ihr Freund in absehbarer Zeit sterben wird. Zeigen Sie diese Offenheit nicht nur bei den allerengsten Vertrauten, sondern ebenso in der Familie und im Freundeskreis. Diese Menschen können Ihnen unter Umständen nach dem Tod Ihres Angehörigen zur Seite stehen.

Wenn Sie merken, dass Ihr Angehöriger und Sie nicht über sein Lebensende reden können, lassen Sie sich helfen. Gute Ansprechpartner sind Seelsorger, auch Palliativ- und Hospizteams sind für solche Gespräche ausgebildet. Ihr Hausarzt kann Sie sicher ebenfalls unterstützen.

Wichtige Angelegenheiten und letzte Wünsche

Für seine letzte Lebensphase wird Ihr Angehöriger womöglich letzte Wünsche äußern und ihm wichtige Dinge ordnen wollen. Hat er Freunde oder Kollegen, die er gern noch einmal treffen, oder Orte, die er gern noch einmal sehen möchte? Möchte er, dass Kinder oder Freunde bestimmte Gegenstände von ihm bekommen? Gibt es Streitigkeiten, die Ihr Angehöriger geschlichtet haben möchte? Möchte er Briefe oder E-Mails an ihm wichtige Personen schreiben? Oder möchte er mit der Familie noch ein gemeinsames Fest feiern?

Auch Sie werden darüber nachdenken, was Ihnen besonders wichtig ist, was Sie mit Ihrem Angehörigen gern noch erleben oder klären möchten. Im besten Fall decken bzw. ergänzen sich Ihrer beider Wünsche und Vorstellungen. Sollten sich allerdings Widersprüche ergeben, dann versuchen Sie, sich auf die letzten Gemeinsamkeiten zu einigen. Gelingt Ihnen das nicht, wägen Sie ab, ob Ihr Wunsch Ihnen wirklich so wichtig ist, dass Sie ihn unbedingt realisiert haben möchten, oder ob Sie stattdessen das Anliegen Ihres Angehörigen mittragen können.

Was Ihr Angehöriger noch erledigen und wie er sich verabschieden möchte, ist sehr individuell, und möglicherweise ändert er seine Wünsche im Laufe der Zeit. Besprechen Sie, was ihm besonders am Herzen liegt, vielleicht machen Sie sogar eine Prioritätenliste und überlegen zusammen, wie seine Wünsche umgesetzt werden können und wer dabei helfen kann. Und wenn Ihr Angehöriger eine aus Ihrer Sicht unsinnige oder sogar ungesunde Idee hat – er möchte zum Beispiel eine Flasche von seinem Lieblingsrotwein trinken und seine Lieblingszigarre dazu rauchen –, dann erfüllen Sie ihm diesen Wunsch; seine Lebensqualität wird dadurch enorm zunehmen!

> **Zusammen stark bleiben**
>
> **Mit Kindern über den Tod reden.** Bereiten Sie Ihr Kind rechtzeitig darauf vor, dass Ihr Angehöriger sterben wird. Sagen Sie ihm, dass es alle Fragen stellen kann und dass Sie alle Fragen aufrichtig beantworten werden. Weichen Sie den Fragen Ihres Kindes nicht aus, aber antworten Sie behutsam und beruhigend. Erkundigen Sie sich, ob es mit Ihrer Antwort zufrieden ist. Wenn das Gespräch zu Ende ist, bieten Sie Ihrem Kind an, dass Sie ihm jederzeit weitere Fragen beantworten.

Den richtigen Ort finden

Wo möchte Ihr Angehöriger seine letzten Monate oder Wochen verbringen? Dies ist eine der wichtigsten Fragen, die Sie klären müssen, denn die Antwort hat auch gravierende Auswirkungen auf Ihr Leben. Besprechen Sie, ob er zu Hause bleiben möchte und ob diese Option überhaupt möglich ist. Manchmal ist die eigene Wohnung oder das Haus für einen Schwerstkranken nicht mehr geeignet oder es müssen Veränderungen vorgenommen werden, zum Beispiel durch ein verstellbares Pflegebett. Überlegen Sie gemeinsam, ob eine Rund-um-die-Uhr-Versorgung in der vertrauten Umgebung möglich ist und wer sie übernehmen könnte (siehe S. 146).

Kann Ihr Angehöriger nicht bis zum Schluss zu Hause bleiben, beratschlagen Sie mit ihm, ob ein Pflegeheim, eine Palliativstation oder ein Hospiz infrage kommen. Wenn seine Kraft es zulässt und er es möchte, können Sie sich gemeinsam entsprechende Einrichtungen anschauen, und er kann entscheiden, wohin er gehen möchte. Sprechen Sie wegen der Formalia den Hausarzt Ihres Angehörigen oder eine Beratungsstelle an.

Beerdigung und letzte Ruhestätte

Wenn Ihr Angehöriger bereit ist, darüber zu sprechen, welche Gedanken er zu seiner Beerdigung hat und wo er beigesetzt werden möchte, kann das für Sie sehr hilfreich sein. Schließlich können Sie dann sicher sein, dass sein letztes „Fest“ auf Erden in seinem Sinne gestaltet wird und seine letzte Ruhestätte seinen Vorstellungen entspricht. Sprechen Sie über besondere Wünsche Ihres Angehörigen für seine Beerdigungsfeier: Wünscht er sich, dass bestimmte Musikstücke gespielt werden? Einen besonderen Trauerredner? Gibt es Freunde, zu denen er lange keinen Kontakt mehr hatte, die aber dennoch zur Beerdigung eingeladen werden sollen? All diese Fragen können Sie in behutsamen Gesprächen miteinander klären.

Sicher haben auch Sie Ideen zur Beerdigung Ihres Angehörigen und möchten Ihre Liebe zu ihm zum Beispiel durch bestimmte Gedichte oder durch die Gestaltung der Todesanzeige zum Ausdruck bringen. Wenn Sie sich vor dem Ableben Ihres Angehörigen darüber unterhalten, können Sie ausfindig

Hilfe und Beratung: Bei der Frage, wo Ihr Angehöriger die letzte Zeit verbringen möchte und kann, finden Sie Rat und Hilfe beim Hausarzt oder der Pflegekasse Ihrer Krankenversicherung. Denn im Falle der Pflege zu Hause benötigen und erhalten Sie Leistungen der Pflegeversicherung. Ausführliche Informationen dazu finden Sie auch im Kapitel „Finanzen und Recht“ auf S. 170.

Zusammen stark bleiben

Gefühle miteinander teilen. Wenn ein geliebter Mensch nicht mehr lange zu leben hat, ruft dies bei allen Beteiligten starke Emotionen hervor. Teilen Sie diese Gefühle miteinander, indem Sie über Ihre Erinnerungen, Gedanken, Wünsche und Vorstellungen sprechen. Seien Sie behutsam, damit Sie sich nicht gegenseitig Angst machen. Wahrscheinlich werden Sie in dieser Zeit miteinander Höhen und Tiefen erleben – stellen Sie sich darauf ein, diese auszuhalten.

machen, inwieweit sich Ihrer beider Ansichten ähneln. Bei Differenzen können Sie sich bestimmt auf einen Kompromiss einigen. Sollten Ihre Vorstellungen allerdings sehr weit auseinanderliegen, gehen Sie in sich und denken Sie darüber nach, ob Sie dem speziellen Wunsch Ihres Angehörigen entsprechen können.

Zu den ersten Überlegungen gehört die Frage, ob Ihr Angehöriger eine Erdbestattung wünscht oder lieber eingeäschert werden möchte. Die Grabstätte ist für Hinterbliebene ein spezieller Ort, eine Anlaufstelle, an der sie mit dem Verstorbenen in Kontakt bleiben können. Neben dem klassischen Grab auf einem Friedhof kann man sich auch in einem Friedwald oder Ruheforst beisetzen lassen, in einem Baumgrab oder ganz anonym. Eine besondere Form ist die Seebestattung, bei der die Urne mit der Asche des Verstorbenen im Meer versenkt wird.

Den Nachlass regeln

Besonders heikel dürfte bei einer nicht mehr heilbaren Erkrankung das Gespräch darüber sein, ob und wie Ihr Angehöriger seinen Nachlass regeln möchte. Vielleicht möchte er Menschen bedenken, die durch die gesetzliche Erbfolge nicht berücksichtigt würden? Oder er möchte von der gesetzlichen Erbfolge abweichen? Zu Lebzeiten kann er seine Wünsche zum Beispiel in Form einer Verfügung von Todes wegen, eines Testaments oder eines Vermächtnisses festlegen und auf diese Weise sicher sein, dass seine Vorstellungen nach seinem Tod auch umgesetzt werden.

Eine solche Vorsorge wird Sie in der ohnehin schweren Zeit des Abschiednehmens entlasten und wird gegebenenfalls auch Streitigkeiten vermeiden.

▶ **Die Stiftung Warentest** bietet das Spezial „So regeln Sie Ihr Erbe nach Ihren Wünschen“ an sowie den Ratgeber „Vererben und Erben. Testament, Erbschaft und Schenkung“. Näheres im Internet **https://www.test.de/Testament-So-regeln-Sie-Ihr-Erbe-nach-Ihren-Wuenschen-5055551–0/**

Den Abschied gemeinsam tragen

Die Nachricht, dass Ihr Angehöriger in absehbarer Zeit an seiner Krebserkrankung sterben wird, ist für alle ein großer Schock. Sie werden von Gefühlen und Ängsten übermannt und möchten die Wahrheit wahrscheinlich am liebsten verdrängen. Für Ihren Angehörigen ist es jetzt besonders wichtig, die Zeit, die ihm noch bleibt, so gut wie möglich auszufüllen.

Gemeinsam mit Ihnen kann und soll er die letzte Phase seines Lebens so gestalten, dass er ihm wichtige Dinge noch regeln kann und Sie sich gemeinsam zum Beispiel letzte Wünsche erfüllen.

Akzeptanz ist wichtig

Hilflosigkeit, Trauer und Verzweiflung sind nachvollziehbare Emotionen angesichts der Erkenntnis, dass gegen die Krebskrankheit keine Behandlungen mehr helfen können. Es kann sein, dass Sie weiterhin versuchen zu kämpfen, während Ihr Angehöriger sich damit abgefunden hat, dass er nun gegen die Krankheit machtlos ist und gar nicht mehr zum Kämpfen aufgefordert werden möchte. Sie sollten dann ebenfalls bereit sein, das Unvermeidliche zu akzeptieren, um Ihrem Angehörigen auf seinem letzten Weg beistehen und sich angemessen von ihm verabschieden zu können.

Versuchen Sie bei aller Traurigkeit, die Wahrheit von der Endlichkeit des Lebens zu akzeptieren und die Zeit mit Ihrem Angehörigen so zu verbringen, dass er sich gut aufgehoben fühlt und Sie tröstliche Erinnerungen an die letzten Wochen oder Monate mit ihm haben.

Denken Sie zusammen mit Ihrem Angehörigen darüber nach, wo er die letzte Lebensphase verbringen möchte. Eine gute palliativmedizinische Versorgung kann dazu beitragen, dass ihm seine Lebensqualität so gut wie möglich bis zum Schluss erhalten bleibt (siehe S. 63).

Emotionen zulassen

Machen Sie sich bewusst, dass Gefühle einfach da sind, sie sind weder richtig noch falsch, sondern authentisch. Lassen Sie Ihre Emotionen und die Ihres Angehörigen zu.

Der bevorstehende Tod eines geliebten Menschen ist eine Situation, bei der viele nicht wissen, wie sie damit umgehen sollen. Das kann Angst auslösen. Bei Ihrem Angehörigen kann es die Angst vor dem Sterben sein oder die Angst, seine Lieben zurück- oder im Stich zu lassen. Sie haben wahrscheinlich Angst vor seiner letzten Lebensphase, vor dem Verlust Ihres Angehörigen und davor, wie das Leben ohne ihn weitergehen soll. Versuchen Sie, offen über Ihre jeweiligen Ängste zu sprechen, statt sie voreinander zu verbergen. Teilen Sie Ihre Sorgen.

Wut und Aggressionen Ihres Angehörigen können normale Gefühle und Teil des Verarbeitungsprozesses sein: Sie richten sich gegen die Krankheit und sind ein Ausdruck von Hilflosigkeit, auch wenn es auf Sie so wirkt, als würde sich Ihr Angehöriger

Zusammen stark bleiben

Gemeinsame Trauer statt Zuversicht. Ist klar, dass die Krankheit Ihres Angehörigen nicht mehr heilbar ist und er in absehbarer Zeit sterben wird, verbreiten Sie nicht weiter Zuversicht. Sie können ihn sonst in die Situation bringen, dass er sich trotz besseren Wissens verstellen und an eine Heilung glauben muss. Das kostet ihn unnötig Kraft, die er nicht mehr hat. Trauern Sie stattdessen gemeinsam. Konzentrieren Sie sich darauf, die verbleibende Zeit zu gestalten und die Möglichkeiten einer palliativen Behandlung auszuschöpfen, die Ihrem Angehörigen so weit wie möglich seine Lebensqualität bewahrt.

gegen Sie wenden. Sagen Sie sich immer wieder ganz bewusst, dass er Sie nicht persönlich meint, und vermeiden Sie, auf seine Vorwürfe Ihrerseits mit Beschuldigungen zu antworten. Suchen Sie stattdessen nach anderen Möglichkeiten, „Dampf abzulassen“: Machen Sie Sport, telefonieren Sie mit Freunden oder schreiben Sie auf, was Sie ärgert. Sprechen Sie vor allem mit Ihrem Angehörigen und sagen Sie ihm, dass Sie zwar den Grund für seinen Groll verstehen, dass er Sie jedoch mit seinem Verhalten verletzt.

Die letzten Lebensphasen

Die Psychiaterin Elisabeth Kübler-Ross beschreibt verschiedene Sterbephasen, die auch Ihr Angehöriger so oder ähnlich durchlaufen kann:

1. **Nicht-wahrhaben-Wollen:** Der Kranke steht unter Schock, will die Wahrheit nicht glauben und erscheint empfindungslos; es treten körperliche Beschwerden wie Übelkeit und Erbrechen oder vermehrtes Schwitzen auf. Drängen Sie Ihrem Angehörigen in dieser Phase kein Gespräch auf, er wird von sich aus mit Ihnen sprechen, wenn er so weit ist.
2. **Zorn:** Die Emotionen brechen mit aller Macht hervor, Auflehnung gegen das Schicksal und Aggressionen treten zutage, er empfindet Schuldgefühle sich selbst und seinem sozialen Umfeld gegenüber. Diese Phase belastet das Umfeld sehr. Machen Sie sich klar, dass keine der Reaktionen Ihres Angehörigen gegen Sie gerichtet ist.
3. **Verhandeln:** Der Kranke hat plötzlich unrealistische Wünsche, er möchte zum Beispiel noch etwas erleben, was weit in der Zukunft liegt. Hören Sie Ihrem Angehörigen zu; nehmen Sie ihm nicht die Zuversicht, aber wecken Sie auch keine Hoffnungen in ihm.
4. **Depressionen:** In dieser Phase wird der Kranke von Traurigkeit und Angstattacken beherrscht. Hören Sie Ihrem Angehörigen intensiv zu, vermitteln

Sie ihm das Gefühl, dass er seine Traurigkeit bei Ihnen abladen kann und weinen darf.

5 **Zustimmung:** Der Kranke hat sein Schicksal akzeptiert und wird ruhig und friedlich. Er regelt nun seine letzten Angelegenheiten und will seine Familie um sich haben.

Vielleicht erleben auch Sie ähnliche Phasen, aber wenn Sie Ihren Angehörigen auf seinem Weg begleiten, dann geht es vor allem darum, dass er möglichst viel Geborgenheit und Fürsorge empfindet. Versuchen Sie nicht, ihn zu Dingen zu überreden, die aus Ihrer Sicht vernünftig sind. Schenken Sie ihm stattdessen Zeit und Geduld und bemühen Sie sich um das richtige Maß an Umsorgen und Zurückhaltung. Sie werden sehen, dass die Begleitung eines Menschen in den Tod eine existenzielle Erfahrung ist.

Sich um einen Sterbenden kümmern

Zwar sind die körperlichen Bedürfnisse eines sterbenden Menschen nicht mehr groß, ein paar praktische Handgriffe können ihm jedoch Erleichterung bringen. Sie werden an den Reaktionen Ihres Angehörigen schnell merken, ob ihm diese Fürsorge angenehm ist oder nicht.

In der letzten Lebensphase essen und trinken Sterbende kaum noch etwas. Mund und Lippen trocknen dadurch leicht aus. Feuchten Sie die Lippen Ihres Angehörigen mit einem kleinen Tuch an. Füllen Sie eine kleine Spritze mit seinem Lieblingsgetränk, auch damit können Sie seine Lippen anfeuchten oder Sie geben mit der Spritze einige wenige Tropfen in seinen Mund (vorsichtig, damit er sich nicht verschluckt!). Sie können auch die Lippen Ihres Angehörigen eincremen.

Hände und Füße von Sterbenden sind oft kalt, weil die Durchblutung des Körpers immer schlechter wird. Ziehen Sie ihm warme Strümpfe an oder legen Sie ihm eine (nicht zu heiße) Wärmflasche ins Bett; seine Hände können Sie vorsichtig eincremen und mit Ihren eigenen Händen wärmen oder streicheln. Die körperliche Nähe kann Ihrem Angehörigen Geborgenheit vermitteln, und Ihnen wird der Körperkontakt vielleicht auch guttun.

Nähe tut gut. Es wird Ihrem Angehörigen helfen, wenn er merkt, dass Sie für ihn da sind. Halten Sie Körperkontakt zu ihm; wenn ihm eine Umarmung vielleicht in der Situation zu viel ist, können Sie seine Hände halten oder einfach nur ganz nah bei ihm sitzen.

Wenn ihm das Atmen schwerfällt, richten Sie das Kopfteil des Bettes etwas auf. Sie werden feststellen, dass sich die Atmung Ihres Angehörigen verändert, Sie können ein Rasseln wahrnehmen und auch Atemaussetzer. Fragen Sie das Pflegepersonal, ob diese Veränderungen normal sind.

Frische Luft im Zimmer ist angenehm, achten Sie jedoch darauf, dass es nicht zu kalt wird.

Abschied nehmen

Sterbende Menschen wissen meist, wie es um sie steht. Solange Ihr Angehöriger noch reden kann und möchte, kann es für Sie beide hilfreich sein, über den bevorstehenden Abschied zu sprechen. Machen Sie dabei ruhig den ersten Schritt und fragen Sie ihn nach seinen Gefühlen, Vorstellungen und Überlegungen. Für ihn wird es vielleicht wichtig sein, dass er sich betreut und nicht allein gelassen fühlt. Im Laufe der Zeit können diese Gespräche zu einem vertrauens- und liebevollen Abschiednehmen führen, von dem Sie in der Zeit der Trauer um Ihren Angehörigen zehren können. Nutzen Sie diese letzte Zeit auch, um Rückschau zu halten auf Ihre gemeinsamen Erlebnisse.

Wenn Sie während dieser Gespräche merken, dass Ihr Angehöriger unruhig ist und sich schwer damit tut, seinen inneren Frieden zu finden und zu gehen, versuchen Sie herauszufinden, woran es liegen könnte. Manchmal hindern unerledigte Konflikte oder ungeregelte Dinge einen Menschen am Abschiednehmen. Klammern Sie sich Ihrerseits aber auch nicht fest, sondern lassen Sie Ihren Angehörigen gehen, wenn es so weit ist.

Aus dem Kreis der engeren oder weiteren Familie, Freunde, Nachbarn oder Kollegen möchten sich vielleicht einige von Ihrem Angehörigen verabschieden. Überlegen Sie, über welchen Besucher sich Ihr Angehöriger freuen würde; wenn es noch möglich ist, besprechen Sie das mit ihm. Mehr noch als während des Krankenhausaufenthaltes dürfen diese Besuche nur kurz dauern, damit der Sterbende nicht überfordert wird.

Zusammen stark bleiben

Trauer zeigen. Die Angst vor dem Verlust Ihres Angehörigen kann Sie immer wieder ergreifen und noch vor seinem Tod mit tiefer Trauer erfüllen. Scheuen Sie sich nicht, diese Trauer auch in Gegenwart Ihres Angehörigen zu zeigen, und weinen Sie, wenn Ihnen danach ist – möglicherweise sogar mit Ihrem Angehörigen zusammen.

→ Kinder sollen sich verabschieden können

Wenn Kinder eine enge Bezugsperson verlieren, ist es wichtig, dass sie die Gelegenheit bekommen, sich von ihr zu verabschieden. Sie können Ihr Kind mit ins Krankenhaus nehmen; es könnte beispielsweise am Bett des Opas ein Bild für ihn malen, ihm vom Ausflug im Kindergarten erzählen oder ihm, wenn es schon lesen kann, etwas vorlesen. Was sterben bedeutet, können ganz kleine Kinder noch nicht verstehen. Man kann ihnen aber zum Beispiel erklären, dass die Oma nicht mehr mit ihnen auf den Spielplatz gehen kann. Erst ältere Grundschulkinder können begreifen, was Tod bedeutet.

So verständlich es auch ist, dass Sie Ihrem Angehörigen vielleicht nicht von der Seite weichen möchten, sind kurze Auszeiten für Sie wichtig. Lassen Sie sich am Krankenbett ablösen, gehen Sie für eine Weile an die frische Luft oder gönnen Sie sich einen freien Tag, an dem ein anderer Sie „vertritt". Wenn Ihr Angehöriger auf einer Palliativstation oder im Hospiz liegt, hat das Pflegepersonal genug Erfahrung und kann einschätzen, ob er innerhalb der nächsten Stunden gehen wird. Es kann allerdings auch passieren, dass Ihr Angehöriger ganz bewusst seinen letzten Atemzug macht, wenn Sie nicht anwesend sind.

Sich einem Sterbenden zu nähern, ist für viele Menschen eine ganz neue Erfahrung; wenn Sie sich davor fürchten, ist das ganz normal. Vielleicht haben Sie sogar Angst, das Zimmer Ihres Angehörigen zu betreten, weil Sie nicht wissen, was Sie erwartet – dann bitten Sie ein Mitglied des Pflegeteams, Sie zu begleiten. Nach einer gewissen Zeit gewöhnen Sie sich vielleicht an die Situation.

Seien Sie ehrlich zu Ihren Kindern!

Wenn Ihr Angehöriger gestorben ist, sagen Sie nicht zu Ihrem Kind, dass er „eingeschlafen" ist, sonst kann Ihr Kind große Angst bekommen, etwa dass es selbst morgens nicht mehr aufwacht. Formulieren Sie so neutral wie Sie es schaffen können, dass der Mensch gestorben ist. Wichtig ist es, dass Sie alle Emotionen der Kinder so zu lassen, wie sie sind, richtig oder falsch gibt es nicht..

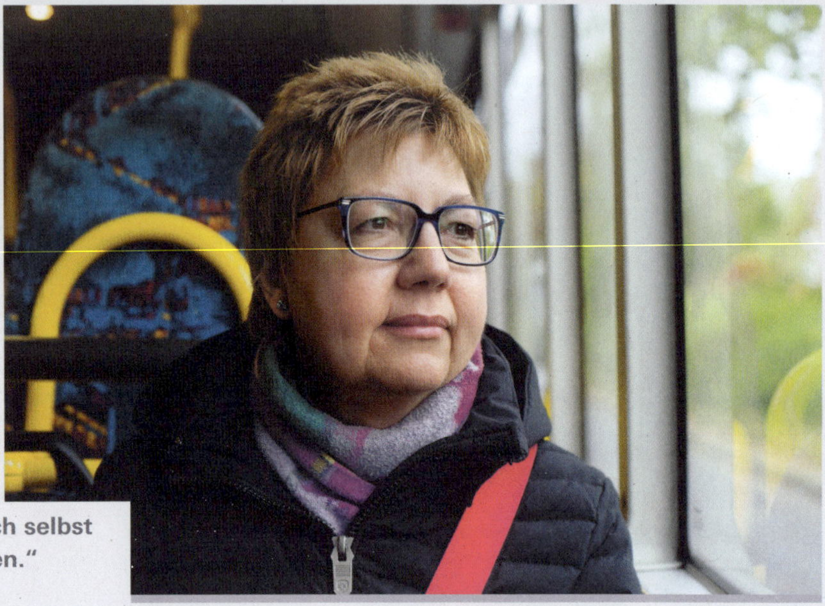

„Man darf sich selbst nicht aufgeben."
Elke Haferkorn

„Das eigene Netzwerk ist so wichtig."

Die Geschichte von Elke Haferkorn

„Rote Rosen, rote Lippen, roter Wein" – wenn dieser alte Schlager durch die Wohnung klingt, muss Elke Haferkorn immer an die Beerdigung ihrer Mutter denken. „Es war eines von Mamas Lieblingsliedern und ich fand es großartig, dass wir diese Musik in der Kapelle abspielen konnten. Ich wollte für Mama keine Trauerfeier, sondern eine Abschiedsfeier. Und wenn der eine oder andere gelacht hat, dann war es gut."

Die heute 60-Jährige und ihre Mutter Hedwig Schäfer hatten ein sehr enges Verhältnis, waren zusammengeschweißt durch den frühen Verlust des Vaters und Ehemanns. „Ich habe mich Mama immer verpflichtet gefühlt, bin auch erst sehr spät ausgezogen, weil ich sie nicht allein lassen wollte. Bis zum Schluss habe ich sie jeden Abend um halb sieben angerufen. Da war es egal, ob es Neues gab oder nicht."

2013 war Hedwig Schäfer gesundheitlich angeschlagen. Das war ungewöhnlich, sie war eigentlich immer gesund und ging nur zum Arzt, wenn es sich gar nicht vermeiden ließ. „Ich war mit meinem Mann Edgar gerade im Urlaub", berichtet die Tochter, „da rief sie morgens an und sagte ganz sachlich: ‚Eigentlich wollte ich es dir nicht sagen, aber ich tue es jetzt doch, weil es ja sein muss. Bei mir haben sie einen Tumor festgestellt, ich habe Darmkrebs.' Für mich war es ein Riesenschock! Wir haben ganz sachlich darüber gesprochen und nicht einmal geweint. Wir waren uns einig, dass wir damit jetzt umgehen müssen. Geweint habe ich erst danach."

Für Elke Haferkorn war es nicht die erste Erfahrung mit Krebs: Ihr erster Mann Jürgen litt an einem Hodgkin-Lymphom, und sie begleitete ihn zwölf Jahre lang durch die Krankheit bis zu seinem Tod.

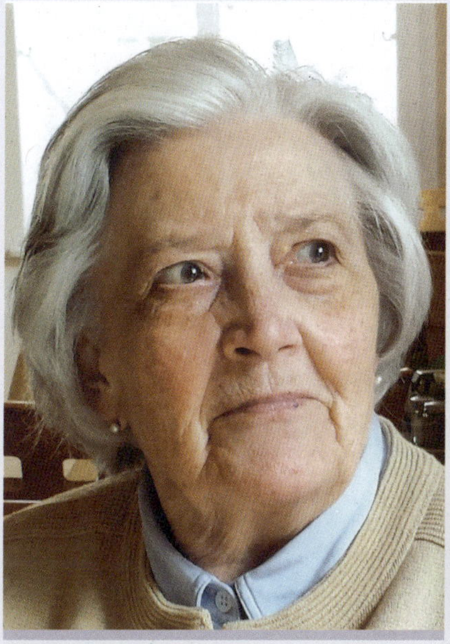

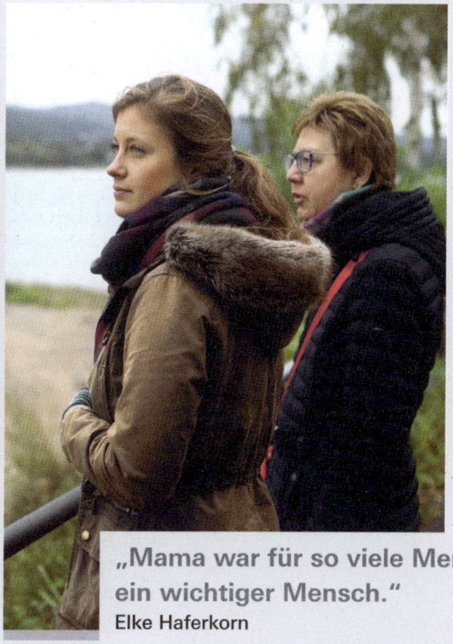

„Mama war für so viele Menschen ein wichtiger Mensch."
Elke Haferkorn

Die wichtigen helfenden Hände

Nach der Rückkehr aus dem Urlaub fuhr Elke sofort zu ihrer Mutter, nahm sich frei, damit sie bei den Arztbesuchen dabei sein konnte. „Wenn man zusammen hört, was passieren soll, hat man nicht mehr so viel Angst. Und oft hat ja der eine etwas mitbekommen, was dem anderen entgangen ist. Vier Ohren hören einfach mehr als zwei."

Hedwig Schäfer wurde im November 2013 operiert, alles verlief gut, allerdings waren Metastasen gefunden worden, sodass sich eine Strahlentherapie anschließen musste. „Wir haben aber nie darüber gesprochen, ob sie das schafft oder nicht; irgendwie haben wir immer gedacht, sie macht die Therapie und dann kann sie weiterleben."

In den folgenden eineinhalb Jahren hat Elke dann „irgendwie funktioniert". Um mit den ganzen Herausforderungen fertigzuwerden, hat sie sich nach und nach ein Netzwerk aufgebaut. „Es gab so viel zu organisieren. Anfangs dachte ich noch, das packst du. Mir ist zunächst auch nicht bewusst gewesen, wie anstrengend alles war: die Sorgen um meine Mutter, die organisatorisch-praktischen Herausforderungen, mein Beruf und Privatleben. Irgendwann ging es an meine Grenzen, aber ich habe einfach weitergemacht und war immer froh, wenn ich wieder etwas organisiert bekam, was ihr das Leben erleichtert hat."

Zu Elkes Netzwerk gehörten unter anderem ein ambulanter Pflegedienst, Essen auf Rädern, eine Haushaltshilfe. „Und natürlich mein Mann, der immer für mich da war, mich unterstützte und auffing. Ich konnte alles loswerden bei ihm und hatte die Freiheit, so viel von zu Hause weg sein zu können. Meine Freundinnen waren ein große Stütze, wir sind schon seit Jahrzehnten gegenseitig unsere Wegbegleiter. Frau Klein, Mamas Nachbarin, hatte immer ein Auge auf sie und ging sie besuchen. Familie Beckmann, bei der Mama viele Jahre die Kinder versorgt hatte, fuhr uns zu Arztterminen,

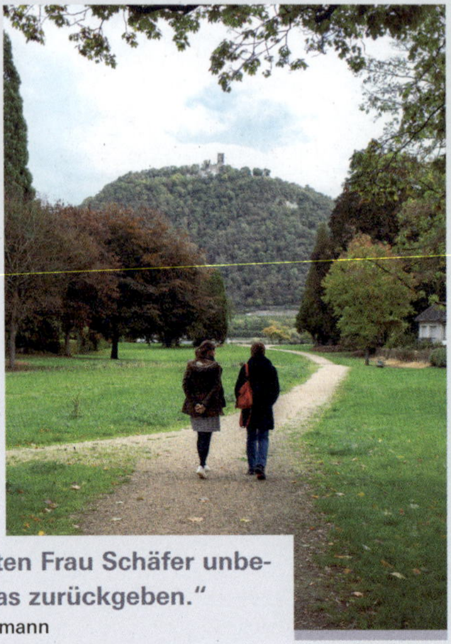

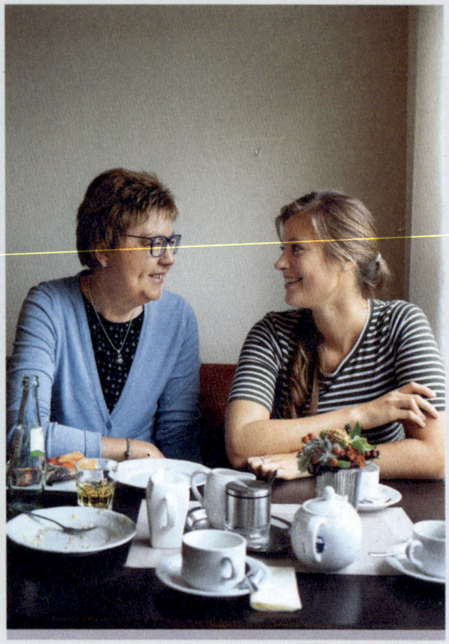

„Wir wollten Frau Schäfer unbedingt etwas zurückgeben."
Viktoria Beckmann

brachte auch mal eine selbstgekochte Suppe vorbei oder saß mit ihr am Fenster und beobachtete das Leben auf der Mainzer Straße. Meine Mama so versorgt zu wissen, war mir eine große Entlastung und Beruhigung."

Gemeinsam Abschied nehmen

Nachdem Hedwig Schäfer gestürzt war, war klar, dass es allein zu Hause nicht mehr ging. Elke entschied, dass ihre Mutter auf die Palliativstation der Klinik kam. „Von da an gehörte das Team der Palliativstation zu meinem Netzwerk. Sie nahmen mir oft eine Riesenlast von den Schultern. Und die kurzen Auszeiten, die mir das Team ermöglichte, haben mir unheimlich gutgetan!"

In dieser Zeit besuchten viele Menschen Hedwig Schäfer, die sie als Kinderfrau begleitet hatte und denen sie so wichtig war. „Die Jungs aus der Familie in Friesdorf sind ins Krankenhaus gekommen, genau zu dem Zeitpunkt, zu dem man sie gebraucht hat. Da hat Mama so gestrahlt. Alle aus der Familie Beckmann, Katharina und Viktoria kamen extra aus Kiel angereist. Und Henning, ein Junge mit 18 Jahren ... ich fand das so mutig, dass er sich in den letzten Stunden ganz alleine verabschiedet hat."

An einem strahlenden Apriltag trat Hedwig Schäfer ihre letzte Reise an. Elkes Ehemann Edgar fuhr in die Klinik, um bei ihr zu sein: „In den Tagen zuvor war meine Schwiegermutter schon in einer Art Dämmerzustand. Aber jetzt schaute sie mich ganz klar und mit großen Augen an. So als wüsste sie, dass jetzt jemand da ist, der auf Elke aufpasst." „Das war fast unheimlich", bestätigt Elke Haferkorn. „Ich habe ihr noch gesagt, du kannst jetzt wirklich gehen, ich bin nicht mehr allein, und du kannst dich ausruhen. Da nickte sie – und ein paar Atemzüge später ist sie friedlich eingeschlafen."

Einen Piccolo auf Hedwig

Von der letzten Ruhestätte Hedwig Schäfers schaut man auf den Drachenfels. Aus ihrem

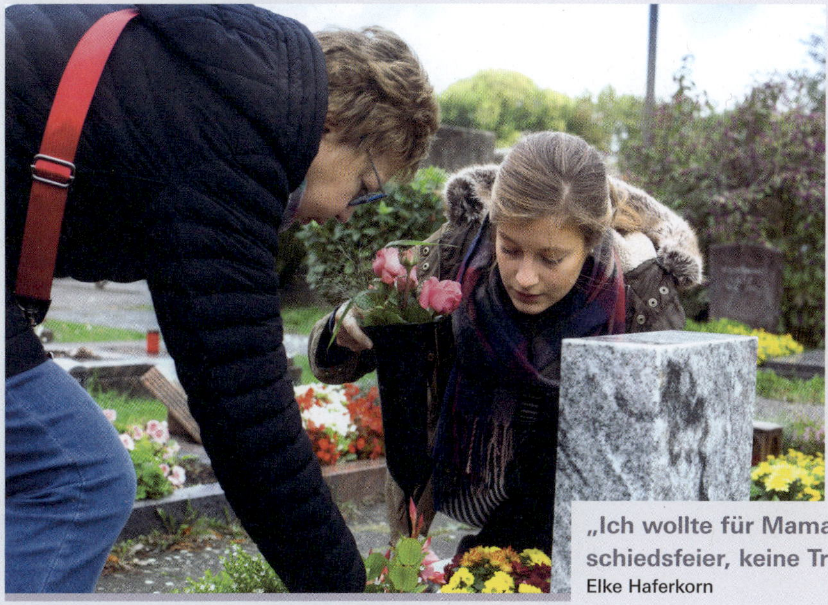

„Ich wollte für Mama eine Abschiedsfeier, keine Trauerfeier."
Elke Haferkorn

Küchenfenster schaute sie über 40 Jahre auf den Petersberg. „Mama hatte hier ihren Lebensmittelpunkt, so viele Leute kannten und mochten sie und möchten sie sicher auch gerne ab und zu auf dem Friedhof besuchen. Von Viktoria bekomme ich häufiger ein Bild geschickt, wenn sie mal wieder bei Mama war und ihr eine Rose gebracht hat. Dann denke ich immer, so ein junges Mädel hat doch eigentlich ganz andere Dinge im Kopf. Dass sie und auch ihre Geschwister sich die Zeit nehmen, finde ich großartig." Mit den Trauergästen hat Elke dann direkt neben dem Grab ihrer Mutter mit einem Piccolo darauf angestoßen, dass sie heil oben ankommt. „Meine Mutter hat gerne mit allen, die sie mochte, einen Piccolo getrunken."

Das Leben ohne ihre Mutter ist für Elke Haferkorn anders, freier. Der Druck, ob sie im Sinne ihrer Mutter entscheidet, ist weg. Auch wenn sie sie schmerzlich vermisst – sie kann jetzt ihr eigenes Leben leben. In der Wohnung von Elke und Edgar sind viele Spuren von Hedwig Schäfer zu finden: Bilder aus ihrer Wohnung, eine alte Wanduhr, ein museumsreifer Toaster, ein Dekorationskopf aus dem Friseursalon ihrer Mutter. „Wir sind oft im Gespräch, Mama und ich. ‚Mama, kuck doch mal' oder ‚Was meinst du denn dazu?'" Auch Viktoria Beckmann spricht noch viel mit ihrer ehemaligen Kinderfrau: „Ich bin immer wieder einmal im Gespräch mit Frau Schäfer. Meinen Strüssjer vom Godesberger Karnevalszug habe ich neben ein Bild von ihr gestellt und zu ihr gesagt: ‚Hier Frau Schäfer, das ist ein Gruß vom Godesberger Zug.'"

Was Elke anderen Angehörigen mit auf den Weg geben möchte: viel Zeit miteinander verbringen, auch wenn es unmöglich zu sein scheint, versuchen, auch mal fröhlich zu sein und unbedingt Hilfe anzunehmen. „Da kann man sich einen Tag Auszeit nehmen, sein normales Umfeld genießen und Kraft daraus schöpfen."

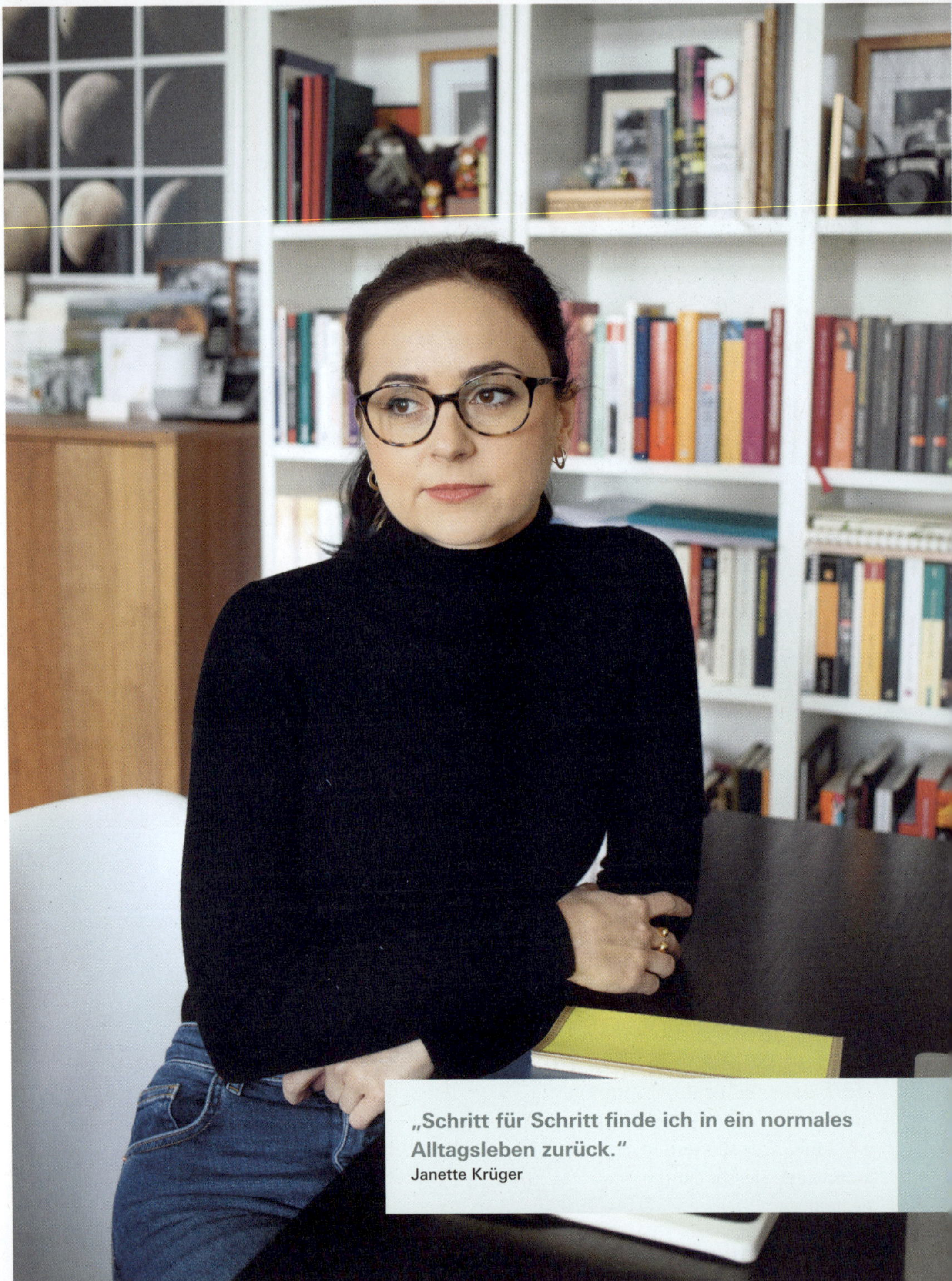

„Schritt für Schritt finde ich in ein normales Alltagsleben zurück."
Janette Krüger

Den Krebs seelisch überwinden

Mit einer Krebserkrankung fertigzuwerden, ist auch eine große mentale Aufgabe, für die Familie des Kranken und sein soziales Umfeld. Das kann Ihre Beziehung zum Betroffenen auf nochmals die Probe stellen.

Wenn Sie als Familie zusammenhalten und die Krankheit Ihres Angehörigen als eine Herausforderung ansehen, die Sie gemeinsam bewältigen können, dann werden Sie die auf Sie zukommenden Belastungen besser durchstehen. Sie sollten sich auch darauf einstellen, dass in dieser Zeit Konflikte auftreten können. Sie können sich bis zu einem gewissen Grad darauf vorbereiten, indem Sie versuchen, sich mögliche Reibungspunkte bewusst zu machen. Dann sind Sie eher in der Lage, frühzeitig gegenzusteuern.

Hat Ihr Angehöriger seine Therapie überstanden, werden Sie alle erleichtert sein. Dennoch werden weiterhin schwierige Situationen auf Sie zukommen. Zwar sind die Langzeitüberlebensraten bei vielen Krebserkrankungen mittlerweile erfreulich gut. Die sogenannten Cancer Survivors leben aber als chronisch Kranke meist mit verschiedenen physischen oder psychischen Spätfolgen. Dann wird es darum gehen, krankheitsbedingte Stressfaktoren zu reduzieren bzw. möglichst ganz abzubauen und so die Lebensqualität zu steigern.

Die Paarbeziehung neu gestalten

Eine Krebserkrankung schleicht sich als ungebetener Dritter in eine Partnerschaft und kann die Stabilität der Beziehung auf eine harte Probe stellen.

Wenn in einer Partnerschaft einer der beiden Partner plötzlich an einer potenziell tödlichen Krankheit leidet, fordert dies die Beziehung massiv heraus und wirkt sich auch auf das Befinden des gesunden Partners aus. Fachleute verwenden in diesem Zusammenhang den Begriff „We-Disease", wörtlich übersetzt „Wir-Krankheit": Der Begriff beschreibt anschaulich, dass beide Partner gleichermaßen von der Krankheit betroffen sind – jeder auf seine Weise.

Wenn Sie die Erkrankung Ihres Angehörigen mit einem hohen Berg vergleichen, den Sie zusammen bezwingen möchten, dann funktioniert diese Herausforderung nur, wenn Sie sich gegenseitig helfen, wenn Sie nach dem besten Weg suchen und wenn einer den anderen sichert. Machen Sie die Krankheit Ihres Partners deshalb zu Ihrem gemeinsamen „Berg": Um die aktuelle Krise zu bewältigen, ist es wichtig, dass Sie sich über alles, was Sie bewegt, austauschen: über Ihre Sorgen und Probleme, über Ihre Pläne für die Zukunft, über schöne Erlebnisse und Fortschritte. Dagegen kann es zu Missverständnissen führen, wenn Sie glauben, dass Sie Ihren kranken Angehörigen schonen müssen, und daher Ihre Gefühle und Sorgen vor ihm verbergen. Er könnte Ihr Verhalten dann anders deuten, als es von Ihnen beabsichtigt war.

Hilfe und Unterstützung für beide Partner

In welcher Form Sie selbst Unterstützung suchen, ob Sie sich professionell beraten lassen oder sich vorerst mit einem guten Freund austauschen, hängt davon ab, wie stark Sie sich belastet fühlen.

Versuchen Sie also zunächst einmal, in sich zu gehen und herauszufinden, was die Krankheit Ihres Partners bei Ihnen verändert und ausgelöst hat. Stellen Sie zu irgendeinem Zeitpunkt fest, dass Ihr privater Unterstützerkreis nicht mehr ausreicht, dann lassen Sie sich von einer psychosozialen oder psychoonkologischen Fachkraft helfen (siehe S. 86). Wenn Ihr Angehöriger bereits eine solche Beratung in Anspruch nimmt, wenden Sie sich am besten an dieselbe Beratungsstelle. Hier werden Sie nicht als Stütze Ihres erkrankten Angehörigen betrachtet, sondern als von der Krankheit ebenfalls Betroffener, der selbst Unterstützung benötigt.

Kann das die Beziehung überstehen?

Wie in anderen Lebensbereichen auch sind die Kommunikationsmuster von Männern und Frauen oft unterschiedlich: Während Männer sich meist unabhängig von ihrer Gefühlslage eher rational äußern, tun Frauen sich häufig leichter damit, über Emotionen und Ängste zu sprechen. Bei einer längeren, schweren Erkrankung können diese gegensätzlichen Verhaltensweisen zu Problemen führen. Hier kann sich eine psychosoziale Betreuung beider Partner positiv auf die Konfliktbewältigung und die Kommunikationsfähigkeit in Bezug auf die Krankheit auswirken, denn Außenstehende haben einen neutralen Blick auf Differenzen und Konflikte und können aufgrund ihrer emotionalen Distanz besser vermitteln.

Erfahrungswerte deuten darauf hin, dass sich die Qualität einer Beziehung auf die Bewältigung einer schweren Krankheit auswirken kann: Starke Beziehungen werden eher besser, vorbelastete Partnerschaften gehen dagegen häufiger auseinander. Außerdem scheint eine bereits lange bestehende Partnerschaft mit der Herausforderung besser fertigzuwerden. Dennoch kann es vorkommen, dass zwei Menschen zwar die schwierige Zeit der Krankheit gemeinsam durchstehen, dass der gesunde Partner danach aber seiner eigenen Wege geht, weil er den Eindruck hat, er hätte über Wochen und Monate immer nur Rücksicht genommen, und dies nun nicht mehr möchte.

Dies sind aber nur allgemeine Beobachtungen, die sich natürlich nicht auf den Einzelfall übertragen lassen, zumal jede Paarbeziehung so individuell ist wie jeder einzelne Mensch. Wenn Sie aber etwas dafür tun wollen, dass Ihre Beziehung auch langfristig Bestand hat, dann sprechen Sie schon zu Beginn der Erkrankung mit Ihrem Angehörigen darüber, dass Sie auch eigene Bedürfnisse haben. Es wird sich positiv auf Ihre Beziehung auswirken, wenn Sie etwas für sich tun. Auch eine Beratung bei einem erfahrenen Paartherapeuten kann helfen.

Was Sie entlasten kann: Je nachdem, wo die Schwerpunkte Ihrer Belastungen liegen, können Ihnen Entspannungsverfahren wie Progressive Muskelrelaxation nach Jacobson oder autogenes Training helfen bzw. imaginative oder künstlerische Verfahren. Auch Sport und Bewegung sind hilfreich (siehe S. 68).

Die gemeinsame Zeit nutzen

„Genieße den Tag", appellierte Horaz an die Menschen und forderte sie damit auf, ihre Wünsche oder Pläne nicht auf morgen zu verschieben. Finden Sie heraus, was Ihnen beiden Freude machen würde. Vielleicht probieren Sie zusammen eine neue Sportart aus – Bewegung tut immer gut! – oder Sie entdecken gemeinsam Neues, etwas, was Sie schon immer machen wollten und bisher immer auf „später" verschoben hatten. Oft sind es gar nicht die außergewöhnlichen Vorhaben, sondern eher kleine Dinge. Hauptsache, Sie machen etwas, was Ihnen beiden Spaß macht und wichtig ist.

Wichtig ist nur, dass sich Ihre Pläne und Vorhaben mit dem gesundheitlichen Befinden Ihres Angehörigen vereinbaren lassen, dass es finanziell machbar ist und dass Sie den richtigen Zeitpunkt finden, zu dem Sie den Wunsch realisieren können. Behalten Sie diesen achtsamen Umgang miteinander bei, auch wenn die Behandlung Ihres Angehörigen beendet ist oder die Krankheit fortschreitet.

Manche Paare wünschen sich, dass sie nach der Therapie ihr gewohntes Leben wieder aufnehmen können – ein Wunsch, der sich allerdings oft nicht umsetzen lässt, denn eine so gravierende Erkrankung verändert Ihren Angehörigen und Sie dauerhaft. Insofern wird auch Ihre Beziehung verändert aus dieser Zeit hervorgehen. Vielleicht ist sie aufgrund der Erfahrungen sogar intensiver als vorher.

Welche Konflikte können entstehen?

Wenn das Leben beider Partner so intensiv durch die Krebskrankheit beeinflusst wird, bleiben Konflikte in manchen Fällen nicht aus. Das betrifft auch die Zeit nach der Behandlung. Missstimmungen aufgrund mangelnder Kommunikation wurden bereits angesprochen, aber auch darüber hinaus gibt es vielfältige Möglichkeiten für Spannungen auf beiden Seiten.

Ist Ihr Angehöriger nach einer stationären Therapie wieder daheim, ist die ganze Familie erleichtert darüber. Sie alle sind vielleicht zunächst verunsichert, wie der Alltag sich für ihn und die ganze Familie gestalten wird, aber je länger er – scheinbar ohne Probleme – zu Hause ist, desto mehr werden Sie und die anderen Familienmitglieder Ihre frühere Routine aufnehmen. Dabei kann Ihnen entgehen, dass für Ihren Angehörigen die Welt möglicherweise noch nicht wieder in Ordnung ist.

Sofern Ihr Angehöriger keine offensichtlichen körperlichen Einschränkungen hat, hoffen Sie möglicherweise, dass sich sein Zustand nun stetig bessert, und erwarten nicht, dass ihn Nachwirkungen belasten. Es kann aber sein, dass er unter Spät- oder Langzeitfolgen der Erkrankung und der Behandlung leidet. Ein Beispiel ist die Fatigue, die chronische Erschöpfung, die für Außenstehende kaum nachvollziehbar ist und Ihr Zusammenleben erheblich beeinträchtigen kann (siehe S. 61). Dann kann es vorkommen, dass Sie für seine Müdigkeit nicht genug Verständnis aufbringen, ihn zur Teilnahme an einem Familienfest überreden oder mit ihm einkaufen möchten – und er kann es nicht. Wenn Sie das nicht verstehen, kann das immer wieder zu Konflikten führen.

Auch Vorwürfe können Konflikte auslösen. Diese können von Ihrem Angehörigen ausgehen, weil er Ihnen zum Beispiel aus Verzweiflung und Angst vorhält, dass Sie seine Situation nicht nachvollziehen können – „Du hast ja keine Schmerzen", „Dir ist doch nicht übel". Aber auch Sie können ihm Vorwürfe machen, beispielsweise weil Sie sich für ihn aufreiben und den Eindruck haben, dass er diesen Einsatz gar nicht richtig wahrnimmt.

Zusammen stark bleiben

Entscheidungen gemeinsam treffen. Entscheiden Sie nicht über den Kopf Ihres Angehörigen hinweg: Er war zwar körperlich krank, aber er kann und soll wieder bei allen Entscheidungen des Alltags mitreden. Sonst besteht die Gefahr, dass er den Eindruck bekommt, weniger wert zu sein als vor der Erkrankung.

→ Missverständnisse immer ansprechen

Sollten Sie das Gefühl haben, dass bei Ihrem Angehörigen eine Botschaft von Ihnen falsch angekommen ist, fragen Sie ihn danach. Sprechen Sie ihn darauf an, welche Gefühle Sie glauben wahrzunehmen. Dasselbe gilt natürlich auch andersherum, wenn Sie vermuten, dass Sie eine Botschaft von ihm anders verstanden haben könnten, als sie gemeint war.

Ein Ungleichgewicht bei der Aufgabenverteilung birgt ebenfalls Konfliktpotenzial. Gerade wenn Ihr Angehöriger einen Teil seiner bisherigen Tätigkeiten abgeben musste, kann er sich jetzt übermäßig betreut und bevormundet fühlen, er wagt aber nicht, das anzusprechen, weil er annimmt, dass Sie es nur gut meinen. Das kann für ihn sehr belastend sein, weil es sein Selbstverständnis infrage stellt. Sie wiederum haben zusätzliche Aufgaben und mehr Verantwortung, haben weniger Zeit für sich selbst, fühlen sich vielleicht überfordert.

Besonders schwierig wird die Situation, wenn Ihr Angehöriger bisher der Hauptverdiener war und durch seine Erkrankung nun die finanzielle Sicherheit der Familie nicht mehr gewährleistet ist. Abgesehen davon, dass Geldprobleme per se viel Konfliktpotenzial in einer Beziehung mit sich bringen, kann Ihr kranker Angehöriger sein „Versagen" sogar als Demütigung empfinden.

Es ist bereits mehrfach geschrieben worden und soll auch an dieser Stelle noch einmal betont werden: Um welche Differenzen und Probleme es zwischen Ihrem Angehörigen und Ihnen auch gehen mag, sprechen Sie alles offen an. Verheimlichen Sie nichts voreinander, klären Sie Konflikte, entwickeln Sie gemeinsam Perspektiven.

Wenn sich Rollenbilder auflösen

Die Krebserkrankung Ihres Angehörigen hat es während der Therapie notwendig gemacht, die bisherige Rollenverteilung in der Familie zumindest für eine gewisse Zeit zu ändern. Gegebenenfalls müssen alle Beteiligten nicht nur im Augenblick eine neue Aufgabenverteilung akzeptieren, sondern sogar auf Dauer. Aber bedenken Sie, dass etwa 60 Prozent der unter 65-Jährigen von Krebs betroffenen Menschen wieder den Weg zurück in den Beruf zurückfinden.

Im Moment hat vielleicht Ihr Angehöriger, der bisher den Haushalt gemanagt hat, noch die Rolle des Assistenten, während Sie alles koordinieren. Oder Sie mussten sich in neue Aufgaben einarbeiten, haben nun vielleicht mit Bankgeschäften zu tun oder mussten sich beruflich stärker engagieren, um die Familie zu finanzieren. Ein solcher Rollentausch kann sowohl praktische als auch psychische Hürden mit sich bringen.

Nun heißt es, das Rad möglichst wieder ein Stück zurückzudrehen: Notieren Sie die anstehenden Aufgaben und überlegen Sie gemeinsam, was Ihr Angehöriger wieder ganz oder zumindest wieder zum Teil übernehmen kann, auch wenn es vielleicht länger dauert oder er Hilfe benötigt. Denken Sie zudem darüber nach, welche Arbeiten er Ihnen dafür abnehmen kann. Dann wird er zwar immer noch bemerken, dass er einen Teil seiner Kompetenzen abgeben muss, aber die anderen Tätigkeiten werden sein Selbstwertgefühl stärken.

→ Selbstwirksamkeit Ihres Angehörigen

Ein Mensch verfügt über Selbstwirksamkeit, wenn er davon überzeugt ist, dass er Probleme aus eigener Kraft lösen und Herausforderungen erfolgreich bewältigen kann. Für Ihren Angehörigen ist es wichtig, sich weiterhin als selbstwirksam zu empfinden, indem er seine Fähigkeiten und Kompetenzen selbst einschätzt und danach nur die Aufgaben übernimmt, von denen er überzeugt ist, dass er sie bewältigt. Denn dann wird er diese Aufgaben auch schaffen. Davon werden Sie ebenfalls profitieren.

Cancer Survivors – das Leben danach

Ihr Angehöriger hat die Behandlung fürs Erste überstanden. Nun geht es darum, dass er möglichst gut in den Alltag zurückkehren und Perspektiven für die Zukunft entwickeln kann.

Die initiale Behandlung hat Ihr Angehöriger hinter sich. Er ist auf dem Weg in einen veränderten Alltag. Die meisten Krebspatienten haben dann mit den Nachwirkungen der Therapie zu kämpfen, die mehr oder weniger stark ausfallen und unterschiedlich lange andauern können. Wenn bei Ihrem Angehörigen die Erstbehandlung gut verlaufen ist und er relativ beschwerdefrei leben kann, können Sie vorerst erleichtert sein und versuchen, dem Leben wieder positiv gegenüberzustehen.

Die Langzeitüberlebensraten bei vielen Krebserkrankungen ist mittlerweile erfreulich gut. In Deutschland leben etwa 4,4 Millionen Menschen, die irgendwann einmal an Krebs erkrankt waren. Bei etwa 60 Prozent von ihnen liegt ihre Diagnose fünf Jahre oder länger zurück, sie werden als Langzeitüberlebende oder auf Englisch als „Cancer Survivors“ bezeichnet. Auch wenn viele der ehemaligen Patienten als geheilt betrachtet werden, sind nicht alle gesund, sondern leben als chronisch Kranke und leiden mehr oder weniger unter Spät- oder Langzeitfolgen.

Wer sind die Cancer Survivors?

Zu Cancer Survivors gehören Menschen, die fünf oder mehr Jahre nach ihrer Behandlung krebsfrei sind und als geheilt gelten, ebenso wie solche, die einen Rückfall erlitten haben und erneut behandelt werden. Manche Langzeitüberlebende sind durch ihre frühere Behandlung nicht oder kaum beeinträchtigt, viele aber leiden unter Spät- bzw. Langzeitfolgen.

Die Bandbreite der Spät- oder Langzeitfolgen von Cancer Survivors kann sehr unterschiedlich ausgeprägt sein und psychische, körperliche und soziale Beschwerden umfassen. Diese können das Zusammenleben beeinflussen. Auch Sie werden durch die Krankheit Ihres Angehörigen geprägt sein.

Was bedeutet das für Sie?

Wenn Ihr Angehöriger zu den Cancer Survivors gehört, ist es wichtig, dass er im „Überleben“ nicht allein bleibt. Es geht darum, auf lange Sicht krankheitsbedingte Stressfaktoren zu reduzieren bzw. möglichst ganz abzubauen und so die Lebensqualität zu stei-

Zusammen stark bleiben

Kein einfacher Schlussstrich. Krebs ist ein wirklich einschneidendes Erlebnis im Leben des Betroffenen und seiner engsten Angehörigen. Krebspatienten können oft die Krankheit und das Erlebte nach Behandlungsende nicht einfach abschütteln und zur Tagesordnung übergehen, wie das nach einer Blinddarmoperation oder dem Einsetzen eines neuen Hüftgelenks der Fall sein mag. Umso wichtiger ist es, dass Sie in dieser Zeit zusammenhalten!

gern. Dabei sind professionelle Angebote gefordert, aber auch Sie, wobei Sie gleichzeitig selbst betroffen sind, sozusagen als Co-Survivor, und eventuell Hilfe benötigen.

Als Langzeitfolgen bezeichnet man die Nebenwirkungen, die fünf Jahre oder länger nach der Behandlung fortbestehen; Spätfolgen treten erst Monate oder Jahre nach Ende der Therapie auf, sodass der Zusammenhang zu der Krebserkrankung nicht direkt auf der Hand liegt. Die Beschwerden können dauerhaft sein oder wieder verschwinden, manche bessern sich im Laufe der Zeit, andere können sich verschlechtern.

Welche Folgen bei Ihrem Angehörigen auftreten können, hängt unter anderem davon ab, wie er behandelt wurde. Während Operationen zu funktionalen Einschränkungen führen können, zum Beispiel bei der Beweglichkeit, können Chemo- und Strahlentherapie Herz, Lunge und Niere schädigen, ebenso Haut, Schleimhaut und Zähne. Die sogenannte Polyneuropathie – eine Schädigung von Nerven vorwiegend an Händen und Füßen – beeinträchtigt viele Erkrankte, Lymphödeme können nach Entfernung von Lymphknoten auftreten. Chemo-, Hormon- und Strahlentherapie können Osteoporose verursachen, die Fruchtbarkeit und Sexualität beeinflussen. Die häufigsten Folgen der Krebsbehandlung sind jedoch Fatigue, Angst und Depressionen, Schmerzen, Schlafstörungen oder Konzentrationsstörungen.

Diese Auswirkungen der Krebsbehandlung sind für Ihren Angehörigen teilweise beträchtlich. Manche lassen sich durch eine dauerhafte Therapie bessern, zum Beispiel durch Physiotherapie oder spezifische Bewegungsprogramme, andere gehen im Laufe der Zeit von allein zurück. Mit einigen wird er allerdings dauerhaft leben müssen.

Die langfristigen Folgen der Erkrankung können sich auch auf die Familie auswirken. Tauschen Sie sich offen darüber aus, was Sie belastet, und versuchen Sie, gemeinsam Lösungen zu finden. Wenn Sie merken, dass Sie damit allein nicht fertigwerden, lassen Sie sich helfen. Je nachdem, in welchem Bereich Sie Hilfe benötigen, können Sie sich beispielsweise an eine Paarberatung wenden, an eine Krebsberatungsstelle oder an einen Seelsorger. In vielen Fällen ist der Onkologe, der Ihren Angehörigen betreut, der geeignete Ansprechpartner.

Survivorship-Programme

Längere Überlebenszeiten der Krebspatienten haben dazu geführt, dass die Aufgaben in der Krebsnachsorge vielfältiger geworden sind. Für die langfristige Versorgung der Survivors gibt es aber noch keine adäquaten, flächendeckenden Programme. Nur an wenigen Orten, wie in Hamburg, Mainz oder Berlin, gibt es eigene Programme für Langzeitüberlebende, die auf deren spezielle Bedürfnisse ausgerichtet sind. Survivorship-Programme sollten dabei vier Bereiche abdecken:

- Rezidiven, Neuerkrankungen und Komplikationen vorbeugen
- medizinische und psychosoziale Spätfolgen beizeiten erkennen und behandeln
- die Zusammenarbeit zwischen dem früheren Behandlungsteam und den in die Nachsorge eingebundenen Ärzten verbessern
- die individuellen Bedürfnisse des Langzeitüberlebenden erfassen und berücksichtigen

Der Vorteil: Alle Informationen über den Patienten können gebündelt und Maßnahmen sowie die Beteiligten zentral koordiniert werden. Survivorship-Programme sollen die Nachsorge nach dem vorgesehenen Schema der Tumornachsorge und Spezialsprechstunden abdecken. Der Survivorship-Care-Plan fasst alle Informationen über die bisher erfolgte Therapie mit eventuellen Nebenwirkungen, Langzeit- oder Spätfolgen zusammen, über die vorgesehenen Nachsorgeuntersuchungen und, soweit vorhanden, Auskünfte über Rezidivrisiken. Ein solches Programm soll die Koordination des initialen Behandlungsteams mit allen, die an der Nachsorge beteiligt sind, gewährleisten. Darüber hinaus soll es Interventionen anbieten, die auch den Lebensstil betreffen. Selbstverständlich beziehen Survivorship-Programme bei Bedarf auch die Angehörigen der Langzeitüberlebenden mit ein.

Noch gibt es in Deutschland Programme mit umfassenden Survivorship-Care-Plänen nur modellhaft. Aber auch wenn es keine flächendeckenden Survivorship-Programme gibt, können Langzeitüberlebende je nach Bedarf eine Vielzahl an Angeboten nutzen, um mögliche Beschwerden zu verringern. Dazu gehören Physiotherapie, Sport- und Bewegungsprogramme, Lymphdrainage, Ernährungsberatung, psychoonkologische Beratung, Sexualberatung oder Beratung bei der Familienplanung, Kurse für Selbst- und Zeitmanagement, kreativkünstlerische und Achtsamkeitskurse, sozialrechtliche Beratung sowie die Versorgung mit den notwendigen medizinischen bzw. mit den Heil- und Hilfsmitteln. Auch Selbsthilfegruppen gehören zu diesen Angeboten.

Krebs und die ständige Angst

Eine Krebserkrankung führt bei allen Beteiligten zu einem psychischen Ausnahmezustand. Angst ist dabei das Gefühl, das Sie und Ihren Angehörigen lange begleiten wird.

Eine schwere, existenziell bedrohliche Krankheit wie Krebs kann Sie und Ihren Angehörigen in eine tiefe und lähmende Angst versetzen, die eine große Belastung darstellt. Während der verschiedenen Phasen der Erkrankung können die Reaktionen Ihres Angehörigen von Schock über Entsetzen, Angst, Ohnmacht und Wut bis hin zum Kontrollverlust und Verleugnen der Krankheit reichen. Auch Sie sind sehr wahrscheinlich – sozusagen als Patient zweiter Ordnung – von Ängsten betroffen.

Die Angst der Angehörigen

Wer unter Angst leidet, fühlt sich oft wie gelähmt, er kann mit rationalen Überlegungen nicht dagegen angehen und hat Mühe, im Alltag zurechtzukommen. Das gilt vor allem, wenn die Angst dauerhaft präsent ist. Typische Symptome sind zum Beispiel ein erhöhter Blutdruck mit Herzklopfen und Unruhe, innere Anspannung, die einen nicht zur Ruhe kommen lässt, „rasende" Gedanken, die Sie daran hindern, sich auf eine Sache zu konzentrieren, Schlafstörungen mit Albträumen, Unsicherheit, Reizbarkeit und Schreckhaftigkeit. Hinzu kommt manchmal ein gewisses Misstrauen anderen gegenüber, das auch zu sozialer Isolation führen kann. Besonders belastend ist die ständige Angst, dass sich das angstauslösende Ereignis – also die Diagnose eines Tumors – wiederholen könnte. Doch es gibt Strategien, um mit Ängsten umzugehen und sie zu bewältigen.

→ Sich Ängste bewusst machen

Der erste Schritt, um die Angst in den Griff zu bekommen, besteht darin, sich diese zunächst einmal einzugestehen. Werden Sie sich darüber klar, wovor genau Sie Angst haben. Vielleicht schreiben Sie die einzelnen Punkte auf. Sie können zum Beispiel Angst davor haben, Ihren Angehörigen zu verlieren, ihn leiden zu sehen, allein zurückzubleiben oder die finanzielle Basis der Familie zu verlieren.

Akzeptieren Sie Ihre Angst und erlauben Sie sich Ihre Gefühle. Erst dann können Sie anfangen, ihnen entgegenzuwirken. Das beginnt damit, dass Sie über Ihre Angst sprechen und sich auf diese Weise entlasten. Suchen Sie sich eine Person, zu der Sie Vertrauen haben, und reden Sie sich Ihre Angst von

Jeder Mensch möchte die Sicherheit haben, dass er die Kontrolle über das hat, was mit ihm geschieht. Das bedeutet, dass sich die Konsequenzen, die sich aus seinem Handeln ergeben, absehen und vorhersagen lassen. Entgleitet ihm diese Kontrolle, fühlt er sich der Situation hilflos ausgeliefert und empfindet die Bedrohung als übermächtig. Diese Angst kann sogar körperliche Symptome auslösen, zum Beispiel Schwitzen, Zittern, Herzrasen und Übelkeit.

der Seele. Wenn sich Gefühle anstauen, kann sich ein erheblicher emotionaler Druck aufbauen, der sich in Wut und Aggression äußern kann. Suchen Sie sich Möglichkeiten, diesen Druck abzubauen – beispielsweise durch Bewegung.

Hilfreich ist der Kontakt zu Freunden, Familienmitgliedern oder Selbsthilfegruppen, möglicherweise können Sie Ihre Ängste auch Ihrem Hausarzt oder einem Seelsorger anvertrauen. Besonders mit Freunden, Kollegen oder Verwandten können Sie Dinge unternehmen, die Sie ablenken – sei es ein Spaziergang, ein Konzertbesuch oder eine Einkaufstour. Nehmen Sie sich bewusst Zeit für schöne Dinge und erlauben Sie sich, für einige Zeit die Krankheit Ihres Angehörigen zu vergessen.

Manche Angehörige von Krebspatienten kommen allerdings nur schwer damit klar, dass sie der Krankheit ihrer engen Bezugsperson so machtlos gegenüberstehen, und schaffen es nicht, mit diesen „Hausmitteln" wirksam gegen ihre Angst anzukommen. Wenn es Ihnen so geht, sind Sie damit nicht allein. Holen Sie sich Unterstützung durch Psychologen, Psychoonkologen oder in einer Krebsberatungsstelle.

Krebs als Trauma für die Patienten

Die psychische Krise, in die Krebspatienten geraten, führt dazu, dass sie ihr seelisches Gleichgewicht verlieren und die Situation nicht aus eigener Kraft bewältigen können. Empfinden sie ihre Lage als existenziell bedrohlich, können sie diese Krise als Trauma erleben. Sie reagieren darauf mit intensiver Angst, Hilflosigkeit oder Entsetzen. Das Erlebnis erschüttert ihr Vertrauen in sich selbst oder in andere. In der Folge ist ihre Lebensqualität massiv beeinträchtigt, und um wieder Stabilität zu gewinnen, brauchen sie professionelle Begleitung.

Es ist also durchaus möglich, dass Ihr Angehöriger unter einer traumatischen Krise leidet, depressiv verstimmt ist, Ängste oder sogenannte Anpassungsstörungen hat – er grübelt zum Beispiel, ist traurig, weint viel, hat Schlafstörungen oder empfindet Schuldgefühle. Ist Ihr Angehöriger davon betroffen, leben er und Sie mit der permanenten Angst, dass die Krankheit zurückkommen könnte, und achten auf jede körperliche Veränderung.

Menschen, die unter einem Trauma leiden, fühlen sich auch nach längerer Zeit noch genauso betroffen, als würde die Gefahr unverändert bestehen. Das macht die Lage für den Betroffenen und für sein Umfeld so schwierig. Ihr Angehöriger und Sie befinden sich quasi in einer dauerhaften „Hab-Acht-Stellung": So schreckt Sie zum Beispiel jede gesundheitliche Veränderung bei Ihrem Angehörigen auf, und sei es auch nur ein Schnupfen oder ein Zwicken im Rücken. Arztbesuche sind von Angst begleitet, weil sie massiv die Erinnerung an die Krankheit wecken. Teilweise werden sie deshalb nicht wahrgenommen, was die Angst wiederum verstärkt. Diese Situation belastet die ganze Familie.

Selbstverständlich bedeutet nicht jede Niedergeschlagenheit und Angst, dass die Person unter einem Trauma leidet. Eine Krebsdiagnose löst immer Angst aus, und diese Angst wird den Betroffenen lange Zeit begleiten. Ob eine Posttraumatischen Belastungsstörung (PTBS) im klinischen Sinne vorliegt, kann nur ein Arzt bzw. erfahrener Psychotherapeut feststellen. Folgende Symptome können jedoch darauf hinweisen und sollten abgeklärt werden:

- Der Betroffene hat sich aufdrängende, belastende Gedanken und Erinnerungen an das Trauma (Intrusionen).
- Das Trauma verursacht Erinnerungslücken (Bilder, Albträume, Flashbacks, partielle Amnesie), der Gesamtzusammenhang des Ereignisses fehlt, eine abschließende Verarbeitung findet nicht statt, und daher hat der Betroffene das Gefühl, dass es nicht vorbei ist.
- Der Betroffene steht weiterhin unter Stress und fühlt sich bedroht. Er leidet unter Schlafstörungen, ist schreckhaft und reizbar, kann sich nicht konzentrieren und Gefühle nicht aushalten.
- Der Betroffene vermeidet alle Reize, die ihn an das Trauma erinnern (Vermeidungsverhalten).

Sport hilft gegen Angst: Sportliche Aktivitäten können im Umgang mit Ängsten eine große Hilfe sein. Sie stärken damit nicht nur Ihre körperliche Fitness, sondern auch Ihr Selbstbewusstsein. Als Ergänzung und zur Entspannung sind sogenannte Mind-Body-Verfahren sinnvoll (mehr dazu im Kapitel „Die Zeit der Behandlung" ab S. 69).

- Der Betroffene leidet unter emotionaler Taubheit, die zu einem allgemeinen Rückzug, Interessenverlust und innerer Teilnahmslosigkeit führt.

Falls dies auf Ihren Angehörigen zutrifft, sollten Sie ihn ermutigen, professionelle Hilfe in Anspruch zu nehmen. Eine Posttraumatische Belastungsstörung muss behandelt werden, damit sie die Lebensqualität Ihres Angehörigen und Ihrer Familie nicht dauerhaft beeinträchtigt. Je eher eine PTBS erkannt wird, desto eher kann Ihr Angehöriger sein seelisches Gleichgewicht wiederfinden. Sprechen Sie ihn daher behutsam darauf an, wenn Sie den Verdacht haben, dass seine Belastungen über das unter den gegebenen Umständen normale Maß hinausgehen. Überhäufen Sie ihn nicht mit guten Ratschlägen, aber unterstützen Sie ihn, wenn er professionelle Hilfe suchen möchte. Sollte Ihr Angehöriger Hilfe ablehnen, fragen Sie seinen Arzt oder eine Krebsberatungsstelle um Rat.

Einen PTBS-Patienten unterstützen

Wenn Ihr Angehöriger unter einer vom Arzt oder Therapeuten diagnostizierten Posttraumatischen Belastungsstörung leidet, dann sind Sie für ihn eine wichtige Bezugsperson, die ihm auf seinem Weg beistehen kann. Es ist daher sinnvoll, wenn Sie sich zunächst darüber informieren, was eine PTBS überhaupt ist. Hören Sie Ihrem Angehörigen aufmerksam zu, nehmen Sie seine Angst ernst und tun Sie diese nicht mit „das wird schon wieder“ ab. Für Ihren Angehörigen sind seine Ängste real und bedrohlich. Je eher eine PTBS behandelt wird, desto besser ist die Prognose. Mit einer spezialisierten Psychotherapie kann es aber durchaus gelingen, das Trauma zu überwinden.

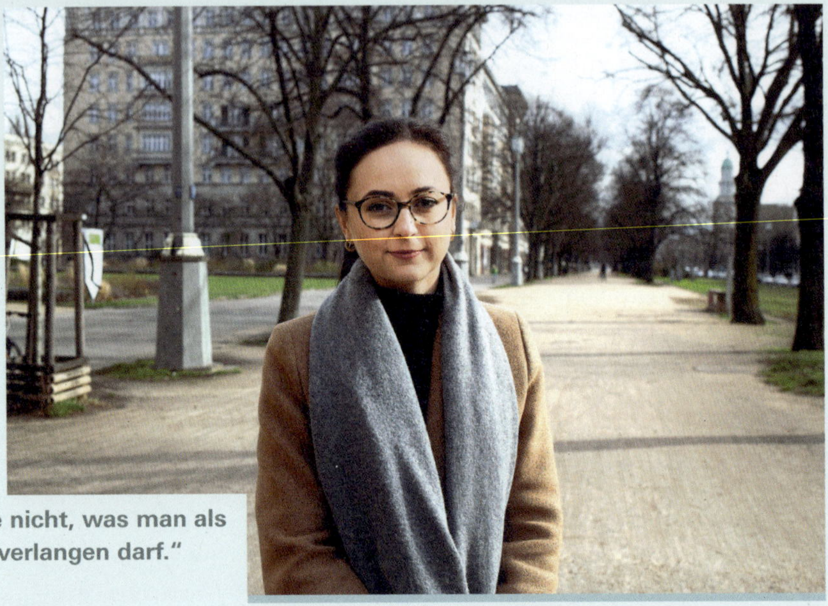

„Man wusste nicht, was man als Angehöriger verlangen darf."
Janette Krüger

„Ich musste lernen, loszulassen."

Die Geschichte von Janette Krüger

Im Mai 2019 gönnt sich Janette Krüger eine berufliche Auszeit. „Ich hatte viel gearbeitet und wollte eine Weile durch die Welt reisen. In Neuseeland erhielt ich die Nachricht, dass meine Mutter an einem multiplen Myelom erkrankt ist. Ich bin dann bald nach Hause geflogen, weil ich es nicht ertragen konnte, so weit weg zu sein."

Zurück in Deutschland, ist Janette nach Bayern gefahren, wo ihre Eltern und einer ihrer beiden älteren Brüder leben. Für ihre Mutter sollte die Therapie beginnen – aber es kam anders. „Sie hatte plötzlich sehr starke Bauchschmerzen und wir haben sie in die Notaufnahme gebracht. Die Untersuchungen haben sich stundenlang hingezogen, dabei war für uns das Schlimmste, dass wir nicht wussten, was mit meiner Mutter passiert. Man wartet und bekommt keine Informationen, man weiß aber auch nicht, was darf ich als Angehöriger verlangen, darf ich mit in den Untersuchungsraum, darf ich mithören usw."

„Die Ärzte hatten uns nur gesagt: ‚Es sieht schlecht aus, wir haben eine Vermutung.'" Noch in der Nacht wurde Janettes Mutter für weitere Untersuchungen in eine andere Klinik verlegt. „Da saß ich neben meiner Mutter im Krankenwagen, ohne zu wissen, was war.

Ausnahmezustand mit Sprachhürden

Janette und ihre Familie sind 1988 von Polen nach Deutschland gekommen, „aber", ergänzt Janette, „viele typisch polnische Einstellungen und Ansichten wirken bis heute nach. Zum Beispiel, dass private Probleme privat ausgekämpft werden. Und irgendwann musste ich für mich realisieren, dass ich das nicht schaffe."

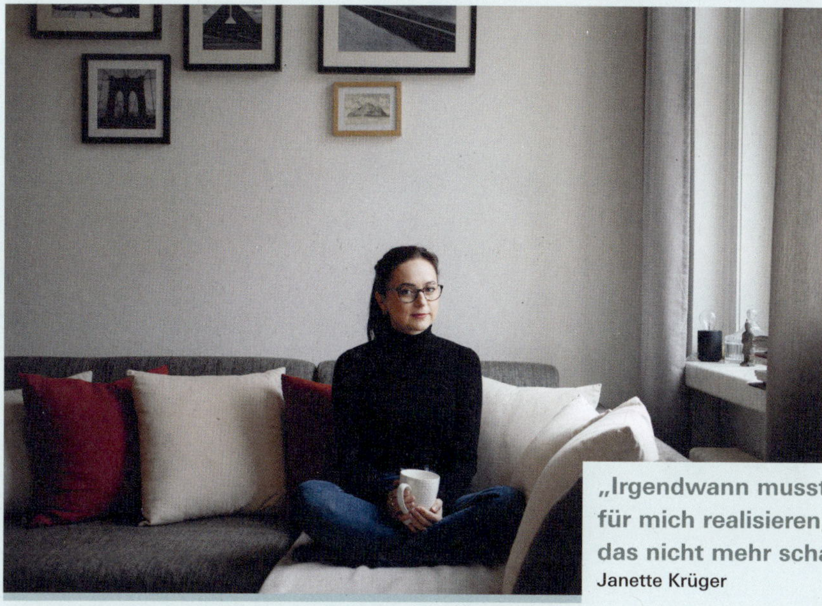

„Irgendwann musste ich für mich realisieren, dass ich das nicht mehr schaffe."
Janette Krüger

Janette blieb fast pausenlos bei ihrer Mutter im Krankenhaus. „Das Problem ist, dass meine Mutter nicht so gut Deutsch spricht. Sie kann schon irgendwie erklären, was sie für Beschwerden hat, aber keine schwierigen Zusammenhänge. Und die Sprache, die die Ärzte benutzen, hat es noch schwieriger gemacht. Sogar ich fragte mich oft, wieso denken sie, dass ich verstehe, was sie meinen?"

Janette erinnert sich, dass die Gespräche mit den Ärzten für sie und ihre Familie sehr frustrierend waren. „Wir hatten so viele Fragen, aber sie hatten keine Zeit." Dazu kam, dass der Informationsaustausch zwischen den Ärzten offenbar nicht gut funktionierte. „Wir mussten ständig die Krankengeschichte meiner Mutter erzählen, immer wieder aufs Neue. Und dauernd dieses elende Warten. Man weiß nicht, wann die Ärzte kommen, man sitzt im Krankenzimmer und lauert und traut sich nicht, rauszugehen, weil man Angst hat, sie zu verpassen, und dann in unserer Abwesenheit irgendetwas Wichtiges gesagt wird, was meine Mutter nicht versteht."

Aber Familie Krüger wusste sich zu helfen: Sie schrieben einen Zettel mit dem ganzen Krankheitsverlauf der Mutter, den sie jedem Arzt in die Hand drücken konnte. „Trotzdem blieb es bei Visiten oft schwierig, denn die Ärzte sprachen natürlich mit der Patientin. Wenn ich dann merkte, dass meine Mutter allein nicht klarkam, konnte ich mich nicht einfach einmischen; das ist in polnischen Familien sehr unhöflich, denn so entmündigt man den anderen in der Gegenwart von Fremden. Aber meine Mutter brauchte von mir diese Übersetzungshilfe."

Mit der Diagnose Bauchfellkrebs ergab sich das nächste Problem. „Meine Mutter hatte keine Patientenverfügung oder Vorsorgevollmacht. Da saß ich mitten in der Nacht bei ihr, übersetzte die Unterlagen ins Polnische und füllte sie mit ihr aus. Das war unheimlich anstrengend."

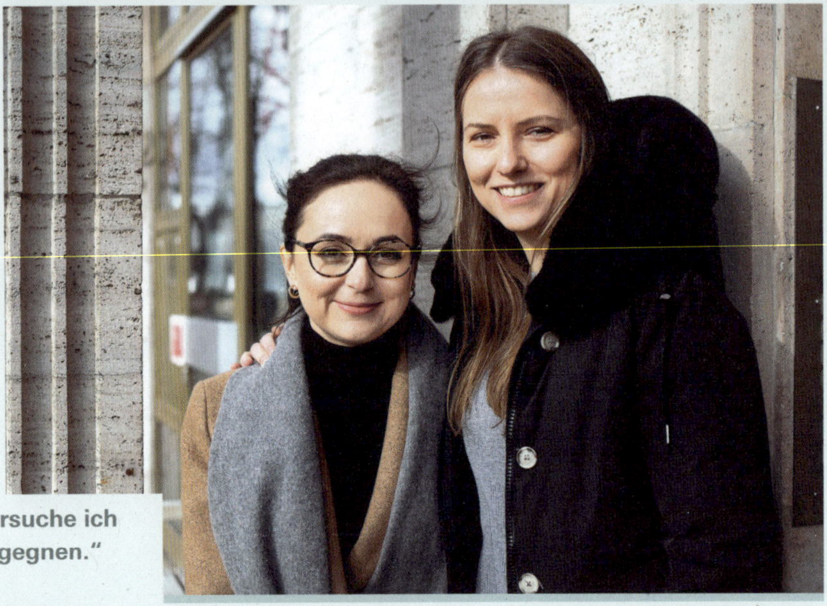

„Freunden versuche ich offener zu begegnen."
Janette Krüger

Rollentausch in der Familie

Während der verschiedenen Krankenhausaufenthalte in den folgenden Wochen pendelte Janette zwischen Berlin und Bayern, übernahm dort die Rolle ihrer Mutter, kümmerte sich um den Vater und die Brüder. „Ich habe dann so lange versucht, ihre Ansprüche zu erfüllen, bis ich realisiert habe, dass ich fix und fertig bin und so nicht weitermachen kann. Und so schwer es mir auch gefallen ist, ich musste den Männern sagen, dass ich die Rolle, in die sie mich unbewusst drängen, nicht mehr übernehmen kann. Meine Mama hatte Verständnis dafür; für sie war das Wichtigste, dass ich mein Leben nicht für sie aufgebe. Es hat sie immer belastet, wenn sie wusste, dass ich aus Berlin komme."

Der Einsamkeit entkommen

Janette entschloss sich, ihrem Bruder den Großteil der Verantwortung zu übergeben und in Berlin zu bleiben. Dort fühlte sie sich allerdings nicht nur „vollkommen am Ende", sondern auch einsam und verlassen. „Der Umgang mit meinen Freunden war schwierig. Sie wussten zwar, dass meine Mama krank ist, aber die ganze Dramatik hatte ich anfangs nicht erzählt. Es hatten sich während der Zeit wenige bei mir gemeldet und ich konnte mich nicht überwinden und aktiv sagen, dass es mir schlecht geht. Es war ein Teufelskreis: Für mich war es schrecklich, dass sich niemand meldete und gleichzeitig habe ich von mir aus keinen Kontakt aufgenommen aus lauter Angst, dass keiner antwortet." Irgendwann hat Janette sich dann doch ein Herz gefasst, und Freunde konnten zu einer wichtigen Unterstützung werden. „Heute sehe ich auch mich in der Pflicht, ihnen zu sagen, wie sie mit mir umgehen sollen."

Zum Glück erkannte Janette, wie sehr sie sich mit der Sorge um ihre Mutter und Fürsorge für ihre Familie belastet hatte: Sie wandte sich an die Krebsberatung Berlin,

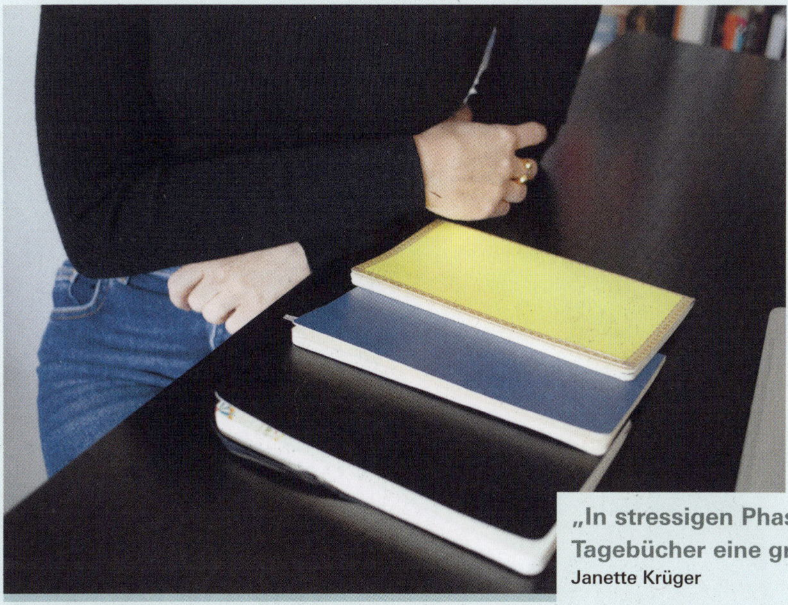

„In stressigen Phasen, waren meine Tagebücher eine große Hilfe."
Janette Krüger

die eine Beratungsstelle für Krebspatienten und Angehörige anbietet. „Bei den ersten beiden Notfallterminen habe ich einfach nur geweint. Ich bin dann auch noch zu Gruppentreffen gegangen, bei denen es für mich unglaublich wertvoll war, Menschen zu haben, mit denen ich reden konnte und die Ähnliches erlebt haben." Es gelang Janette, eine Therapeutin zu finden, die sie seitdem betreut. „Ich habe gelernt, keine Schuldgefühle zu haben, weil ich nicht vor Ort bin. Das war nicht einfach, denn in einer polnischen Familie ist es selbstverständlich, dass man sich aufopfert."

Schritte auf einem neuen Weg

Seit der Diagnose ihrer Mutter sind mittlerweile einige Monate vergangen; Weihnachten und Neujahr hat die Familie zusammen in Bayern gefeiert. Janette hat eine neue Stelle gefunden, mit der sie sehr zufrieden ist. „Schritt für Schritt finde ich in ein normales Alltagsleben zurück, ich mache Sport, gehe einkaufen. Freundschaften haben sich intensiviert, meine Freunde schaffen es, mich abzulenken, und sind meine ‚Berlin Family' geworden. Für meine Familie musste ich ein paar Regeln aufstellen, zum Beispiel dass mein Bruder mich spät abends nicht mehr anrufen und mir von Problemen erzählen kann, weil ich sie in die Nacht mitnehme," erzählt Janette. „Ich habe akzeptiert, dass unser Leben sich verändert hat. Und die Verbindung zu meiner Mama ist so intensiv, wir wissen, was wir einander bedeuten, egal, ob ich vor Ort bin oder nicht." Und die technischen Möglichkeiten helfen ihr sehr, um mit ihrer Familie in engem Kontakt zu bleiben.

Janette hat viel aus dem Erlebten gelernt: dass sie schwach sein darf, dass sie auf Warnsignale ihres Körpers hören muss, dass sie sich Hilfe holen darf. „Man darf nicht denken, dass man ein Übermensch ist und zu 200 Prozent performen muss, das geht nicht."

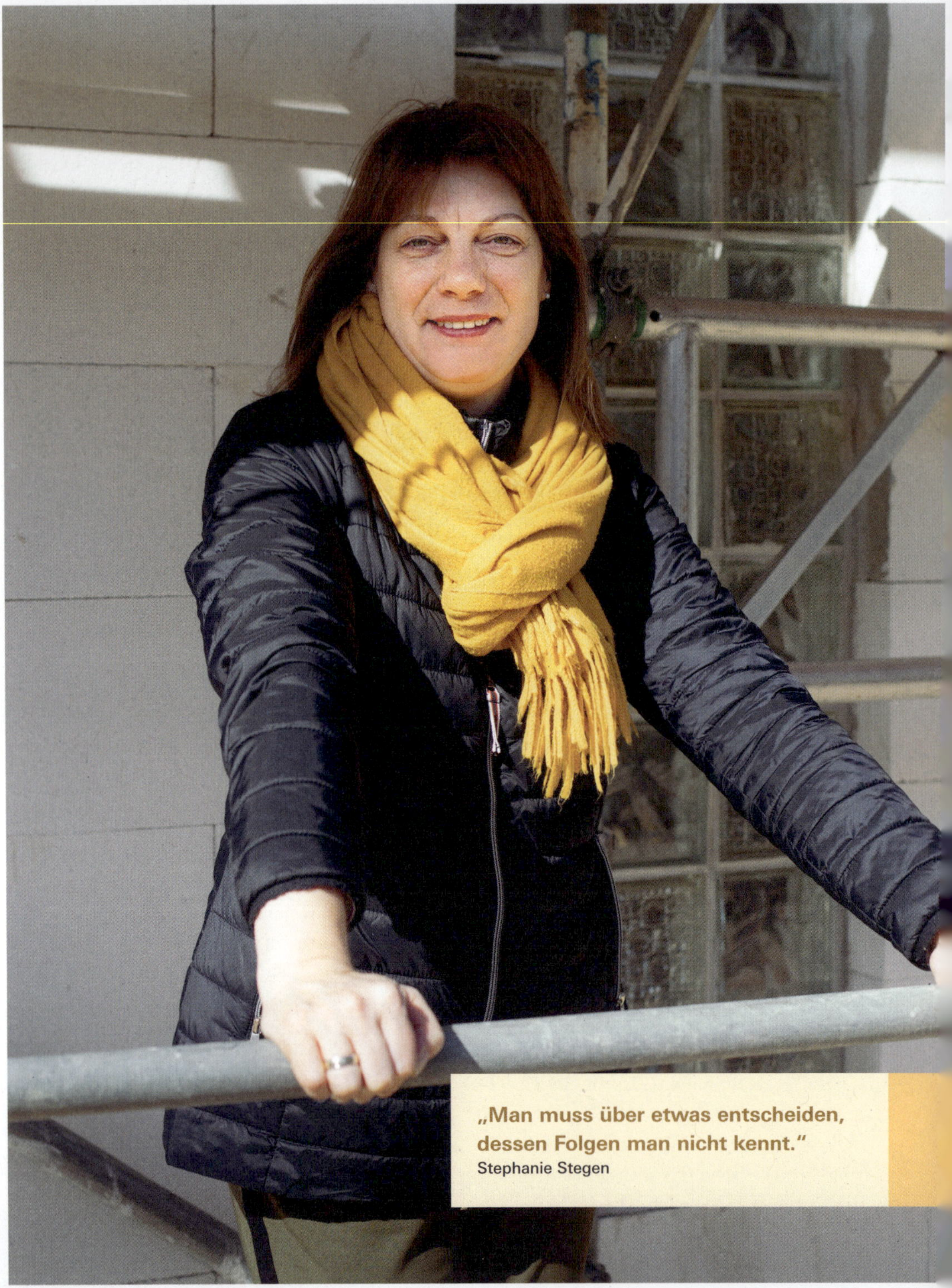

„Man muss über etwas entscheiden, dessen Folgen man nicht kennt.“
Stephanie Stegen

Selbst gesund bleiben

Die Fürsorge für Ihren Angehörigen wird Sie physisch und psychisch fordern. Achten Sie daher auf Ihre eigenen Grenzen und nehmen Sie sich auch Zeit für sich.

Während Ihr kranker Angehöriger gegen seine Krankheit kämpft, fahren Sie ihn zur Chemotherapie und holen ihn wieder ab, in der Zwischenzeit kaufen Sie ein, mähen den Rasen, hängen Wäsche auf und bringen Ihren Sohn zum Fußballtraining. Am Abend kommen Sie erst spät zur Ruhe – aber Sie können nicht abschalten, immer wieder verfolgt Sie vielleicht die Angst um Ihren Angehörigen und die Angst vor der Zukunft.

Sie sind von der Erkrankung genauso betroffen wie der Krebspatient, wenn auch auf eine andere Art und Weise: Sie versuchen, den Spagat zwischen der Fürsorge für Ihren Angehörigen, Ihrer Familie, Ihrem Beruf und Ihren eigenen Bedürfnissen zu schaffen. Oft entsteht dabei nach und nach ein Konflikt zwischen den eigenen Erwartungen und dem, was wirklich umsetzbar ist. Viele Angehörige von Krebspatienten geraten dadurch zunehmend unter Stress, den ihr Umfeld allerdings oft gar nicht richtig wahrnimmt, weil sich die ganze Aufmerksamkeit auf den Kranken konzentriert.

Möglicherweise nehmen Sie Ihre eigenen Bedürfnisse zurück und halten sie in Anbetracht der lebensbedrohlichen Krankheit Ihres Angehörigen für eher unerheblich. Aber Ihr Körper und Ihre Seele werden diesem Stress auf Dauer nicht standhalten können, deshalb müssen Sie sich Auszeiten gönnen, sich bei Bedarf auch professionelle Hilfe holen. Sonst ist Ihr „Akku" irgendwann leer.

Achten Sie auf sich!

Die Krebserkrankung Ihres Angehörigen ist eine weitere Herausforderung – zusätzlich zu all dem, was Sie ohnehin jeden Tag leisten. Es ist wichtig, dass Sie gut auf sich achtgeben.

Sie geben bei der Unterstützung Ihres Angehörigen „volle Leistung" und versuchen gleichzeitig, Ihre anderen Aufgaben nicht zu vernachlässigen. Dann kann es gut sein, dass Sie über Ihre eigenen Grenzen hinausgehen und sich überlasten.

Damit ist aber weder Ihrem Angehörigen noch den anderen Familienmitgliedern geholfen und schon gar nicht Ihnen selbst. Um gesund zu sein und zu bleiben, ist es wichtig, dass Sie allen wichtigen Bereichen des Lebens genügend Raum geben: Dazu gehören Partnerschaft und Familie, Freunde, Beruf und persönliche Interessen, Gesundheit und gegebenenfalls Spiritualität. Setzen Sie sich daher realistische Ziele.

Äußere Belastungen erkennen

Die Belastungen durch die Krankheit Ihres Angehörigen sind vielfältig und werden sich auf die eine oder andere Weise auf Ihr Leben auswirken. Da sind zunächst einmal diverse äußere Belastungen. Ganz vorn werden bei vielen veränderte oder sogar bedrohte Zukunftsperspektiven stehen: Vielleicht hatten Sie eine größere Reise geplant, die nun erst einmal in weite Ferne rückt, oder Sie wollten umziehen, möglicherweise in eine andere Stadt und damit weg von Ihrem erkrankten Angehörigen. Bei vielen ergeben sich finanzielle Probleme, oft durch ein geringeres Arbeitsentgelt bzw. Krankengeld, das der Erkrankte anstelle des vollen Gehaltes bekommt.

Falls Sie selbst berufstätig sind, werden Sie sich auf Veränderungen einstellen müssen: Sie werden den Spagat zwischen Beruf, häuslichem Alltag und Versorgung Ihres Angehörigen bewältigen wollen, darunter kann Ihre Arbeitsleistung leiden.

→ Lösungen für Berufstätige

Ist absehbar, dass Sie die Mehrfachbelastung nur für eine relativ kurze Zeit bewältigen müssen, können Sie dies vielleicht durch Überstunden oder Urlaubstage abdecken. Dauert die Situation wahrscheinlich länger, können Sie überlegen, Ihre Arbeitszeit zu reduzieren oder Pflegezeit in Anspruch zu nehmen (siehe S. 179). Oft helfen offene Gespräche mit dem Arbeitgeber, um eine für alle passende Lösung zu finden.

Durch die zusätzlichen Aufgaben, die sich aus der Betreuung Ihres Angehörigen ergeben, fehlt Ihnen vermehrt Zeit für eigene Aktivitäten wie Sport oder Hobbys, wodurch sich Ihre Kontakte zu Freunden oder Kollegen vielleicht reduzieren. Möglicherweise werden Sie Aufgaben übernehmen müssen, die bisher von Ihrem Angehörigen erledigt wurden. Damit vergrößert sich nicht nur Ihr Arbeitspensum, sondern Sie nehmen im Familiengefüge auch eine erweiterte, veränderte Rolle ein (siehe S. 35). Dass solche zusätzlichen Aufgaben Sie immer wieder anstrengen und Sie erschöpfen, ist nicht verwunderlich.

Die emotionalen Belastungen

Zu den äußeren kommen emotionale Belastungen, die Sie über lange Zeit begleiten werden. Immer wieder werden Sie und Ihr Angehöriger sich fragen, wie die Krankheit verlaufen wird, ob die Therapie anschlägt, ob er nach der Behandlung geheilt sein wird oder ob ein Rückfall auftreten wird. Mit der Angst davor ist die Angst vor der Zukunft und um die eigene Existenz eng verbunden: Wenn Ihre Zukunftsplanung durcheinandergerät, ist es nachvollziehbar, dass Sie mit Hilflosigkeit oder sogar Wut reagieren.

Um diese schwierige Situation bewältigen zu können, ist es wichtig, sich eigene Belastungen zunächst einmal einzugestehen. Mancher verschließt bewusst die Augen davor und vernachlässigt im Umgang mit dem erkrankten Angehörigen zunehmend eigene Bedürfnisse. Dadurch gerät er in eine Spirale immer größer werdender Belastungen und Verdrängungsmechanismen.

Auch wenn Ihnen diese Probleme im Augenblick unüberwindbar vorkommen, werden Sie im Laufe der Zeit feststellen, dass Sie zusammen den „Berg" der Krebserkrankung erklimmen.

Die Grenzen des Machbaren und des Mitleids

Sie sind mit Ihrem kranken Angehörigen eng verbunden. Möglicherweise haben Sie die Aufgabe, ihn durch seine Krankheit zu begleiten, zunächst ganz selbstverständlich übernommen. Bei allem Altruismus sind Sie aber dennoch für Ihr eigenes Leben verantwortlich und gegebenenfalls für das Ihrer engsten Familie. Damit ist nicht alles, was Sie umsetzen möchten, tatsächlich machbar: Möglicherweise haben Sie kurz vor der Krebsdiagnose Ihres Angehörigen eine neue Stelle angenommen oder Ihr Kind ist eingeschult worden. Vielleicht sind Sie umgezogen und wohnen weit entfernt von Ihrem kranken Angehörigen. Oder Sie haben selbst gesundheitliche Probleme.

So sehr Sie sich anstrengen, um den Bedürfnissen Ihres Angehörigen und parallel denen Ihrer Familie gerecht zu werden, Sie tragen auch die Verantwortung für sich selbst. Bei all den Belastungen kann es irgendwann passieren, dass Sie an Ihre Grenzen stoßen. Vielleicht werden Sie feststellen, dass Sie zwar alle Möglichkeiten des Organi-

Tanken Sie seelisch auf! Durch die intensive Betreuung fehlen Ihnen nicht nur Pausen, sondern oft auch Anerkennung, Aufmerksamkeit und positive Rückmeldungen. Dadurch fehlt Ihnen vielleicht das seelische Auftanken, das Ihnen beispielsweise Entspannungskurse bieten können. Solche Kurse bieten etwa Krankenkassen oder Volkshochschulen an. Auch Krebsberatungsstellen bieten Hilfe an.

sierens ausschöpfen, aber dennoch fehlt Zeit, um mit Ihrer Familie gemeinsam Dinge zu machen, die früher selbstverständlich waren – sei es das gemeinsame Mittagessen, die Kuschel- und Vorlesestunde mit Ihren Kindern oder am Wochenende ein Saunabesuch mit Ihrem Partner. Diese Fixpunkte geben Halt und Struktur; wenn sie wegfallen, kann ein eingespielter Alltag leicht aus den Fugen geraten, und aus dem entstehenden Zwiespalt erwachsen Ihnen Schuldgefühle.

Deshalb ist es für Sie wichtig, dass Sie sich selbst Grenzen setzen und nur bis zu einem gewissen Grad mitleiden. Sonst sind Sie irgendwann überfordert, können für Ihren Angehörigen nicht mehr da sein und werden am Ende noch selbst krank. Wenn Sie ihn zum Beispiel dauerhaft selbst pflegen und dadurch viel zu wenig schlafen, können Sie aufgrund Ihrer Überforderung irgendwann sogar aggressiv gegen ihn werden. Ein Mensch, der dauerhaft auf Hochtouren läuft, braucht zwischendrin Auszeiten, in denen er sich erholen kann. Je größer die Belastung ist, desto mehr Entspannung ist notwendig.

Die Warnsignale wahrnehmen

„Warum hat mich niemand gefragt, wie ich mich eigentlich fühle? Das hätte mir gut getan", sagen viele Betroffene im Rückblick. Vielleicht geht es auch Ihnen so: Ihrem Angehörigen gegenüber demonstrieren Sie Stärke, dabei benötigen Sie Ihrerseits Hilfe. Oftmals sind Sie auf sich allein gestellt, denn kaum jemand aus Ihrem Umfeld nimmt Ihre Nöte und Ihre Hilfsbedürftigkeit wahr und erkundigt sich nach Ihrem Befinden. Wie stark die Situation Sie belastet, hängt unter anderem vom Verwandtschaftsgrad zu Ihrem kranken Angehörigen ab, davon, wie weit die Erkrankung fortgeschritten ist und wie lange die Diagnose zurückliegt. Eine palliative Pflegesituation ist besonders bedrückend.

Dabei ist es nicht einfach, zu erkennen, dass man seine Belastungsgrenze erreicht hat, denn unser Körper mobilisiert so lange wie möglich seine Energiereserven, um weiter zu funktionieren: Sie sind permanent in großer Sorge, ständig angespannt, Sie können nicht mehr in Ruhe einkaufen oder einen Film im Fernsehen anschauen. Die

Angst vor der Zukunft begleitet Sie rund um die Uhr und beeinträchtigt Ihre Lebensqualität; irgendwann können körperliche und seelische Störungen zutage treten. Der sonst gewohnte Wechsel zwischen Spannung und Entspannung geht verloren, der Organismus läuft nur noch auf Hochtouren, bis auch das irgendwann nicht mehr geht und das gesamte „System“ kollabiert.

Manchmal ist nur der berühmte Tropfen nötig, der das Fass zum Überlaufen bringt. Selbst der gut gemeinte Rat von Freunden „Entspann dich mal!“ ist dann zu viel und setzt Sie nur noch mehr unter Druck.

→ Aggressionen sind ein Alarmzeichen

Wenn sich bei Ihnen Wut auf den Angehörigen bemerkbar macht, weil Ihre eigenen Bedürfnisse zu kurz kommen, wenn Sie den Eindruck haben, dass er Sie mit Absicht ärgert, oder wenn Sie Aggressionen gegen den Erkrankten, die Ärzte, das Pflegepersonal oder Familienangehörige entwickeln, nehmen Sie diese Warnsignale ernst. Haben Sie den Mut zu sagen: „Ich kann nicht mehr.“

Psychische Überlastung deutet sich durch verschiedene Symptome an. Jedes einzelne für sich ist zunächst einmal unauffällig, treten sie aber in Kombination und häufiger auf, dann sollten Sie aufmerksam werden und sich professionelle Hilfe suchen.

Eine Bestandsaufnahme machen

Bevor Sie sich konkret überlegen, an welchen Stellschrauben Sie drehen können, um sich zu entlasten, machen Sie zunächst eine Bestandsaufnahme – auch wenn es Ihnen erst einmal schwerfällt. Achten Sie darauf, ob Sie Warnsignale bei sich entdecken, die Körper und Seele aussenden. Sind Sie dauernd erschöpft, kraftlos und müde? Fühlen Sie sich ausgelaugt und fragen sich oft, wie Sie die vor Ihnen liegenden Aufgaben bewältigen sollen? Kommen Nervosität und innere Unruhe hinzu: Stehen Sie von morgens bis abends unter Strom, haben das Gefühl, dass Sie ohne Pause immer weitermachen müssen und trotzdem Ihr Pensum nicht schaffen, und finden keine Erholung mehr?

Gleichzeitig sind Sie möglicherweise niedergeschlagen, fühlen sich innerlich leer: Kommt es Ihnen manchmal so vor, als würden Sie in einem tiefen Loch sitzen, aus dem es keinen Ausweg gibt? So sehr Sie sich auch anstrengen, erscheint Ihnen alles sinnlos, und haben Sie immer wieder allen anderen gegenüber Schuldgefühle? Haben Sie ein schlechtes Gewissen, weil Sie überzeugt sind, dass Sie versagt haben? Schwankt Ihre Stimmung und verstehen Sie sich manchmal selbst nicht mehr – geschweige denn Ihren Angehörigen, der ohnehin mit sich selbst zu kämpfen hat?

Zu den psychischen Beschwerden kommen physische, denen Sie wahrscheinlich oftmals gar keine konkrete Ursache zuordnen können:

→ Körperliche Beschwerden

Vielleicht haben Sie Magenschmerzen oder Probleme mit der Verdauung. Es könnte Sie Hautausschlag plagen. Auch Kopf- und Rückenschmerzen können bei psychischen Belastungen häufiger auftreten. Durch den permanenten Stress ist Ihr Immunsystem geschwächt, deshalb können Sie häufiger unter Infektionen wie Erkältungen oder Durchfall leiden. Nehmen Sie auch diese Signale wahr und ernst.

Ein typisches Anzeichen für starke Belastungen sind Schlafstörungen: Sie schlafen vielleicht unruhig, werden nachts häufiger wach, wälzen sich im Bett und können nur schwer wieder einschlafen, sodass Sie sich morgens wie gerädert fühlen. Im Laufe des Tages lähmt Sie ein bleiernes Gefühl, Ihre Beine fühlen sich schwer an und Sie haben den Eindruck, als wären Sie kilometerweit gelaufen. Auch wenn Sie im Grunde ein geselliger Mensch sind, möchten Sie nun häufiger allein sein.

Die Bestandsaufnahme wird vielleicht anstrengend sein, aber sie wird Ihnen zeigen, bei welchen Hebeln Sie ansetzen können, um aus dieser Spirale einen Ausweg und Lösungen für sich zu finden.

Finden Sie Lösungen

Eine Bestandsaufnahme zu machen, um Bereiche zu identifizieren, in denen Sie Unterstützung brauchen, ist der erste und wichtigste Schritt, damit Sie Lösungen finden können, die Ihnen helfen. Sie werden sehen, wie gut es Ihnen tut, wenn Sie sich nicht von morgens bis abends abhetzen müssen, sondern Zeit haben, durchzuatmen und Ruhe zu finden. Und davon werden nicht nur Sie, sondern alle in Ihrem Umfeld profitieren.

Je nach Schwerpunkt Ihrer Belastungen und Probleme gibt es verschiedene Lösungsansätze: Haben Sie hauptsächlich zeitliche Belastungen durch die zusätzlichen Aufgaben, überlegen Sie, wer Ihnen helfen könnte. Gibt es Freunde oder Nachbarn, die zum Beispiel mit dem Hund Gassi gehen oder Ihnen Einkäufe abnehmen können? Kann Ihr Angehöriger zumindest an einigen

Suchtgefahr: Manche versuchen, sich mit Aufputsch- oder Beruhigungsmitteln, Schlaf- oder Schmerztabletten sowie Zigaretten und Alkohol über die Runden zu retten. Das ist eine gefährliche Spirale, die dazu führen kann, dass man abhängig wird. Achten Sie deshalb darauf, dass Sie sich nicht einfach nur betäuben, statt echte Entspannung zu finden.

Tagen Essen auf Rädern bekommen? Kann ein Pflegedienst oder ambulantes Palliativteam (siehe S. 171) eingebunden werden? Vielleicht hat Ihr Angehöriger bereits so viele Zuzahlungen zu Medikamenten, Krankenhaus- und Rehaaufenthalten geleistet, dass er von weiteren Zuzahlungen befreit werden kann (siehe Kapitel „Finanzen und Recht“ S. 173). Bei finanziellen Problemen kann Ihnen eine individuelle sozialrechtliche Beratung weiterhelfen, wie sie etwa Kliniksozialdienste, Krebsberatungsstellen oder auch Sozialverbände (meist kostenpflichtig) anbieten. Auch bei Ämtern oder Behörden gibt es telefonische Beratungsangebote; viele Städte bieten Bürgertelefone oder Bürgerservices an. Auch die Verbraucherzentralen oder karitative Einrichtungen können bei vielen Fragen (meist kostenlos) weiterhelfen.

Müssen und wollen Sie in Ihrem Beruf kürzertreten, um sich um Ihren Angehörigen zu kümmern? Inwieweit sich dafür individuelle Regelungen finden lassen, hängt von der Art Ihrer Berufstätigkeit ab, noch mehr aber von Ihrem Verhältnis zu Ihrem Arbeitgeber. Vielleicht können Sie für eine begrenzte Zeit weniger Stunden arbeiten, unbezahlten Urlaub nehmen oder einen Teil Ihrer Arbeit zu Hause bzw. am Wochenende erledigen. Vielleicht können Sie vorübergehend auf einen anderen, weniger stressigen Arbeitsplatz innerhalb der Firma wechseln. Bitten Sie Ihren Personalchef oder Arbeitgeber um ein klärendes Gespräch und binden Sie ruhig den Betriebsrat ein. Oft werden Sie auf Entgegenkommen und Verständnis stoßen.

Im Übrigen stehen Ihnen die vom Gesetzgeber vorgesehenen Möglichkeiten zum Beispiel für pflegende Angehörige offen (siehe S. 172).

Zusammen stark bleiben

Meine Wunschliste. Machen Sie eine Wunschliste, was Sie delegieren möchten. Wer sich einträgt, sollte die Aufgaben regelmäßig übernehmen: Die Mutter der besten Freundin Ihrer Tochter nimmt sie zum Beispiel dreimal in der Woche aus dem Kindergarten mit, Ihr Sohn kann an diesen Tagen in der Schule Hausaufgaben machen. Einmal die Woche kocht eine Nachbarin für Ihre Mutter. Ihr Mann erledigt die Wochenendeinkäufe; Ihr Bruder fährt Ihre Mutter zu Untersuchungen und kümmert sich um Bankangelegenheiten. Auch Ihre Kinder können in begrenztem Umfang helfen: etwa den Müll wegbringen oder die Spülmaschine ausräumen. Selbst kleine Entlastungen zählen, damit Sie wieder mehr Zeit für sich haben.

Checkliste

Bestandsaufnahme: Was belastet mich?

Wenn Sie Ihre Situation analysieren, können Sie herausfinden, was Sie besonders belastet.

Zeitliche Probleme

- ☐ Ich muss so viele zusätzliche Aufgaben erledigen. Welche sind das?
- ☐ Ich muss Tag und Nacht verfügbar sein.
- ☐ Ich habe keine Zeit mehr, die ich frei gestalten kann.
- ☐ Ich habe zu wenig Zeit für meine Hobbys.
- ☐ Ich bekomme zu wenig Schlaf.
- ☐ Ich kann mich momentan nicht mehr richtig erholen.
- ☐ Ich habe zu wenig Zeit für meine Freunde.

Finanzielle Sorgen

- ☐ Uns belasten die zusätzlichen, krankheitsbedingten Ausgaben (Medikamente, Zuzahlungen zu Krankenhaus etc., Kosten für Fahrten zum Krankenhaus o. Ä.).
- ☐ Unser Familieneinkommen ist generell (zu) gering.
- ☐ Die bürokratischen Hürden (z. B. Pflegestufe, Schwerbehindertenausweis) machen mir zu schaffen.

Zwischenmenschliche Probleme

- ☐ Durch die Krankheit entstehen vermehrt Konflikte in der Familie.
- ☐ Ich habe zu wenig Zeit für die Kinder/die anderen Familienmitglieder.
- ☐ Ich befürchte, dass mein kranker Angehöriger den Kampf gegen seine Krankheit aufgegeben hat.

Emotionen und Selbstverständnis

- ☐ Ich habe Angst, den geliebten Menschen zu verlieren.
- ☐ Ich habe das Gefühl, mit meinen Sorgen alleine zu sein.
- ☐ Meine Lebensplanung hat sich vollkommen verändert.
- ☐ Ich muss meine eigene Berufstätigkeit reduzieren.
- ☐ Ich kann nicht mehr berufstätig sein.

Anderes, nämlich

....

Wie Sie sehen, lassen sich die Belastungen übergeordneten Problemfeldern zuordnen. Wenn Sie schauen, was Sie angekreuzt haben, kristallisiert sich vielleicht ein Schwerpunkt heraus oder auch zwei. Dafür können Sie gezielt Lösungen angehen.

Seien Sie gut zu sich selbst

Es mag sich seltsam anhören, aber Sie sollten Ihr eigener Freund sein. Wenn Sie eine gute Beziehung zu sich haben, wird sich das auch positiv auf Ihr Umfeld auswirken.

Der Begriff der Selbstfürsorge bedeutet zwar für jeden Menschen etwas anderes und ist von den individuellen Gegebenheiten des Einzelnen abhängig, grundsätzlich lässt er sich aber in einfachen Worten auf den Punkt bringen: „Sei gut zu dir selbst!"

Wenn Sie sich angewöhnen, auch an sich zu denken, werden Sie belastbarer sein. Es müssen gar nicht komplett freie Tage sein, Körper und Seele lassen sich auch in kleinen Etappen aufladen. Was haben Sie zum Beispiel in der letzten Woche für sich getan? Worüber haben Sie sich gefreut? Und wenn Sie in die Zukunft schauen, überlegen Sie einmal, was Sie schon seit Längerem einmal machen wollten, was Sie sich Gutes tun möchten und wie Sie sich dafür die Zeit schaffen.

Am besten und effektivsten ist es, wenn Sie in Ihren Wochenplan fest aufnehmen, was Sie für sich machen möchten, oder wenigstens freie Zeitfenster dafür lassen, die Sie von Woche zu Woche füllen können. Dabei brauchen Sie nicht von einer privaten Verabredung zur nächsten zu hetzen und somit wieder Stress aufzubauen – Sie können auch einfach Pausen vorsehen. Manchmal sind es nur Kleinigkeiten, die Ihnen Kraft geben, oder eine Umgebung, in der Sie ganz Sie selbst sein können. Besonders wichtig sind Sport und Bewegung, gerne auch an der frischen Luft.

Selbstfürsorge ist kein Egoismus

Wahrscheinlich werden Sie manchmal Gewissensbisse haben, weil Sie es sich gut gehen lassen, während es Ihrem Angehörigen gerade schlecht geht, oder weil Sie gesund sind und der andere krank ist. Sie brauchen aber keine Schuldgefühle zu haben, wenn Sie sich Zeit für Ihre Bedürfnisse nehmen. Denn diese Auszeiten von den anstrengenden Phasen, in denen Sie für Ihren Angehörigen da sind, werden Sie entlasten und für die nächsten Aufgaben stärken. Das kommt auch Ihrem Angehörigen zugute.

→ Perspektivwechsel

Fällt es Ihnen schwer, die Gewissensbisse abzuschütteln? Dann ändern Sie die Perspektive: Versetzen Sie sich in die Position Ihres Angehörigen und fragen Sie sich: „Wie würde ich denken, wenn mein Angehöriger et-

Was tut Ihnen gut? Machen Sie eine Liste mit all den Dingen und Tätigkeiten, die für Sie zur Selbstfürsorge gehören. Bringen Sie dann die einzelnen Punkte in eine Rangfolge: Was ist für Sie besonders wichtig, was weniger?

was für sich tut?" Höchstwahrscheinlich würden Sie es sich sogar wünschen, dass der andere auch an seine eigenen Bedürfnisse denkt.

Zeitmanagement: Die Kunst, sich Zeit zu schaffen

Möglicherweise denken Sie jetzt: Woher soll ich denn noch Zeit für mich nehmen, wenn die Zeit schon kaum für die anstehenden Aufgaben reicht? Dann können Ihnen ein paar Tipps helfen, das vorhandene Zeitkontingent besser zu nutzen. Schließlich wusste schon Seneca: „Es ist nicht zu wenig Zeit, die wir haben, sondern es ist zu viel Zeit, die wir nicht nutzen."

Erstellen Sie Tages- und Wochenpläne. So haben Sie eine gute Übersicht. Schauen Sie sich an, was täglich und wöchentlich anfällt, und hinterfragen Sie kritisch, ob Sie wirklich alles selbst machen müssen. Delegieren Sie, was geht. Legen Sie Listen an mit allem, was ansteht, und bringen Sie die Aufgaben in eine Rangfolge von „wichtig, rasch erledigen" bis hin zu „eher unwichtig". Erledigen Sie die Aufgaben dann konsequent nacheinander anstatt mehrere parallel nebeneinander. Jede abgehakte Aufgabe gibt Ihnen das gute Gefühl, wieder etwas geschafft zu haben. Wenn Sie Arbeiten zu bewältigen haben, die Ihre volle Konzentration benötigen, lassen Sie sich nicht ablenken.

Je komplexer die Aufgabe ist, der Sie sich gegenübersehen, desto eher fühlen Sie sich wie das Kaninchen vor der Schlange und sind versucht, die Aufgabe nach hinten zu schieben – wo sie aber nach wie vor wartet. Teilen Sie eine große Aufgabe lieber in kleine Etappen auf, die sich leichter abarbeiten lassen.

Selbstfürsorge: Was bedeutet das für Sie?

Nachdem Sie die Aufgaben identifiziert haben, die Sie abgeben können, haben Sie hoffentlich Ihre Zeit im Griff. Jetzt können Sie ausführlich darüber nachdenken, was Sie konkret für sich tun können.

Nehmen Sie nicht zu viele Dinge auf einmal in Angriff, denn Ihre Kapazitäten sind naturgemäß begrenzt. Wenn Sie eine Aufgabe erledigt haben (denken Sie an Ihre Prioritätenliste!), fördert das Ihre Zufriedenheit

Checkliste

Zeitmanagement

Teilen Sie Ihre Zeit sinnvoll ein:

- ☐ Identifizieren Sie die wichtigsten Aufgaben.
- ☐ Identifizieren Sie die eiligsten Aufgaben.
- ☐ Danach können Sie die verschiedenen Aufgaben sortieren und priorisieren:

– Was wichtig und eilig ist, muss sofort erledigt werden.

– Was wichtig, aber nicht eilig ist, kann auf später verschoben werden.

– Was unwichtig, aber eilig ist, können Sie an eine andere Person weitergeben.

– Was unwichtig und nicht eilig ist, können Sie entweder ganz nach hinten schieben oder gleich aussortieren.

und Sie können motiviert die nächste beginnen.
Ernähren Sie sich gesund: viel Obst, Gemüse und Salat, wenig Fleisch und Wurst, dafür mehr Fisch, Vollkornprodukte mit reichlich Ballaststoffen. Trinken Sie genügend (etwa 2 Liter pro Tag), vorzugsweise Wasser, Kräuter- und Früchtetees ohne Zucker. Seien Sie zurückhaltend bei Zucker. Genießen Sie das Essen: Nehmen Sie sich Zeit, setzen Sie sich an einen ansprechend gedeckten Tisch und tauschen Sie sich bei diesen Gelegenheiten mit der Familie aus.

→ Nein sagen

Zu Ihrer Selbstfürsorge gehört auch, dass Sie ab und zu Nein sagen. Sie haben im Augenblick so viel zu bewältigen, dass Sie sich nicht noch mehr aufladen müssen. Bittet Sie jemand um einen Gefallen, verschaffen Sie sich Bedenkzeit und nutzen Sie diesen Zeitpuffer, um sich zu fragen, was Sie wollen. Üben Sie, freundlich, aber bestimmt Nein zu sagen; Sie brauchen Ihre Ablehnung nicht zu rechtfertigen. Sie werden sehen, dass Ihnen das Neinsagen von Mal zu Mal leichter fällt. Lernen Sie, auch zu sich selbst Nein zu sagen!

Achten Sie darauf, dass Sie ausreichend und gut schlafen. Dabei ist es wichtig, dass Sie Ihren biologischen Rhythmus möglichst beibehalten, gehen Sie also am besten immer zur selben Zeit ins Bett. Vermeiden Sie Dinge, die Sie vom Einschlafen abhalten können, also beispielsweise schwere Mahlzeiten kurz vorm Schlafengehen oder Fernsehsendungen, die Sie aufregen. Machen Sie stattdessen einen kurzen Spaziergang und tanken Sie noch einmal frische Luft bevor Sie ins Bett gehen.

Darüber hinaus gibt es noch jede Menge andere Dinge, die Sie für sich tun können. Ein paar Anregungen, was noch alles zur Selbstfürsorge gehören kann:

- Nehmen Sie sich bewusst Zeit für sich: Lesen Sie ein Buch, gönnen Sie sich eine Massage, schauen Sie Ihren Lieblingsfilm, gehen Sie in die Sauna, schreiben Sie Tagebuch.
- Schaffen Sie sich kleine Erholungsinseln im Alltag: Trinken Sie in Ruhe einen Kaffee, gönnen Sie sich ein kurzes Mittagsschläfchen, nehmen Sie ein Entspannungsbad.
- Treffen Sie sich mit Freunden: zum Kinobesuch, Spieleabend, Wandern oder zum Einkaufen.
- Verbringen Sie Zeit in der Natur und an der frischen Luft.
- Machen Sie regelmäßig Sport.
- Planen Sie schöne Dinge mit Ihren Liebsten: Das kann ein gemütliches Essen sein, ein Ausflug oder der nächste gemeinsame Urlaub.
- Loben Sie sich für das, was Sie in den letzten Wochen und Monaten geschafft und vielleicht sogar neu gelernt haben.

Pflegen Sie Ihre Kontakte

Sie betreuen Ihren Angehörigen, versorgen die Familie und sind berufstätig – da bleibt für Freizeitaktivitäten und soziale Kontakte wenig Zeit. Dazu kommt, dass vielleicht einige Ihrer Freunde Hemmungen haben, bei Ihnen anzurufen oder Sie zu besuchen, weil sie nicht wissen, wie Sie mit der Krebserkrankung Ihres Angehörigen umgehen sollen. Wie schnell passiert es dann, dass sich Ihr Leben nur noch in Ihrem kleiner gewordenen Umfeld abspielt.

Anfangs mögen Sie das vielleicht sogar noch als entlastend empfinden – der wöchentliche Kegelabend war ohnehin seit einiger Zeit schwer machbar, Sie fanden Ihre Freundin bei den letzten Treffen eher anstrengend, weil Sie ihre Probleme im Vergleich zu den Ihrigen als banal eingestuft haben, und der Lauftreff hat Ihnen schon länger keinen Spaß mehr gemacht.

> **Zusammen stark bleiben**
>
> **Konflikte direkt ansprechen**
> Störungen oder Konflikte bringen Sand ins Getriebe und behindern eingespielte Abläufe. Sprechen Sie deshalb offen an, wenn Sie etwas stört: wenn zum Beispiel Ihre Schwester den Opa nicht wie zugesagt zur Physiotherapie fahren kann, wenn Ihr Chef Sie kurzfristig auf eine Dienstreise schickt oder wenn Ihr Freund Ihren Mann doch nicht im Krankenhaus besuchen kann. Versuchen Sie, solche Störungen direkt und stressfrei zu lösen.

Hilfe bei Einschlafproblemen: Sollten Sie oft Probleme mit dem Einschlafen haben, greifen Sie nicht gleich zu Schlaftabletten, sondern versuchen Sie Entspannungsübungen, etwa die Progressive Muskelrelaxation. Lavendel beruhigt und entspannt: Sie können eine Tasse Lavendeltee trinken, es gibt Lavendelöl zum Aufrollen auf die Schläfen oder Lavendelspray für die Bettwäsche.

Wenn jedoch Ihre sozialen Kontakte auf Dauer wegfallen, breitet sich ein Gefühl der Einsamkeit aus und beeinflusst Ihren Alltag. Sie werden sich dann immer mehr zurückziehen, Ihr Freundeskreis wird Ihr Verhalten unter Umständen als abweisend empfinden und sich seinerseits zurückziehen. Auf sich allein gestellt zu sein, ist nicht nur ein psychisches Problem, sondern kann sich auch auf die physische Gesundheit auswirken.

Gehen bzw. bleiben Sie also auf jeden Fall unter Menschen; es müssen gar nicht so viele Freunde, Nachbarn oder Kollegen sein, aber dafür die „richtigen". Wenn Sie also zum Geburtstag eingeladen werden, gehen Sie ruhig hin, obwohl Sie vielleicht nicht viel Lust haben. Oftmals erweisen sich Feiern, von denen man nicht viel erwartet, als besonders nett.

Knüpfen Sie neue Kontakte in Ihrem Umfeld, zur neuen Kollegin, zu Eltern von Klassenkameraden Ihrer Kinder oder zu anderen Angehörigen, die Sie im Krankenhaus kennengelernt haben. Sie können sich auch informieren, welche Vereine oder Nachbarschaftsinitiativen es in Ihrer Nähe gibt. Aus den neuen Kontakten müssen keine lebenslangen Freundschaften entstehen, es geht eher darum, dass Sie ab und zu über den Tellerrand Ihrer Welt schauen, die meist von der Krankheit Ihres Angehörigen geprägt ist. Seien Sie aber nicht enttäuscht, wenn nicht jede Kontaktaufnahme von Ihnen auf Gegenliebe stößt.

Geben Sie sich so, wie Sie sind, denn sich zu verstellen ist anstrengend und fällt meistens schnell auf. Ein nettes Lächeln ist oft ein guter „Türöffner".

→ Einsamkeit begegnen

Wenn Sie feststellen, dass Sie trotz allem viel allein sind, lassen Sie sich beraten, zum Beispiel bei einer karitativen Beratungsstelle oder – natürlich anonym – bei der Telefonseelsorge.

Wo bekommen Sie Hilfe?

In Ihrem engen und weiteren Umfeld gibt es vielleicht Menschen, die froh sind, etwas für Sie und Ihren Angehörigen tun zu können. Nutzen Sie aber auch professionelle Angebote.

Wenn Sie wissen, wofür Sie Hilfe benötigen, können Sie gezielt Unterstützung organisieren. In Ihrer Familie, Ihrer Nachbarschaft, Ihrem Freundeskreis oder unter Arbeitskollegen werden Sie bestimmt Helfer finden. Sie müssen allerdings auch offen für Angebote aus Ihrem Umfeld sein – also tatsächlich bereit sein, Aufgaben an andere zu delegieren – und sich im Einzelfall trauen, konkret um Hilfe zu bitten.

Auch bei diesem Thema werden sich Listen als hilfreich erweisen. Gerade dann, wenn Sie Menschen aus Ihrem Netzwerk einbeziehen, kann es sinnvoll sein, mit Online-Listen zu arbeiten, auf die alle zugreifen können. So können alle Beteiligten den Überblick behalten, und die Informationen sind für jeden verfügbar. Eventuelle Fragen müssen nicht immer von Ihnen beantwortet werden.

Bauen Sie sich Ihr eigenes Netzwerk auf

Wenn Sie in Ihr Adressbuch schauen, werden Sie dort einerseits Personen finden, die Sie schon sehr lange begleiten, wie Eltern, Geschwister und andere Familienmitglieder, und andererseits Freunde, Bekannte, Kollegen, zu denen der Kontakt wechselnd eng ist, manchmal sogar abbricht und durch neue Kontakte ersetzt wird. Solche sozialen Beziehungen geben Sicherheit und Geborgenheit und können Sie in Krisen auffangen.

In der jetzigen Situation, in der Sie durch die Krankheit Ihres Angehörigen belastet sind, benötigen Sie die intensive Unterstützung Ihres persönlichen Netzwerks. Jedes Mitglied aus diesem Netzwerk wird Sie bei den anstehenden Aufgaben entlasten, und einige ausgewählte werden Ihnen darüber hinaus als emotionale „Tankstelle“ zur Seite stehen.

Machen Sie so früh wie möglich eine erste Übersicht über regelmäßig wiederkehrende Aufgaben, zum Beispiel die Kinder von der Schule abholen oder mit dem Hund Gassi gehen. Es ist sinnvoll und vereinfacht die Planungen, wenn diese zuverlässig von denselben Personen übernommen werden können. Gerade für Kinder sind feste Bezugspersonen wichtig.

Wenn Sie wissen, wen Sie für welche Hilfe einplanen können, können Sie daraus den Tages- und Wochenplan entwickeln. Wichtig ist, dass die zugesagte Unterstützung auch zuverlässig eingehalten wird. Die allermeisten aus Ihrem Freundeskreis oder der Familie werden Sie so gut kennen, dass Sie ihre Zuverlässigkeit einschätzen können. Im Zweifel fragen Sie ruhig offen danach, denn nur eine verlässliche Hilfe ist eine gute Hilfe, die Sie entlastet. Sollten Sie sich nicht sicher sein, entscheiden Sie sich für einen anderen Helfer.

Stellen Sie sich auch darauf ein, dass Sie über die akute Behandlungsphase hinaus Helfer benötigen werden. In vielen Fällen werden Freunde und Bekannte gerne helfen.

→ Wer gehört zum Netzwerk?

Machen Sie eine Liste, auf der Sie notieren, wer Ihnen Hilfe angeboten hat, welche Aufgaben von ihm übernommen werden und ob er das regelmäßig machen kann. Das verschafft Ihnen einen Überblick und vielleicht fällt Ihnen noch jemand mehr ein.

Es kann allerdings passieren, dass manche sich nicht beteiligen oder sich sogar abwenden; das kann auch bei Familienmitgliedern vorkommen. Diese Menschen kommen vielleicht mit der Krankheit Ihres Angehörigen nicht klar oder sie wissen nicht, wie sie mit ihm umgehen sollen. Bringen Sie Verständnis für diese Reaktion auf und sagen Sie es diesen Freunden auch. Es kann gut sein, dass sich deren Haltung im Laufe der Zeit ändert.

Zusammen stark bleiben

Den Kranken einbeziehen. Teamarbeit gibt Stärke, auch im Umgang mit der Krebserkrankung Ihres Angehörigen. Beteiligen Sie ihn an der Auswahl, wer zu diesem Team gehören soll. Schließlich werden die Teammitglieder in engem Kontakt mit ihm stehen und teilweise in seinem Zuhause ein- und ausgehen.

Die Rolle der Freunde

Freunde sind ein wichtiges Element in dem Gefüge, das Ihren Angehörigen durch seine Krankheit begleitet. Sie sind nicht nur für ihn da, sondern auch – und manchmal ausschließlich – für Sie. Den Freunden kommt dabei eine besondere Rolle zu: Sie sind emotional nicht so belastet wie Familienangehörige und bewältigen schwierige Situationen manchmal leichter.

Es kann aber sein, dass gerade die Freunde, auf die man glaubt besonders zählen zu können, nicht da sind. Dann sind Sie verständlicherweise enttäuscht, der Freund wird aber seine Gründe dafür haben: Möglicherweise hatte er früher dramatische Erlebnisse mit Krankheit und kranken Menschen, die dazu geführt haben, dass er damit nicht wieder in Berührung kommen möchte. Vielleicht ist er einfach sehr schockiert und braucht Zeit, bis er mit Ihnen oder Ihrem Angehörigen sprechen kann. Es kann auch sein, dass Ihre Erwartungen zu hoch sind und er diese aus unterschiedlichen Gründen nicht erfüllen kann oder will. Wenn jemand aus Ihrem Freundeskreis nicht mit Ihrem kranken Angehörigen umgehen möchte, nehmen Sie es ihm nicht übel. Für Sie kann er dennoch eine wertvolle Stütze sein.

Professionelle Hilfsangebote

So gut die emotionale Unterstützung durch den Freundeskreis ist, für bestimmte Angelegenheiten sollten Sie professionelle Hilfsangebote nutzen. Wenn Sie zum Beispiel Probleme mit Behörden, Anträgen oder Formularen haben, können Sie sich themenspezifisch an verschiedene Behörden, Ämter oder Servicestellen wenden. Bei Fragen zur Pflegeeinstufung, zur Kostenübernahme für besondere Leistungen oder zu Rehaleistungen machen Sie Termine mit der Pflegekasse, Krankenkasse oder Rentenversicherung Ihres Angehörigen aus. Die Krankenkassen sind unter bestimmten Voraussetzungen auch Ihr Ansprechpartner, wenn Sie Hilfe im Haushalt oder bei der Betreuung kleiner Kinder benötigen.

Besonders belastend und daher dringend klärungsbedürftig sind finanzielle Probleme, die sich aus der Erkrankung Ihres Angehörigen ergeben. Vielleicht genügt bereits ein offenes Gespräch mit der Bank, um kurzfristige Engpässe zu überbrücken. Sind die Schwierigkeiten gravierender, kann es unter Umständen erforderlich sein, dass Sie sich an eine Schuldnerberatung wenden, die vielfach von gemeinnützigen Einrichtungen und Wohlfahrtsverbänden angeboten wird. Dort werden Sie kostenlos beraten.

Selbstverständlich können Sie auch bei diesen Themen psychoonkologische Beratung in Anspruch nehmen (siehe S. 86).

Selbsthilfe für Angehörige

Die Mitglieder von Krebs-Selbsthilfegruppen wissen, mit welchen Schwierigkeiten Sie und Ihr Angehöriger zu kämpfen haben (siehe S. 98).

Diese Gruppen sind keineswegs nur für Erkrankte da, sondern Sie als Angehöriger können ebenfalls Hilfe und Beratung erhalten. Sie können dort offen reden, ohne Rücksicht darauf, vielleicht eine unglückliche Formulierung zu wählen. Gefühle und Verzweiflung können Sie frei äußern. Wie Sie eine Gruppe für sich finden können, erfahren Sie im Serviceteil ab Seite 186.

Darüber hinaus existieren online viele Foren, Chats und Gruppen auf Facebook, in denen sich Angehörige von Krebspatienten anonym austauschen. Überdenken Sie, inwieweit dieses Medium für Sie geeignet ist; bei diesen Angeboten ist es allerdings schwierig, seriöse von fragwürdigen Seiten, bei denen verdeckt wirtschaftliche Interessen im Hintergrund stehen, zu unterscheiden. Deshalb sollten Sie in Internetforen zunächst mit persönlichen Informationen zurückhaltend sein.

Wenn Sie allein zurückbleiben

Nicht jede Krebserkrankung kann geheilt werden. Es kann sein, dass Sie Abschied nehmen müssen. Erlauben Sie sich, zu trauern, bevor Sie Ihren Weg allein weitergehen.

Auch wenn Sie seit Längerem darauf vorbereitet waren, löst der Augenblick, in dem Ihr Angehöriger seinen letzten Atemzug gemacht hat, bei Ihnen einen emotionalen Ausnahmezustand aus. Sie werden zwischen Schock, tiefer Verzweiflung, Abschiedsschmerz, Wut, Einsamkeit, Angst und Hoffnungslosigkeit schwanken. In der ersten Zeit bis zur Beerdigung Ihres Angehörigen und danach haben Sie viel zu organisieren. Diese Aufgaben lenken Sie zunächst ab und geben Ihnen Halt. Danach werden Sie mehr und mehr Zeit haben und zum Nachdenken kommen.

Die Phasen der Trauer verstehen

Sie werden tiefe Trauer empfinden. Machen Sie sich aber bewusst, dass dies nicht für immer so bleiben wird. Trauer ist ein Prozess, an dessen Ende Sie bereit sein werden, Ihren Lebensweg weiterzugehen. Trauerforscher haben festgestellt, dass Hinterbliebene typische Phasen durchlaufen:

- **Phase 1:** Nicht-wahrhaben-Wollen, dass die Person gestorben ist. Schockzustand mit teilweise heftigen Emotionen.
- **Phase 2:** Gefühlsausbrüche: Angst, Verzweiflung, Hilflosigkeit, Einsamkeit, Schuldgefühle, häufig Wut auf sich selbst ebenso wie auf den Verstorbenen, der nicht mehr da ist. Parallel körperliche Beschwerden wie Appetitlosigkeit, Gefühl des „Zugeschnürtseins", Nervosität.
- **Phase 3:** langsame Akzeptanz des Todes und Neuorientierung; gewohnte Aktivitäten werden wieder aufgenommen oder neue angefangen.
- **Phase 4:** Wiederfinden des inneren Gleichgewichts; der Hinterbliebene erkennt wieder Sinn im Leben und schaut in die Zukunft.

Wie Sie merken, diese Phasen ähneln den vier Phasen der Verarbeitung der Diagnose, die im zweiten Kapitel auf S. 29 beschrieben wurden.

Die Trauer bewältigen

Die Trauerphasen müssen nicht in genau dieser Reihenfolge ablaufen, manchmal vermischen sie sich. Auch die Dauer ist individuell sehr unterschiedlich, denn jeder hat sein eigenes Tempo, um den Verlust eines Angehörigen zu akzeptieren. Lassen Sie sich von Freunden oder Familienmitgliedern nicht vorschreiben, wie schnell Sie wieder ins Leben zurückfinden sollen.

Erlauben Sie sich Ihre Gefühle, aber wenn Sie feststellen, dass Sie es alleine nicht schaffen, lassen Sie sich helfen – von Ihrem Freundeskreis oder von professionellen Helfern wie Psychoonkologen oder Seelsorgern. Ist Ihr Angehöriger auf einer Palliativstation oder im Hospiz verstorben, ist die Trauerbegleitung der Hinterbliebenen Bestandteil der palliativmedizinischen Betreuung.

Wenn Sie Ihren Tagen Struktur und feste Abläufe geben, hilft auch das, in den Alltag zurückzufinden. Rituale wirken beruhigend, geben dem Leben Sinn und Sicherheit. Verabreden Sie sich an Tagen, die mit dem Verstorbenen besonders verbunden sind, wie etwa seinem Geburtstag oder Ihrem Hochzeitstag, und sprechen Sie über Ihren verstorbenen Angehörigen.

Unternehmen Sie etwas und lernen Sie neue Menschen kennen, damit sie weniger einsam sind. Vielleicht wenden Sie sich an ebenfalls Trauernde in einer Selbsthilfegruppe oder Sie beginnen mit einem neuen Hobby. Sie können sich auch ein Haustier anschaffen, das Ihre Aufmerksamkeit und Zuwendung braucht.

Dem Verstorbenen nahe bleiben

Das Sprichwort „Die Zeit heilt alle Wunden“ mag Ihnen banal vorkommen, aber es verbirgt sich Wahrheit dahinter: Sie werden Ihren Angehörigen nicht vergessen, immer um ihn trauern und Schmerz über seinen Verlust empfinden. Aber dieser Schmerz wird sich im Laufe der Wochen, Monate und Jahre verändern von einem akuten, kaum zu ertragenden hin zu einem im Verborgenen vorhandenen, der bei bestimmten Anlässen wieder zutage tritt. Und Sie werden lernen damit umzugehen.

Vielleicht hilft es Ihnen, wenn Sie in „Kontakt“ mit Ihrem Verstorbenen bleiben. Sie können zum Beispiel für eine gewisse Zeit Briefe an ihn schreiben, ein Tagebuch führen, in dem Sie ihn persönlich ansprechen („Weißt du, was ich heute gemacht habe?“), oder „Gespräche“ mit ihm führen. Fragen Sie sich, was Ihr verstorbener Angehöriger in bestimmten Situationen gesagt oder getan hätte. Sie können solche Dialoge nur im Stillen führen, aber sich auch laut mit ihm „unterhalten“.

Zusammen stark bleiben

Sich Glück erlauben. Erlauben Sie sich, wieder glücklich zu sein. Ihr Angehöriger hätte sicher nicht gewollt, dass Sie dauerhaft trauern und für den Rest Ihres Lebens unglücklich sind. Fangen Sie mit kleinen Freuden an: Kaufen Sie Blumen für die Wohnung, gehen Sie mit Freunden in ein Konzert oder entspannen Sie in der Sauna. Und lachen Sie wieder!

Wenn Sie mit Ihrem Angehörigen gemeinsame Rituale hatten – wenn Sie etwa jeden Abend vor dem Schlafengehen noch einmal im Garten frische Luft geschnappt haben, freitags immer in einem bestimmten Restaurant Fisch gegessen haben oder morgens erst aufgestanden sind, wenn Sie eine bestimmte Sendung im Radio gehört haben –, dann setzen Sie diese Rituale so lange fort, bis Sie merken, dass Sie die Routine verändern möchten.

Sie können auch Gewohnheiten übernehmen, die Ihr Angehöriger hatte, wenn Sie ihm auf diese Weise nahe sein möchten: Vielleicht hat er jeden Sonntag einen Spaziergang gemacht, hat das Wochenende immer mit einem besonderen Tee begonnen oder hat bei trockenem Wetter im Sommer nach dem Frühstück im Garten Zeitung gelesen. Sie können solche Gewohnheiten so lange fortsetzen, wie Ihnen danach ist und solange Sie Ihnen gut tun. Irgendwann kommt wahrscheinlich der Moment, wo Sie sich davon verabschieden, weil Sie genügend Abstand gewonnen haben und dann ist das auch gut so.

Trauernde Kinder

Wenn Ihr Kind schon älter ist, geben Sie ihm die Gelegenheit, sich von dem Verstorbenen auf der Beerdigung zu verabschieden. Beschreiben Sie ihm, wie eine Beerdigung ablaufen wird und wen Sie dazu eingeladen haben, und fragen Sie Ihr Kind, ob es dem geliebten Menschen etwas ins Grab mitgeben möchte. Wenn Ihr Kind allerdings nicht mit zur Beerdigung möchte, ist das auch in Ordnung. Sie können dann vielleicht später mit ihm auf den Friedhof gehen, wenn es das möchte.

Verbergen Sie vor Ihrem Kind nicht, dass Sie traurig sind; Sie können auch in Gegenwart Ihres Kindes weinen oder sich gegenseitig trösten. Durch diese Erfahrungen lernt Ihr Kind, dass Trauern ein normaler Prozess ist, der zum Leben gehört.

Ihr Kind braucht Unterstützung, um seine Trauer bewältigen zu können. Wenn Sie den Eindruck haben, dass Sie es allein nicht schaffen, sind manchmal Außenstehende, die der Familie eng verbunden sind, eine große Hilfe oder auch professionelle Trauerangebote.

Kinder trauern anders. Anders als Erwachsene sind sie nicht dauerhaft traurig. Bei ihnen tritt Trauer in Etappen auf: Sie können ganz plötzlich in Tränen ausbrechen und sind nicht lange danach wieder unbeschwert. Das ist kein Zeichen von mangelnder Betroffenheit, sondern schützt sie vor emotionaler Überbeanspruchung.

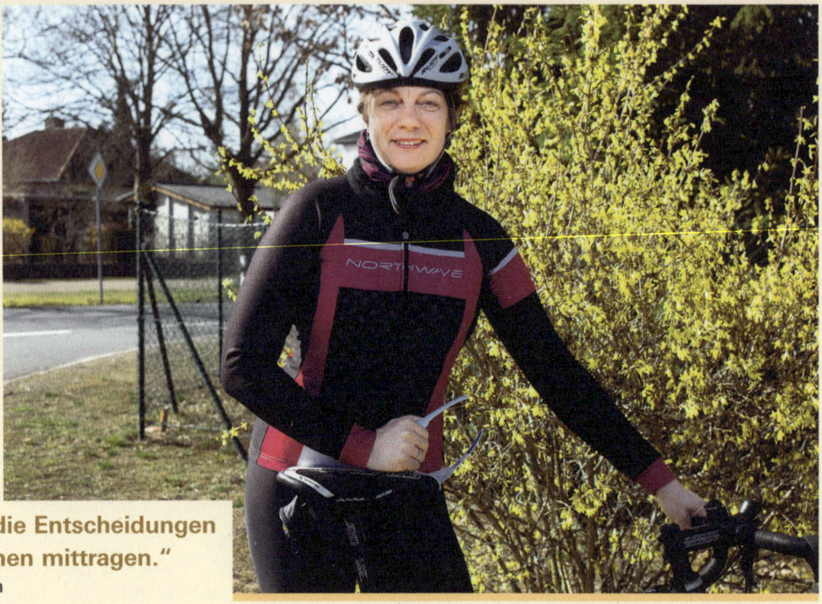

„Man muss die Entscheidungen des Betroffenen mittragen."
Stephanie Stegen

„Wer krank ist, entscheidet"

Die Geschichte von Stephanie Stegen

„Ich bin mit Krebs aufgewachsen. Meine Großmutter hatte mehrmals Brustkrebs, und ich erinnere mich, dass meine Mutter immer unendlich Angst davor hatte, selbst krank zu werden", erzählt Stephanie Stegen.

Stephanie Stegen gehört zu einer sogenannten Hochrisikofamilie. Ihre Großmutter ist jung an Brustkrebs gestorben, ihre Mutter dann mit Mitte 40 zum ersten Mal erkrankt. „Anfang der 1990-iger Jahre konnte man sich dann auf Genveränderungen testen lassen, und weil bei uns in der Familie so viele Frauen Brustkrebs hatten – also auch meine Großcousine und Cousine und noch mehrere Verwandte – hat meine Mutter diese molekulargenetische Untersuchung machen lassen. Allerdings war das Ergebnis ‚nicht informativ'."

Die engmaschige Kontrolle gibt Sicherheit

Aufgrund der gehäuften Brustkrebserkrankungen in der Familie ist klar, dass eine genetische Ursache dafür verantwortlich sein muss und Stephanie wurde in ein Hochrisikoprogramm aufgenommen. „Wir werden engmaschiger kontrolliert, viel intensiver und häufiger. Das war uns wichtig und gibt uns ein sicheres Gefühl, denn wenn etwas entdeckt wird, ist die Erkrankung noch in einem frühen Stadium", erklärt sie.

Sie und ihre Mutter sind regelmäßig zu den Untersuchungen gefahren. „Wir haben die Termine immer zusammengelegt und sind gemeinsam nach Berlin gefahren. Das waren richtige Mutter-Tochter-Ausflüge", erzählt Stephanie. „Und wenn alles in Ordnung war, haben wir danach in unserem Lieblingsgeschäft mit einer Praline zwischen den Regalen angestoßen und uns ein paar schöne Stunden gemacht. Wir haben diese Tage immer sehr genossen."

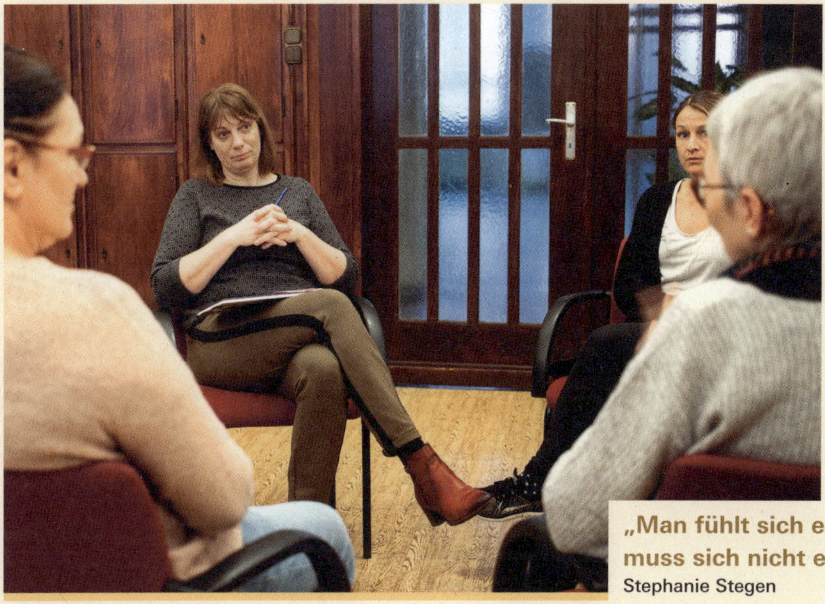

„Man fühlt sich eins, man muss sich nicht erklären."
Stephanie Stegen

Unterstützung für die Eltern

Als gelernte Pflegekraft hat Stephanie Stegen sich immer um ihre Mutter gekümmert, wenn diese krank war. „Dann vertauschten sich unsere Rollen, meine Mutter hat immer gefragt ‚Steffi, wie soll ich das jetzt machen und wie gehe ich damit um?' Wenn sie ins Krankenhaus musste, habe ich sie begleitet, bis zum OP. Auch mein Vater hat mich um Rat gefragt, durch meinen Beruf konnte ich einfach viele Zusammenhänge besser verstehen und erklären."

Die Doppelrolle als Tochter und „Pflegeprofi" fand Stephanie nicht belastend; dank ihrer Unterstützung hatte ihre Mutter weniger Angst, weil sie eine vertraute Person hatte, auf die sie sich verlassen konnte und die mit der Routine im Krankenhaus vertraut war. „Und sie fand es gut, dass ich damit klar kam, Verantwortung für sie zu übernehmen, sodass sie sich zurückfallen lassen und sich auf sich konzentrieren konnte. Auch mir ist es damit gut gegangen."

Für Stephanie selbst stellte sich irgendwann die Frage: Wie gehe ich damit um, dass ich eine Hochrisikofrau bin? Denn während die Krankenkassen für Frauen mit nachgewiesener Genmutation vorbeugende Operationen bezahlen, bei denen sie sich die Brüste abnehmen und die Eierstöcke entfernen lassen können, hatte sie als nicht informativ Getestete diese Möglichkeit nicht. „Ich weiß noch, zu Anfang, als wir das Ergebnis bekommen haben, da haben wir gejubelt. Kein mutiertes Gen gefunden. Aber wenn man genauer darüber nachdenkt, wird einem klar: Man muss darauf warten, dass man erkrankt. Denn für die Krankenkasse gelten wir als gesund, und für Gesunde werden keine vorbeugenden Operationen bezahlt."

Selbst entscheiden können

Als Stephanie Stegen 41 war, wurde bei einem MRT dann wirklich Brustkrebs im Frühstadium entdeckt. „Da war für mich

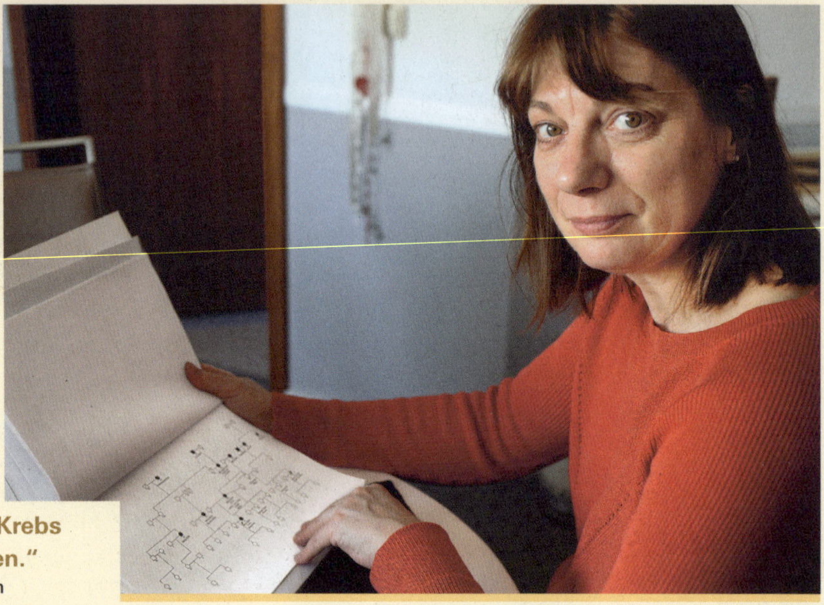

„Ich bin mit Krebs aufgewachsen."
Stephanie Stegen

klar: Ich möchte nicht immer wieder darauf warten, dass etwas entdeckt wird. Deshalb will ich die große Operation, bei der die Brust komplett abgenommen wird und die Eierstöcke entfernt werden. Damit mache ich für mich alles, was möglich ist."

Stephanie hatte viel Zeit, sich diesen Entschluss reiflich zu überlegen. „Und das war gut so, denn man muss ja über etwas entscheiden, was man nicht kennt, was man sich gar nicht vorstellen kann. Und worüber man mit anderen auch nicht reden kann. Woher soll man wissen, wie sich ein Körper ohne Brüste anfühlt? In der akuten Situation, als ich die Diagnose bekam, hätte darüber gar nicht nachdenken, geschweige denn entscheiden können."

Zwei Wochen lang hat Stephanie Stegen die Diagnose für sich behalten. „Weder meiner Familie, noch meiner Mutter habe ich etwas gesagt und über meinen Entschluss zur Operation noch einmal ganz für mich nachgedacht. Denn ich wusste, dass meine Mutter, die sich immer brusterhaltend hatte operieren lassen, sagen würde ‚Kind, wie kannst du nur?' Und es ist ja wirklich so, jeder sagt und rät etwas anderes und verunsichert den Patienten, der am Ende gar nicht mehr weiß, was richtig und falsch ist."

Der wichtige Austausch mit anderen Betroffenen

Beratung hat Stephanie bei einer Selbsthilfegruppe gefunden – dem BRCA Netzwerk, das Menschen mit familiären Krebserkrankungen hilft. „Ich habe selbst erlebt, wie gut eine solche Gruppe ist, und nach meiner Operation im Oktober 2011 habe ich im Februar 2012 die BRCA Gruppe für Berlin-Brandenburg gegründet. Inzwischen haben wir viele Mitglieder und die wissen, da ist eine Anlaufstelle für meine Fragen oder Probleme. Und die Frauen dort haben genau die gleichen Fragen und stehen vor denselben Entscheidungen. Man fühlt sich eins, man muss sich nicht erklären."

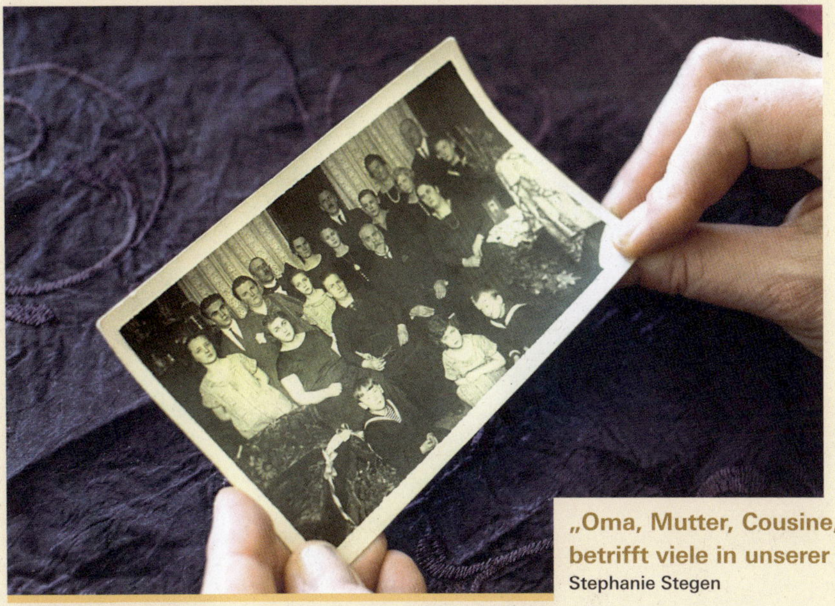

„Oma, Mutter, Cousine, es betrifft viele in unserer Familie."
Stephanie Stegen

Partner von betroffenen Frauen kommen selten mit, obwohl ihnen eine extra Sprechstunde angeboten wird. „Aber Schwestern oder Mütter kommen oft zusammen", erklärt Stephanie. „Wir lachen viel bei unseren Treffen und manchmal weinen wir auch zusammen."

Als sie selbst erkrankt war, waren ihre beiden Kinder für sie ein großer Halt. „Ich war damals alleinerziehend, hatte ein Haus zu versorgen und habe im Schichtdienst gearbeitet. Das war oft nicht einfach. Wir waren eine Art Frauen-WG, die Mädels haben sich rührend um mich gekümmert und mir auch viel abgenommen. Und dann unsere Kuschel-, Lese- und Filmabende", erinnert sich Stephanie und ergänzt „Die Wertigkeit des Lebens und die Beziehung zu den Angehörigen ändern sich, wenn man erkrankt."

Für Stephanie war und ist es besonders wichtig, dass alles offen angesprochen wird. „Das gilt für den Kranken selbst genauso wie für die Angehörigen und Freunde. Und vor allem bei Kindern muss man ehrlich sein, ihnen alles ihrem Alter entsprechend erklären. Kinder merken, dass irgendetwas nicht stimmt und deshalb müssen sie ins Boot geholt werden. Ich kenne Frauen, bei denen ihre Kinder beim Abrasieren der Haare geholfen haben, als sie durch die Chemo anfingen auszufallen. Das schafft eine unheimlich enge Verbundenheit."

Erwachsene Angehörige sollen dem Kranken viel zuhören und ihn nach Kräften unterstützen, auch bei Therapieentscheidungen. „Und selbst wenn ich als Angehöriger anders entscheiden würde, muss ich meiner kranken Mutter oder meinem kranken Freund seine Meinung zugestehen und sie mittragen. Das fällt natürlich bei dubiosen Behandlungen oder solchen, wo man weiß, dass sie schaden, sehr schwer. Man kann dann auch versuchen, den Kranken zu überzeugen. Aber schlussendlich sind einem als Angehörigem die Hände gebunden, denn wer krank ist, entscheidet."

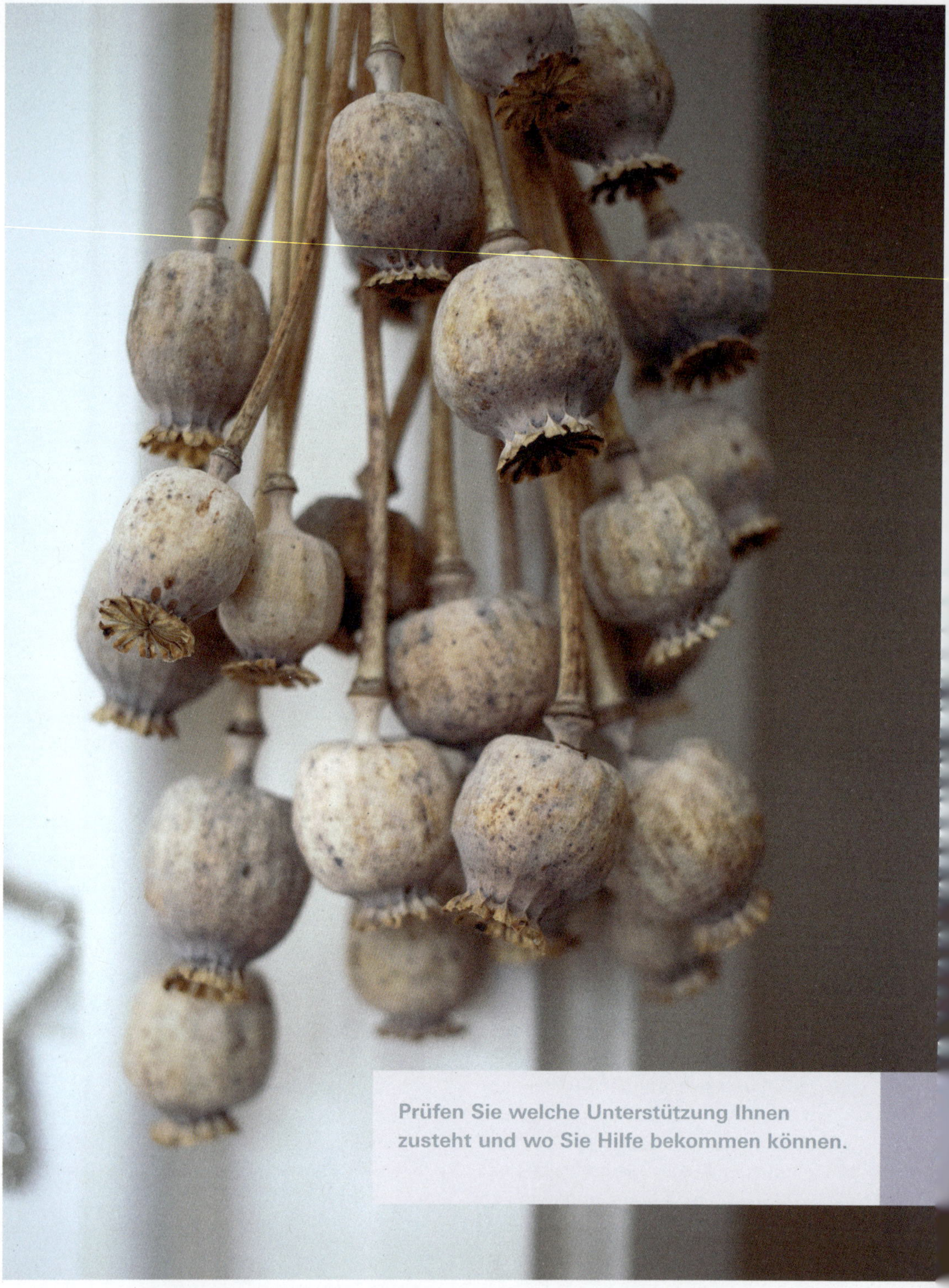

Prüfen Sie welche Unterstützung Ihnen zusteht und wo Sie Hilfe bekommen können.

Finanzen und Recht

Neben der medizinischen Behandlung ist auch die finanzielle Absicherung ein wichtiges Thema. Die Sozialsysteme bieten viele Unterstützungsmöglichkeiten. Sie sollten Ihre Rechte kennen.

In Deutschland verfügen wir über ein gut ausgebautes soziales Sicherungssystem. Die Gemeinschaft deckt dabei die Risiken, denen Menschen im Laufe ihres Lebens ausgesetzt sind, weitestgehend ab. Die einzelnen Sozialgesetzbücher enthalten Regelungen zur Kranken-, Renten-, Unfall- und Pflegeversicherung sowie zur Rehabilitation und Teilhabe behinderter Menschen.

Ihr Angehöriger hat vor und während seiner Therapie bereits viele Leistungen von seiner Krankenversicherung erhalten. Abhängig vom weiteren Verlauf seiner Erkrankung werden Rehabilitationsleistungen hinzukommen und gegebenenfalls auch Leistungen der Pflegeversicherung.

In anderen Bereichen ist Ihr Angehöriger selbst verantwortlich, für Zeiten vorzusorgen, in denen er nicht mehr selbst entscheiden kann: Medizinische Fragen kann er mit einer Patientenverfügung regeln. Wenn es um seinen Aufenthaltsort, seine Betreuung und sein Vermögen geht, kann er durch eine Generalvollmacht oder eine Betreuungsverfügung Menschen bestimmen, die für ihn Entscheidungen treffen.

Denken Sie an die Vorsorge

Jeder kann in eine Situation geraten, in der er nicht mehr selbst über sein Leben bestimmen kann. Dann ist es gut, wenn er vorgesorgt hat, damit jemand seine Interessen vertritt.

Wer sichergehen möchte, dass seine Angelegenheiten auch dann in seinem Sinne geregelt werden, wenn er selbst es nicht mehr kann, sollte entsprechend vorsorgen. Denn nahe Angehörige wie Ehepartner oder Kinder dürfen nicht automatisch Entscheidungen über medizinische Behandlungen, Verträge oder Bankgeschäfte treffen. Mit einer Vorsorgevollmacht, einer Betreuungsverfügung und einer Patientenverfügung kann Ihr Angehöriger festlegen, für welche Lebensbereiche er die Verantwortung wem übergeben möchte.

Die Rechte des Patienten

Im Februar 2013 trat in Deutschland das „Gesetz zur Verbesserung der Rechte von Patientinnen und Patienten", kurz Patientenrechtegesetz, in Kraft. Es stärkt die Rolle des mündigen Patienten und definiert detailliert die Rechte der Patienten gegenüber Ärzten, Psychotherapeuten, Krankenhäusern und Leistungsträgern. Alle Rechte und Pflichten, die sich aus dem abgeschlossenen Behandlungsvertrag ergeben, sind im Bürgerlichen Gesetzbuch festgeschrieben.

Die wesentlichen Regelungen des Patientenrechtegesetzes in Kürze: Die Patienten müssen vor und während der Behandlung umfassend und verständlich über die Diagnose, die Prognose ihrer Erkrankung und die geplante Therapie informiert werden. Der Arzt muss über die Behandlung und damit verbundene Risiken sowie mögliche Nebenwirkungen aufklären. Für jeden medizinischen Eingriff ist die Zustimmung des Patienten erforderlich, die er jederzeit und ohne Angabe von Gründen widerrufen kann.

Sind bei einer Behandlung Fehler unterlaufen, müssen Ärzte und Krankenhäuser diese dokumentieren und auswerten. Wenn der Verdacht auf einen Behandlungsfehler besteht, muss der Patient dies beweisen; die Krankenkassen können beim Beschaffen der Unterlagen helfen oder ein für den Versicherten kostenloses MDK-Gutachten erstellen lassen. Eventuell können diese auch eine Einschätzung der medizinischen Sachverhalte geben. Handelt es sich um grobe Behandlungsfehler, ist die Beweislast umgekehrt: Dann muss der Arzt beweisen, dass der eingetretene Schaden nicht auf seinen Fehler zurückzuführen ist.

Auch gegenüber den Krankenkassen sind die Rechte der Patienten gestärkt worden: Für Maßnahmen, die genehmigt werden müssen, haben die Krankenkassen eine Frist von drei Wochen beziehungsweise fünf Wochen, wenn ein medizinisches Gutachten erforderlich ist. Hat die Krankenkasse in dieser Zeit keine Entscheidung getroffen, gilt die Maßnahme als genehmigt.

Jeder Patient darf unverzüglich Einsicht in seine Patientenakte verlangen und er hat auch das Recht auf eine (elektronische) Kopie dieser Unterlagen. Er muss dem Arzt allerdings eventuell entstehende Kosten erstatten.

→ Recht auf ärztliche Zweit- und Drittmeinung

Eine ärztliche Zweitmeinung zu bekommen, kann gerade bei Krebserkrankungen wichtig sein. Ob Ihr Angehöriger eine Zweitmeinung auf Kosten der Krankenkasse einholen kann, hängt von bestimmten Voraussetzungen ab. Die Krankenkassen haben hier einen gewissen Entscheidungsspielraum; Ihr Angehöriger soll deshalb dort nachfragen, bevor er zu einem weiteren Arzt geht (siehe S. 25).

Vorsorgevollmacht

Mit einer Vorsorgevollmacht ermächtigt Ihr Angehöriger eine Person seines Vertrauens, rechtsverbindliche Entscheidungen für ihn zu treffen, wenn er selbst dazu nicht mehr in der Lage ist. Dabei kann er genau festlegen, welche Aufgaben die Person übernehmen soll, oder er kann ihr die „Vertretung in allen Angelegenheiten" übertragen und somit eine Art Generalvollmacht erteilen. Mit einer solchen Vollmacht lässt sich eine vom Gericht angeordnete Betreuung vermeiden.

Worauf erstreckt sich die Vorsorgevollmacht?

Eine Vorsorgevollmacht kann sich auf alle Regelungsbereiche erstrecken. Dazu gehören die Verwaltung des Vermögens, gegebenenfalls Grundstücks oder Immobilienangelegenheiten, die Vertretung der Interessen des Betroffenen vor Gericht, Behörden oder gegenüber Versicherungen und die Bestimmung des Ortes, an dem Ihr Angehöriger wohnen soll. Für die Einsicht in Krankenunterlagen, Fragen der Gesundheitssorge und Pflege, Zustimmungen zu medizinischen Behandlungen und die Durchsetzung

---

Überlegungen zu den Fragen der Vorsorge werden gern auf „später" verschoben. Es ist jedoch wichtig, für Klarheit zu sorgen, denn diese kann Ihnen notwendige und schwierige Entscheidungen erleichtern, wenn Ihr Angehöriger dazu nicht mehr in der Lage ist.

Sicher aufbewahren! Die Vorsorgevollmacht bewahrt Ihr Angehöriger am besten in seinen persönlichen Unterlagen auf und übergibt eine Kopie der bevollmächtigten Person. Falls Ihr Angehöriger die Vollmacht widerruft, sollte er auch das Exemplar von der ursprünglich bevollmächtigten Person zurückfordern.

einer Patientenverfügung ist eine ausdrückliche Vollmacht in schriftlicher Form erforderlich.

Wenn Ihr Angehöriger sich nicht sicher ist, ob er diese Verantwortung einer Person allein übertragen möchte, kann er die Vorsorgevollmacht auf mehrere Personen ausstellen. Wer eine Vorsorgevollmacht erteilen möchte, muss geschäftsfähig sein, sonst ist sie ungültig. Damit sie gültig ist, muss Ihr Angehöriger außerdem bestimmte Vorschriften einhalten: Sie muss auf jeden Fall schriftlich vorliegen, muss mit Ort, Datum, seinem Vor- und Nachnamen, seiner Adresse und seinem Geburtsdatum versehen sein und unterschrieben werden. Am besten enthält sie diese Angaben auch für die Person, der die Vollmacht erteilt wird. Ihr Angehöriger soll außerdem genau festlegen, für welche Aufgaben er die Vollmacht ausstellt. Für Immobiliengeschäfte, die Aufnahme von Darlehen sowie für Handelsgewerbe wird eine notarielle Vollmacht benötigt.

Selbstverständlich lässt sich eine solche Vollmacht jederzeit widerrufen, vorausgesetzt, dass derjenige, der sie erteilt hat, noch geschäftsfähig ist.

Betreuungsverfügung

Wenn ein Mensch niemanden hat, dem er eine Vorsorgevollmacht erteilen kann oder möchte, kann er eine Betreuungsverfügung ausstellen. Ihr Angehöriger kann damit eine Person bestimmen, die ihn im Notfall vertreten soll; er kann aber auch festlegen, wer ihn auf keinen Fall betreuen soll.

In der Betreuungsverfügung kann er alle Wünsche festhalten, die er im Falle einer Betreuung umgesetzt sehen möchte, zum Beispiel welcher Arzt ihn behandeln soll, ob er in ein Pflegeheim möchte und, wenn ja, in welches und was mit seinem Vermögen passieren soll.

Wenn es so weit ist, beruft das Betreuungsgericht den eingesetzten Betreuer und kontrolliert, ob er seine Aufgaben auch ordnungsgemäß erfüllt. Das Gericht ist an die Wahl des Betreuers gebunden, es sei denn, sie steht dem Wohl der zu betreuenden Person entgegen.

Einmal im Jahr muss der Betreuer für das Gericht eine Aufstellung des Vermögens anfertigen, Ausgaben muss er belegen. Die Kompetenzen eines gesetzlich bestellten Betreuers sind nicht so weitreichend wie bei einer Vorsorgevollmacht: Bei Vertragsangelegenheiten oder Vermögensfragen zum Beispiel oder beim Verkauf einer Immobilie muss der Betreuer die Genehmigung des Betreuungsgerichts einholen. Ein Betreuer darf auf Basis der Betreuungsverfügung keine Rechtsgeschäfte tätigen.

Wenn Ihr Angehöriger eine Betreuungsverfügung erteilen möchte, muss er dies schriftlich tun, sie mit Ort, Datum, seinem Vor- und Nachnamen versehen und unterschreiben. Die Betreuungsverfügung bewahrt er am besten in den persönlichen Unterlagen auf; der vorgesehene Betreuer sollte auch ein Exemplar bekommen. Anders als bei der Vorsorgevollmacht muss Ihr Angehöriger nicht mehr geschäftsfähig sein, wenn er die Betreuungsverfügung erteilt.

→ Gesetzlich angeordnete Betreuung

Liegt keine Betreuungsverfügung vor und auch keine Vorsorgevollmacht, beruft das Betreuungsgericht bei Bedarf eine fremde Person, die diese Aufgaben übernimmt. Diese Berufsbetreuer sind oft Rechtsanwälte, und weder der Betroffene selbst noch seine Angehörigen haben Einfluss darauf, wen das Gericht einsetzt. Für eine gesetzlich angeordnete Betreuung fallen Kosten an: für die Einrichtung und Überwachung der Betreuung Gerichtsgebühren, für ehrenamtliche Betreuer eine jährliche Pauschale in Höhe von etwa 400 Euro, Berufsbetreuer rechnen ihren Aufwand nach Stunden ab. Die Kosten für die Betreuung muss der Betreute tragen, sofern er dazu in der Lage ist.

Patientenverfügung

Ein weiterer Weg, wie Ihr Angehöriger im Vorhinein elementare Entscheidungen treffen kann, ist die Patientenverfügung, in der es ausschließlich um medizinische Fragen geht. Eine Patientenverfügung richtet sich an den Arzt oder das Behandlungsteam. Um eine bindende Wirkung zu haben, muss sie schriftlich vorliegen.

Zusammen stark bleiben

Über Werte sprechen. Bevor Ihr Angehöriger eine Patientenverfügung aufsetzt, ist es sinnvoll, dass Sie sich gemeinsam Gedanken über Werte und Wertvorstellungen machen und darüber, welche Einstellungen Sie zu Krankheit, Sterben und Tod haben und in welchem Ausmaß jeder von Ihnen Verantwortung für das eigene Leben und das des anderen übernehmen möchte.

Ein solches Dokument erhält Ihrem Angehörigen in gesundheitlich kritischen Situationen sein Selbstbestimmungsrecht. Gleichzeitig kann es Ihnen schwierige Entscheidungen abnehmen. Ihr Angehöriger kann in einer Patientenverfügung festlegen, welche lebenserhaltenden Maßnahmen er wünscht und ablehnt, wie Schmerzen und andere Beschwerden behandelt werden sollen, ob er künstliche Ernährung wünscht oder ablehnt und ob er wiederbelebt oder künstlich beatmet werden möchte. Er kann auch persönliche Ansichten und Wertvorstellungen erläutern, die in Zweifelsfällen den Ärzten helfen können, seine Anschauungen und Bestimmungen einzuschätzen und mit der Behandlung in Einklang zu bringen. Es wird empfohlen, ganz konkrete Situationen anzugeben, für die die Patientenverfügung gelten soll, z.B. den Verlust der Kommunikationsfähigkeit, fortschreitende, schwere Leiden oder die Sterbephase.

Je konkreter eine Patientenverfügung abgefasst ist, desto genauer können die Wünsche Ihres Angehörigen berücksichtigt werden. Bezüglich der detaillierten medizinischen Regelungen ziehen Sie am besten einen Arzt zurate, der Ihren Angehörigen und seine Wertvorstellungen kennt, also zum Beispiel seinen Hausarzt.

→ Verfügbarkeit sicherstellen

Damit die Wünsche Ihres Angehörigen berücksichtigt werden, muss bekannt sein, dass es eine Patientenverfügung gibt, und sie muss bei Bedarf sofort verfügbar sein. Liegt zum Beispiel zusätzlich eine Vorsorgevollmacht vor, dann sollte diese einen Hinweis auf die Patientenverfügung enthalten. Auch in wichtigen Dokumenten oder Unterlagen zu Hause kann darauf hingewiesen werden. Verwandte und der Hausarzt sollten über die Patientenverfügung informiert sein, und eine Notiz in der Brieftasche oder im Portemonnaie Ihres Angehörigen kann angeben, wo sich die Patientenverfügung befindet und wer bevollmächtigt ist.

Eine Patientenverfügung muss schriftlich abgefasst, mit Ort und Datum versehen und eigenhändig unterschrieben werden. Es ist sinnvoll, dass Ihr Angehöriger von Zeit zu Zeit bestätigt, dass sie noch gilt; wenn er einzelne Regelungen ändern oder seine Patientenverfügung ganz widerrufen möchte, kann er dies jederzeit tun.

▶ Die Stiftung Warentest bietet zu diesen Themen auf ihrer Internetseite https://www.test.de/Vorsorgevollmacht-und-Patienten verfuegung-Wie-Sie-rechtzeitig-Klarheit-schaffen-4641470–0/ ausführliche Informationen. Formulare zum Ausfüllen Schritt für Schritt finden Sie im „Vorsorge-Set" der Stiftung Warentest, das Sie unter www.test.de/shop bestellen können.

Unterstützung nach der Therapie

Die medizinische Behandlung ist erst einmal weitgehend abgeschlossen. Auch bei den nächsten Schritten erhält Ihr Angehöriger Unterstützung.

Wenn die Tage oder Monate der Primärtherapie hinter Ihrem Angehörigen liegen, macht sich bei allen verständlicherweise eine große Erleichterung breit: Die Zeit im Krankenhaus ist vorbei, Ihr Angehöriger kann wieder am Familienleben teilnehmen und für Sie entfallen die regelmäßigen Besuche mit eventuell weiten Anfahrtswegen.

Um mit den physischen wie psychischen Nach- und Nebenwirkungen fertigzuwerden, haben die Ärzte im Krankenhaus Ihrem Angehörigen wahrscheinlich eine Rehabilitationsmaßnahme empfohlen. Manchmal können auch Sie daran teilnehmen oder sich um eine eigene Reha bemühen. Ist Ihr Angehöriger berufstätig, ergibt sich die Frage, wann er wieder an seinen Arbeitsplatz zurückkehren kann und möchte. Auch dabei kann er Unterstützung erhalten, damit dieser Weg in die Normalität besser gelingt.

Onkologische Rehabilitation

Ihr Angehöriger hat aufgrund seiner Erkrankung körperliche Beschwerden, auch seine Psyche leidet vielleicht unter den Belastungen. Eine onkologische Rehabilitation soll den Erfolg der Behandlung sichern, den körperlichen und seelischen Zustand verbessern, eventuelle Einschränkungen in der Leistungsfähigkeit beheben und zum generellen Wohlbefinden Ihres Angehörigen beitragen. Dementsprechend enthalten die Maßnahmen körperliche, sport- und physiotherapeutische sowie psychosoziale Angebote. Was im Einzelnen davon in welchem Umfang genutzt wird, richtet sich nach den individuellen Bedürfnissen und wird für jeden Patienten speziell zusammengestellt.

Bei der medizinisch-onkologischen Rehabilitation werden zwei Formen angeboten: Die sogenannte Anschlussheilbehandlung (AHB), die sich unmittelbar an den Krankenhausaufenthalt anschließt und in der Regel zwei bis fünf Wochen nach der Entlassung aus dem Krankenhaus beginnen soll. Der Antrag für die AHB muss noch in der Klinik gestellt werden. Der Sozialdienst hilft und koordiniert auch die Abstimmung mit dem Kostenträger und der Rehaklinik. Da heute viele Krebstherapien nach einem kurzen Krankenhausaufenthalt ambulant erfolgen, kommt alternativ häufig die medizinisch-onkologische Reha zum Tragen, nachdem die Erstbehandlung abgeschlossen ist. Wann sie als abgeschlossen gilt, hängt vom Einzelfall ab, es kann zum Beispiel die letzte Infusion bei einer Chemotherapie oder der letzte Bestrahlungstermin bei einer Strahlentherapie sein. Ihr Angehöriger kann bis zum Ende des ersten Jahres nach der Primärbehandlung eine stationäre Nach- oder Festigungskur antreten; treten erhebliche Komplikationen oder Funktionseinschränkungen durch die Erkrankung oder infolge der Therapie auf, kann sich dieser Zeitraum auf zwei Jahre verlängern. Auch die stationäre Nach- oder Festigungskur dauert meistens drei Wochen, kann aber bei Bedarf verlängert werden. Den Antrag für eine medizinisch-onkologische Reha stellt Ihr Angehöriger zusammen mit dem behandelnden Arzt. Damit der Antrag bewilligt wird, muss dargelegt werden, dass die Rehamaßnahme medizinisch notwendig ist; das heißt, der Arzt muss nachvollziehbar erläutern, dass die Reha die Beschwerden und Funktionseinschränkungen positiv beeinflussen kann. Die Klinik muss für die tumorspezifischen Bedürfnisse des Patienten zugelassen sein. Bei der Kliniksuche und dem Ausfüllen der Antragsformulare kann der Kliniksozialdienst, eine Krebsberatungsstelle oder eine Servicestelle des Kostenträgers Ihren Angehörigen unterstützen.

In einer speziellen onkologischen Rehaklinik werden die körperlichen Beschwerden Ihres Angehörigen behandelt. Er wird bei Bedarf in Ernährungsfragen beraten, bekommt ein individuell angepasstes Sportprogramm und wird psychologisch betreut. Die Auswahl der Rehaeinrichtung kann Ihr Angehöriger selbst treffen und mit dem Kostenträger abstimmen; nach den Regelungen des SGB IX muss dieser berechtigte Wünsche berücksichtigen, sofern die Einrichtung für die Anforderungen geeignet ist. Sollte Ihr Angehöriger eine stationäre Rehabilitation nicht wollen, weil er vielleicht lieber zu Hause übernachten und bei seiner Familie sein möchte, kann er sich beraten lassen, ob für ihn eine teilstationäre

---

Die physischen, psychischen, sozialen oder beruflichen Beschwerden, die die Krebserkrankung ausgelöst hat, können durch eine Reha behandelt und beeinflusst werden. Ihr Angehöriger muss für die Belastungen der Reha ausreichend wiederhergestellt sein; er muss sich im Gebäude allein bewegen, sich ohne fremde Hilfe waschen, anziehen, essen und die Reha-Maßnahmen umsetzen können.

(ambulante) Reha infrage kommt. Dann erhält er die Anwendungen an Werktagen in einer Rehaeinrichtung in der Nähe, wohnt und schläft aber zu Hause.

→ Den Antrag stellen

Eine onkologische Rehabilitation muss medizinisch begründet sein, vom Arzt beantragt und mit einem Gutachten untermauert werden. Der Kostenträger muss die Reha genehmigen. Den Antrag kann man formlos stellen, es gibt aber auch bei den Kostenträgern ein Formular „Antrag auf Leistungen zur Teilhabe für Versicherte – Rehabilitationsantrag". Der Sozialdienst im Krankenhaus und Krebsberatungsstellen helfen bei der Antragstellung.

Die Kosten für eine onkologische Rehabilitation trägt in den meisten Fällen die Deutsche Rentenversicherung. In anderen Fällen tritt die Krankenversicherung ein oder das Sozialamt, bei Beamten die Krankenversicherung zusammen mit der Beihilfe. Ist jemand privat versichert, hängt es vom abgeschlossenen Vertrag ab, ob eine Reha versichert ist.

Reha für pflegende Familienmitglieder

Die Begleitung Ihres Angehörigen durch die Therapiephase und danach kostet Sie viel Kraft und Nerven. Damit Sie selbst nicht irgendwann krank werden, ist es wichtig, dass Sie auf Ihre Gesundheit achten und auch aktiv etwas dafür tun – zum Beispiel mit einer Rehamaßnahme. Hat Ihr Angehöriger eine Pflegestufe und sind Sie als pflegendes Familienmitglied bei der Pflegekasse erfasst, haben Sie nach dem Pflege-Neuausrichtungsgesetz (PNG) ein Recht auf eine solche Reha als medizinische Vorsorgeleistung (§ 23 SGB V und § 40 SGB V). Um sie zu bekommen, wenden Sie sich an Ihren Hausarzt, der die notwendigen Unterlagen erstellen und die Maßnahme begründen muss.

Wird der Antrag abgelehnt, legen Sie innerhalb eines Monats Widerspruch ein und begründen Sie mit Ihrem Hausarzt und/oder Psychoonkologen, warum Sie die Auszeit benötigen. Oft zahlt sich Hartnäckigkeit aus und die Reha wird im zweiten Anlauf genehmigt. Wer privat krankenversichert ist, muss im Vertrag schauen, ob Rehaleistungen vorgesehen sind. Ist dies nicht der Fall, fragen Sie bei Ihrem Versicherer nach, was stattdessen möglich ist.

Rückkehr in den Beruf

Für viele Krebskranke ist die Rückkehr an den Arbeitsplatz ein wichtiger Beleg dafür, dass sich ihr Leben wieder normalisiert. Je nach Beruf, Befund, Therapie und körperlichem Zustand kommt dieser Schritt früher oder später, und das Gefühl, im Beruf wieder Fuß zu fassen, kann sich positiv auf das Selbstbewusstsein und Selbstwertgefühl auswirken.

Manchmal klaffen allerdings die Wünsche und Vorstellungen des erkrankten Kollegen und die Wirklichkeit am Arbeitsplatz auseinander: Vielleicht ist die Arbeit doch anstrengender und er noch nicht so fit, wie er dachte. Vielleicht zeigen sich im Berufsalltag Nachwirkungen der Behandlungen wie Konzentrationsstörungen, die zu Hause gar nicht aufgefallen sind. Für solche Situationen gibt es das Betriebliche Eingliederungsmanagement (BEM), das jedes Unternehmen seinen Mitarbeitenden anbieten muss. Im BEM wird individuell geklärt, wie der Arbeitgeber erkrankte Mitarbeiter bei der Rückkehr ins Arbeitsleben unterstützen kann. Möglich sind zum Beispiel individuelle Anpassungen des Arbeitsplatzes, der Arbeitsaufgaben oder -zeiten.

Damit der berufliche Wiedereinstieg möglichst gut klappt, kann er langsam in den Beruf zurückkehren. Das Hamburger Modell bietet gesetzlich Krankenversicherten eine Wiedereingliederungsphase an, die sich von einigen Wochen bis hin zu mehreren Monaten erstrecken kann. Dabei entwickelt Ihr Angehöriger mit seinem Arzt einen Eingliederungsplan, der seine vermutlichen Fortschritte bei der Genesung abschätzt und berücksichtigt. Die ärztliche Bescheinigung mit dem Wiedereingliederungsplan informiert den Arbeitgeber, wie viele Stunden am Tag Ihr Angehöriger arbeiten kann, wie lange die einzelnen Stufen voraussichtlich dauern werden und ob besondere Vorkehrungen oder Maßnahmen am Arbeitsplatz nötig sind. Sie gibt auch eine Prognose ab, wann er vermutlich wieder voll arbeitsfähig sein wird. Ihr Angehöriger fängt dann zunächst stundenweise wieder an zu arbeiten und kann so ausprobieren, wie er damit zurechtkommt. Nach und nach steigert sich die Stundenzahl, bis die ursprüngliche Arbeitszeit wieder erreicht ist. Einer solchen Vereinbarung müssen Arbeitgeber und Krankenkasse zustimmen. Der Arbeitnehmer ist während der Wiedereingliederungsphase weiterhin krankgeschrieben und erhält Krankengeld von seiner Krankenkasse.

→ Wiedereinstieg für Privatversicherte

Wer nicht gesetzlich versichert ist, kann nicht vom Hamburger Modell mit Zahlung von Krankengeld profitieren. Doch das Prinzip des stufenweisen Wiedereinstiegs lässt sich auch auf individuelle Lösungen übertragen. Hier kann der Arzt beraten und helfen, ein realistisches Arbeitspensum zu definieren.

Leistungen zur Teilhabe am Arbeitsleben (LTA)

Wenn Ihr Angehöriger wieder berufstätig sein möchte, aber seine bisherige Tätigkeit wegen gesundheitlicher Beeinträchtigungen durch seine Krebserkrankung länger als sechs Monate nicht mehr oder nicht wie zuvor ausüben kann, übernimmt in der Regel die Deutsche Rentenversicherung (teilweise auch die Agentur für Arbeit oder die Berufsgenossenschaft) Leistungen zur Teilhabe am Arbeitsleben (LTA). Diese sollen Ihrem Angehörigen den Weg zurück in eine Berufstätigkeit ermöglichen.

Damit eine LTA-Maßnahme genehmigt werden kann, muss die Notwendigkeit dafür belegt werden, zum Beispiel in Form eines medizinischen Gutachtens. Wichtig ist, dass dieses eine grundsätzlich positive Prognose enthält. Das heißt, im Gutachten soll stehen, dass sich durch die LTA-Maßnahmen die Erwerbsfähigkeit wiederherstellen lässt. Die Dauer einer LTA-Maßnahme richtet sich danach, wie schnell vermutlich das Ziel der beruflichen Wiedereingliederung erreicht werden kann. Meist umfasst der Zeitraum drei bis 24 Monate.

Zu den Leistungen gehört die berufliche Rehabilitation. Diese kann zum Beispiel Aus- und Weiterbildungsmaßnahmen oder eine vollständige Umschulung umfassen. Die Maßnahmen sollen dazu beitragen, dass Ihr Angehöriger wieder arbeiten kann. Auch Zuschüsse für den Arbeitgeber, damit bei Bedarf der Arbeitsplatz Ihres Angehörigen an seine gesundheitliche Situation angepasst werden kann, gehören zur beruflichen Rehabilitation.

Damit Ihr Angehöriger die Leistungen in Anspruch nehmen kann, muss er bestimmte Voraussetzungen erfüllen: Er muss mindestens 15 Jahre in die Rentenkasse eingezahlt haben oder eine Rente wegen verminderter Erwerbsfähigkeit beziehen. Ob die Bedingungen erfüllt sind, prüft der zuständige Rentenversicherungsträger.

→ Den Antrag stellen

Ihr Angehöriger muss berufliche Rehabilitationsmaßnahmen selbst beantragen. Die Formulare gibt es bei der Rentenversicherung direkt oder bei den dazugehörigen Beratungsstellen. Auch die Krankenkasse Ihres Angehörigen kann behilflich sein. Bei Beamten trägt der jeweilige Dienstherr die Kosten für die berufliche Rehabilitation.

Wird der Antrag abgelehnt, kann Ihr Angehöriger innerhalb eines Monats Widerspruch einlegen. Dann sollte er mit seinem Hausarzt besprechen, welche Unterlagen beigebracht werden können, damit der Antrag genehmigt wird. Hilfreich können auch Krebsberatungsstellen und Selbsthilfegruppen sein. Die Deutsche Rentenversicherung bietet zudem ein kostenloses Beratungstelefon an: 0 800/10 00 48 00.

▶ **Informationen über die Leistungen zur Teilhabe am Arbeitsleben, die Voraussetzungen und Hinweise auf das Verfahren in der gesetzlichen Rentenversicherung erhalten Sie auf der Internetseite der Deutschen Rentenversicherung: http://www.deutsche-rentenversicherung.de/Allgemein/de/Navigation/2_Rente_Reha/02_Rehabilitation/02_leistungen/07_berufliche_reha/berufliche_reha_node.html.**

Lohnfortzahlung und Krankengeld

Ihr Angehöriger wird, wenn er als Angestellter berufstätig ist, nach der Diagnose oder auch erst mit Beginn der Behandlung von seinem Arzt krankgeschrieben und bekommt dann zunächst bis zu sechs Wochen lang sein Gehalt weiter. Danach zahlt die gesetzliche Krankenversicherung ihm Krankengeld in Höhe von 70 Prozent seines regelmäßigen Bruttoentgelts, und zwar für insgesamt maximal 78 Wochen in drei Jahren, wenn er wegen derselben Krankheit arbeitsunfähig ist. Für diesen Betrag fallen wie beim Gehalt Abgaben für die Renten-, Arbeitslosen- und Pflegeversicherung an. Das Krankengeld wird zum Jahreseinkommen addiert, muss also auch versteuert werden. Wer selbstständig ist, muss sich separat absichern, um Krankengeld zu erhalten.

Privat Krankenversicherte sind meist mit einer Krankentagegeldversicherung gegen den Einkommensausfall versichert. Sie müssen von dem Tagegeld nicht nur Steuern und die Beiträge zur Arbeitslosen-, Renten- und Pflegeversicherung weiterzahlen, sondern auch den Krankenversicherungsbeitrag.

Erwerbsminderungsrente

Kann Ihr Angehöriger nach diesen 78 Wochen seine Arbeit noch nicht wieder aufnehmen, wird er „ausgesteuert". Das bedeutet: Das Krankengeld ist ausgelaufen, und bis er eine Erwerbsminderungsrente bekommt, erhält er im Zuge der sogenannten Nahtlosigkeitsregelung Arbeitslosengeld bei Arbeitsunfähigkeit. Das Krankentagegeld privater Versicherer hat kein gesetzliches „Auslaufdatum", seine Dauer richtet sich nach der im Vertrag enthaltenen Regelung.

Lässt sich nachweislich die Arbeitsfähigkeit Ihres Angehörigen durch eine Rehamaßnahme nicht wiederherstellen und ist er nicht mehr in der Lage, mindestens drei Stunden täglich zu arbeiten, kann er eine Erwerbsminderungsrente beziehen. Kann er noch drei bis sechs Stunden arbeiten, erhält er eine Teilrente. Für nach dem 1. Januar 1961 Geborene gilt dabei: Die Berufstätigkeit ist nicht auf seinen ursprünglich erlernten

Was macht ein Rehaberater? In vielen Städten gibt es Rehaberater der Rentenversicherungsträger. Nach Genehmigung des LTA-Antrages setzt sich der Rehaberater mit Ihrem Angehörigen zusammen und bespricht, welche Leistungen sinnvoll sind. Er wird ihm auf dem Weg zur beruflichen Wiedereingliederung bei allen Fragen zur Seite stehen. Sie finden den richtigen Ansprechpartner über die Rentenversicherung.

beziehungsweise ausgeübten Beruf beschränkt, das bedeutet: Er muss auch andere Tätigkeiten, zu denen er in der Lage ist, ausüben. Die Arbeitsunfähigkeit Ihres Angehörigen muss in einem Gutachten bestätigt werden.

Um eine Erwerbsminderungsrente zu erhalten, muss Ihr Angehöriger mindestens fünf Jahre in der gesetzlichen Rentenversicherung versichert sein. In den letzten fünf Jahren muss er mindestens drei Jahre lang Pflichtbeiträge entrichtet haben. Den Antrag muss er bei seiner Rentenversicherung stellen; am besten lässt er sich beim Ausfüllen des Antrages von einem Berater der Rentenversicherung helfen.

→ Antrag auf Kontenklärung

Oftmals stimmen die Versicherungszeiten, die bei der Rentenversicherung erfasst sind, nicht mit denen überein, die wirklich angerechnet werden müssten. Es können beispielsweise Ausbildungszeiten fehlen oder Elternzeit, die den Rentenbetrag erhöhen. Jeder kann einen „Antrag auf Kontenklärung" bei der Rentenversicherung stellen. Dann werden die dort erfassten Versicherungszeiten aufgelistet, man kann überprüfen, ob diese vollständig sind, und gegebenenfalls durch entsprechende Unterlagen Lücken füllen. Dieses Abgleichen braucht erfahrungsgemäß Zeit. Sollte sich also abzeichnen, dass Ihr Angehöriger langfristig arbeitsunfähig sein wird und er eine Erwerbsminderungsrente benötigt, kann er vorab diesen Antrag auf Kontenklärung stellen.

Wird der Antrag auf Erwerbsminderungsrente abgelehnt, muss Ihr Angehöriger binnen eines Monats Widerspruch einlegen. Die Begründung kann er später nachreichen.

Eine Erwerbsminderungsrente ist meistens zunächst auf drei Jahre begrenzt; dann wird überprüft, ob sich an den Gegebenheiten etwas verändert hat.

Hilfe für Zuhause

Eine Krebserkrankung hat Einfluss auf den Alltag zu Hause. Es müssen viele praktische Probleme gelöst werden. Hierbei erhalten Sie in vielen Fällen Unterstützung.

Dafür stehen Ihrem Angehörigen unterschiedliche Leistungen unseres Sozialstaates zu.

Haushaltshilfe

Wenn Ihr kranker Angehöriger bisher derjenige war, der sich um die Kinder gekümmert hat, und Sie selbst diese Aufgabe nicht übernehmen können, können Sie bei Ihrer Krankenkasse eine Haushaltshilfe beantragen. Das gilt für die Zeit, in der Ihr Angehöriger im Krankenhaus und in der Reha ist. Voraussetzung bei vielen Kassen ist, dass in Ihrem Haushalt mindestens ein Kind lebt, das jünger als zwölf Jahre ist, oder dass in Ihrem Haushalt ein behindertes Kind lebt. Es gibt außerdem keine andere Person, die das Kind oder die Kinder versorgen kann. Ist Ihr Angehöriger wieder zu Hause, kann das Kind aber noch nicht wieder selbst versorgen, finanziert die Krankenkasse eine Haushaltshilfe für maximal vier Wochen je Krankheitsfall und für maximal 26 Wochen insgesamt. Einige Krankenkassen bezuschussen auch dann eine Haushaltshilfe, wenn kein Kind im Haushalt des Versicherten lebt. Welche Kassen diese Extraleistungen bieten, zeigt der Produktfinder Krankenkassen der Stiftung Warentest (test.de/krankenkassen).

→ Erst Antrag stellen!

Den Antrag auf Haushaltshilfe müssen Sie stellen, bevor Sie jemanden engagieren, der diese Aufgabe übernimmt. Die Notwendigkeit einer Haushaltshilfe muss der behandelnde Arzt bescheinigen.

Häusliche Krankenpflege

Vielleicht ist Ihr Angehöriger zu Hause, braucht aber vorübergehend jemanden, der Verbände wechselt und ihm beim Duschen hilft. Solange er noch keinen Pflegegrad hat (siehe S. 177) und niemand aus seinem Haushalt diese Aufgaben übernehmen kann, kann die Krankenkasse für eine begrenzte Zeit eine häusliche Krankenpflege finanzieren. Das ist besonders dann der Fall, wenn sich durch die häusliche Krankenpflege ein Krankenhausaufenthalt vermeiden oder verkürzen lässt oder sie das Ziel der ärztlichen Behandlung sichert. Um häusliche Krankenpflege zu erhalten, muss der Arzt Ihres Angehörigen diese verordnen.

Zusammen stark bleiben

Das SAPV-Team ist nicht nur für Ihren Angehörigen da. Es soll auch Sie entlasten, Sie während des Sterbeprozesses Ihres Angehörigen zu begleiten und Ihnen danach bei der Trauerbewältigung zur Seite zu stehen.

Die häusliche Krankenpflege umfasst die Grundpflege, die Behandlungspflege und die hauswirtschaftliche Versorgung. Im Vordergrund stehen jedoch medizinische Maßnahmen wie Wundversorgung, der Wechsel von Verbänden oder die Verabreichung von Medikamenten. Ihr Angehöriger hat grundsätzlich für vier Wochen je Krankheitsfall Anspruch auf häusliche Krankenpflege.

Ambulante Palliativversorgung

Eine besondere Pflegesituation ergibt sich, wenn Ihr Angehöriger palliativmedizinische Versorgung benötigt und zu Hause bleiben möchte. In dieser Zeit steht Ihrem Angehörigen und Ihnen die allgemeine ambulante Palliativversorgung (AAPV) zu, die primär von niedergelassenen Haus- und Fachärzten sowie ambulanten Pflegediensten mit palliativmedizinischer Qualifikation erbracht werden. Reicht die AAPV nicht aus, kann Ihnen ein Team der spezialisierten ambulanten Palliativversorgung (SAPV) beistehen. AAPV und SAPV sollen die Lebensqualität und die Selbstbestimmung von unheilbar Kranken so weit wie möglich erhalten, fördern und verbessern. Der Arzt muss diese Versorgung verschreiben, die Krankenkasse übernimmt die Kosten.

Zu den Teams gehören auf jeden Fall ein palliativmedizinisch ausgebildeter Arzt und ebenso geschulte Pflegekräfte, die rund um die Uhr für Sie erreichbar sein müssen. Bei Bedarf können Physiotherapeuten, Sozialarbeiter und Psychoonkologen dazukommen.

Ambulante Hospizdienste

Dem Wunsch die letzte Zeit des Lebens zu Hause zu verbringen, kommt der ambulante Hospizdienst entgegen. Hier engagieren sich überwiegend Ehrenamtliche, die für ihre anspruchsvollen Aufgaben entsprechend geschult werden. Neben der psychosozialen und spirituellen Begleitung des sterbenden Menschen betreuen ambulante Hospizdienste auch die Angehörigen in dieser schweren Zeit und weiterhin danach etwa in Trauergruppen, in denen Hinterbliebene Erfahrungen austauschen können.

Wer erbringt die Leistungen?

Die beschriebenen Leistungen werden von der gesetzlichen Krankenversicherung Ihres Angehörigen erbracht. Sein behandelnder Arzt muss die häusliche Krankenpflege, die ambulante Palliativversorgung und den ambulanten Hospizdienst auf einem Rezept verordnen; für die Haushaltshilfe ist eine Notwendigkeitsbescheinigung erforderlich.

Leistungen im Pflegefall

Die Leistungen der Kranken- und Pflegeversicherung unterstützen den Kranken ebenso wie die pflegenden Angehörigen.

Wer in Deutschland krank oder pflegebedürftig wird, dem stehen Leistungen aus den gesetzlichen Sozialversicherungen, allen voran der Kranken- und Pflegeversicherung zu. Diese Leistungen decken bis auf wenige Ausnahmen die diagnostischen Untersuchungen ab, die stationären und ambulanten Behandlungen und die Versorgung mit Heil- und Hilfsmitteln. Wird ein Mensch pflegebedürftig, erhalten er und die pflegenden Angehörigen Leistungen aus der Pflegeversicherung, und zwar für stationäre und ambulante Versorgung. Rehabilitationsleistungen werden von der Kranken- oder der Rentenversicherung übernommen.

Krankenversicherung

Die gesetzliche Krankenversicherung übernimmt bei der Erkrankung Ihres Angehörigen die Kosten für die meisten Diagnoseuntersuchungen, für die Behandlung und die Nachsorge. Ausgenommen sind Verfahren oder Therapien, die (noch) nicht zum medizinischen Standard gehören. In diesen Fällen helfen unter Umständen Begründungen des behandelnden Arztes oder ein persönliches Gespräch mit der Krankenkasse.

Zu den Leistungen gehören auch Medikamente, Heilmittel (zum Beispiel Krankengymnastik, Sprach- und Ergotherapie, Lymphdrainage) und Hilfsmittel (beispielsweise Gehhilfen, Prothesen, Hilfen für die Kompressionstherapie, Stomaartikel, Inkontinenzhilfen, Perücken), Haushaltshilfen und häusliche Krankenpflege. Die Kosten für Rehamaßnahmen, die die Gesundheit wiederherstellen sollen, übernimmt entweder die Kranken- oder die Rentenversicherung.

Wenn absehbar ist, dass Ihr Angehöriger bestimmte Heilmittel wie Lymphdrainage, Physio- oder Ergotherapie für einen längeren Zeitraum benötigt, kann sein Arzt ihm dies auf einer sogenannten langfristigen Heilmittelbehandlung bescheinigen. Diese Bescheinigung wird der Krankenkasse zur Genehmigung vorgelegt; innerhalb von vier Wochen muss sie darüber entschieden haben, ansonsten gilt der Antrag als genehmigt. Eventuell wird für die Entscheidung aber ein Gutachten des Medizinischen Dienstes notwendig, dann ist die Frist unterbrochen, bis das Gutachten vorliegt.

Die Krankenkasse entscheidet dann, für welchen Zeitraum der langfristige Heilmittelbedarf notwendig ist; der Zeitraum sollte jedoch mindestens ein Jahr betragen. Ihr

Leitlinienempfehlung – ein gutes Argument: Der Einsatz von Heilmitteln wie Lymphdrainage gehört vielfach zur Erfahrungsmedizin, wird aber dennoch in Leitlinien empfohlen. Falls die Krankenkasse Ihres Angehörigen solche Leistungen ablehnt, ist eine Leitlinienempfehlung ein starkes Argument, um den Widerspruch gegen die Entscheidung zu untermauern.

Angehöriger muss sich in dieser Zeit allerdings alle zwölf Wochen bei seinem Arzt vorstellen, damit dieser die aktuelle Gesundheitssituation beurteilen kann.

Für den Fall, dass die Krankenkasse die Genehmigung nicht erteilt, kann Ihr Angehöriger innerhalb von einem Monat Widerspruch einlegen und gegebenenfalls mit Unterstützung seines Arztes einen erneuten Antrag stellen. Unabhängig davon kann sein Arzt ihm nach wie vor entsprechend der Heilmittel-Richtlinie einzelne Heilmittel verschreiben.

→ Für Privatversicherte

Für Privatversicherte sind die Bedingungen bei der Krankenversicherung anders und hängen vom gewählten Tarif ab. Einen Überblick über die verschiedenen Leistungen bietet die Stiftung Warentest auf ihrer Internetseite https://www.test.de/Private-Krankenversicherung-Alles-was-Sie-wissen-muessen-5353750–0/.

Zuzahlungen

Zu den meisten Leistungen der Krankenversicherung wie Arzneimittel, Verbandmittel, Fahrkosten, Heilmittel, Hilfsmittel, Krankenhausbehandlung, ambulante Rehabilitation, stationäre Rehabilitationsmaßnahmen und Anschlussrehabilitation muss Ihr Angehöriger etwas zuzahlen. Erst wenn seine Zuzahlungen die sogenannte Belastungsgrenze erreicht haben, kann er sich von weiteren Zuzahlungen befreien lassen.

Um die Belastungsgrenze zu errechnen, müssen Sie die Bruttoeinnahmen aller im Haushalt lebenden Familienmitglieder zusammenrechnen. Dazu zählen außer den Arbeitseinkommen auch Zinsen aus Kapitalvermögen, Miet- und Pachteinnahmen, Renten, Krankengeld, Arbeitslosengeld usw. Bei Familien werden von dieser Summe Freibeträge abgezogen, die sich von Jahr zu Jahr ändern. Für 2020 liegen die Freibeträge bei 7812 Euro für jedes familienversicherte Kind und bei 5733 Euro für den Ehe-/Lebenspartner. Von dem verbleibenden Betrag müssen zwei Prozent pro Kalenderjahr zugezahlt werden. Dabei werden alle Zuzahlungen, die Ihr Angehöriger und alle mitversicherten Familienmitglieder leisten müssen, zusammengerechnet.

Familie Meier hat zwei Kinder, ihr jährliches Bruttoeinkommen beträgt 50 000 €.

Berechnung der Belastungsgrenze:

Bruttoeinkommen	50 000 €
Freibetrag für Ehepartner	– 5 733 €
Freibeträge für 2 Kinder	– 15 624 €
zu berücksichtigendes Familieneinkommen	28 643 €
davon 2 %	572,86 €
Familie Meier muss jährlich also Zuzahlungen in Höhe von 572,86 € leisten.	

Allerdings rechnen die Krankenkassen nicht mit, in welcher Höhe Sie bereits zugezahlt haben. Sie müssen also selbst alle Quittungen sammeln und aufheben. Manche Apotheken bieten an, die Belege elektronisch zu speichern und auszudrucken, oder geben den Versicherten Hefte, in denen sie die Zuzahlungen bestätigen. Ist die Zwei-Prozent-Grenze erreicht, kann sich Ihr Angehöriger bei seiner Krankenkasse von weiteren Zuzahlungen befreien lassen.

Sonderregelung für chronisch Kranke

Eine Sonderregelung gibt es für „schwerwiegend chronisch kranke" Menschen. Für sie reduziert sich die jährliche Zuzahlungspflicht auf maximal 1 Prozent des Haushaltseinkommens. Zu ihnen gehört, wer in Dauerbehandlung ist, das heißt, wer ein Jahr lang wegen derselben Krankheit mindestens einmal pro Quartal beim Arzt war. Zusätzlich muss die betroffene Person mindestens eine der folgenden Voraussetzungen erfüllen

- Sie ist mindestens in den Pflegegrad 3 eingestuft.
- Sie hat einen Grad der Behinderung von mindestens 60 oder Erwerbsminderung von mindestens 60 Prozent.
- Sie benötigt eine kontinuierliche medizinische Versorgung, ohne die sich die Krankheit lebensbedrohlich verschlimmern, die Lebenserwartung vermindern oder die Lebensqualität verschlechtern würde.

→ Haarersatz bei der Kasse

Perücken, die je nach Qualität zwischen 150 und 3 000 Euro kosten können, bezahlen Krankenkassen nicht in voller Höhe, bei Männern sogar nur in Ausnahmefällen. Da Perücken als Hilfsmittel zählen, muss der Arzt diese verschreiben. Mit der Krankenkasse abrechnen können allerdings nur Perückenstudios bzw. Zweithaar-Spezialisten, die einen entsprechenden Vertrag mit der Krankenkasse abgeschlossen haben (recherchierbar unter https://www.bvz-info.de/). Bei einem solchen Friseur sollte Ihr Angehöriger einen Kosten-

Zuzahlungen

Die folgende Tabelle gibt einen Überblick, zu welchen Leistungen Sie zuzahlen müssen und in welcher Höhe. Bei Krankenhausaufenthalten und Rehabilitation hängen die Zuzahlungen von der Dauer und dem Kostenträger ab, das kann Kranken-, Renten- oder Unfallversicherung sein.

Leistungen der GKV	Zuzahlung Ihres Angehörigen	Grenzen
Arznei- und Verbandmittel	10% des Preises	min. 5 Euro, max. 10 Euro; allerdings nicht mehr als die tatsächlichen Kosten des Mittels
Hilfsmittel	10% des Preises	min. 5 Euro, max. 10 Euro, max. die eigentlichen Kosten
Hilfsmittel, die zum Verbrauch bestimmt sind (z. B. Einlagen, Windeln)	10% je Packung	max. 10 Euro pro Monat
Heilmittel	10% der Kosten	zusätzlich 10 Euro pro Verordnung
Fahrkosten	10% der Kosten	nur in Ausnahmefällen und nach vorheriger Genehmigung, min. 5 Euro, max. 10,– € je Fahrt
Haushaltshilfe	10% der Kosten	min. 5 Euro, max. 10 Euro je Kalendertag
häusliche Krankenpflege	10% der Kosten für die ersten 28 Leistungstage im Kalenderjahr	plus 10 Euro je Verordnung

Checkliste

Zuzahlungsbelege prüfen

Achten Sie darauf, dass Ihre Zuzahlungsbelege vollständig sind. Folgende Angaben müssen sie enthalten:

- ☐ den Vor- und Zunamen des Versicherten
- ☐ die Art der Leistung (Arzneimittel, Hilfsmittel, Zuzahlung Krankenhaus)
- ☐ den zugezahlten Betrag
- ☐ das Datum, wann die Leistung erfolgt ist
- ☐ wer die Leistung erbracht hat (Apotheke, Physiotherapeut etc.)

voranschlag für die von ihm gewünschte Perücke einholen, diesen bei seiner Krankenkasse einreichen und nach dem Zuschuss fragen.

Fahrtkostenerstattung

Fahrtkosten werden von den gesetzlichen Krankenkassen nur in Ausnahmefällen erstattet: Dazu gehören etwa Fahrten zu einem stationären Aufenthalt, Krankentransporte, Fahrten zur Chemo- und Strahlentherapie oder Fahrten für schwerbehinderte Menschen mit bestimmten Merkmalen (Merkzeichen aG (außergewöhnliche Gehbehinderung), BI (blind) oder H (Hilflosigkeit)) in ihrem Schwerbehindertenausweis.

Wenn Ihr Angehöriger Kosten für eine Fahrt zu einer ambulanten Behandlung erstattet haben möchte, muss er sich diese Fahrt vorher von der Krankenkasse genehmigen lassen. Sein Arzt muss bestätigen, dass der Transport aus medizinischen Gründen zwingend notwendig ist und begründen, warum die Fahrt im gewählte Transportmittel erfolgen muss.

Entlassmanagement

Nach der Entlassung aus dem Krankenhaus muss die weitere Versorgung Ihres Angehörigen gewährleistet sein. Hier keine Lücken entstehen zu lassen, ist Aufgabe des Entlassmanagements, zu dem die Krankenhäuser verpflichtet sind. Die Ärzte im Krankenhaus müssen eventuell notwendige Nachbehandlungen veranlassen und können für maximal sieben Tage Medikamente, Verband-, Heil- und Hilfsmittel, häusliche Krankenpflege und gegebenenfalls Soziotherapie verordnen. Sie müssen auch die weitere Arbeitsunfähigkeit bescheinigen. Sollte Ihr Angehöriger länger als sieben Tage häusliche Pflege benötigen, muss das Krankenhaus rechtzeitig Kontakt zur Kranken- und Pflegekasse aufnehmen, damit seine Versorgung lückenlos gewährleistet ist.

Pflegeversicherung

Ist absehbar, dass Ihr Angehöriger für mindestens sechs Monate oder sogar dauerhaft Hilfe und Pflege benötigt, dann sollte er bei der Pflegeversicherung einen zunächst formlosen Antrag auf Leistungen der Pflegeversicherung stellen. Damit ist sichergestellt, dass bei einem positiven Bescheid die Leistungen ab diesem Tag gezahlt werden. Bei Krebspatienten geht es meist nicht um Pflegeleistungen, die für eine Heimunterbringung nötig sind, sondern um zeitlich begrenzte pflegerische Leistungen in einer palliativen Situation. Grundsätzlich lassen sich folgende Pflegeleistungen unterscheiden:

- Pflegegeld
- Pflegesachleistungen
- ambulanter Pflegedienst
- Verhinderungspflege
- Tages- und Nachtpflege
- Unterstützung im Alltag und Entlastungsbetrag
- soziale Absicherung der Pflegeperson
- Pflegekurse für Angehörige
- Vereinbarkeit von Pflege und Beruf

Pflegegrade

Aus der Bewertung der Module ergibt sich der Grad der Pflegebedürftigkeit.

Pflegegrad	Beschreibung	erforderliche Mindestpunktzahl
Pflegegrad 1	geringe Beeinträchtigungen der Selbstständigkeit oder der Fähigkeiten	12,5 – < 27
Pflegegrad 2	erhebliche Beeinträchtigungen der Selbstständigkeit oder der Fähigkeiten	27 – < 47,5
Pflegegrad 3	schwere Beeinträchtigungen der Selbstständigkeit oder der Fähigkeiten	47,5 – < 70
Pflegegrad 4	schwerste Beeinträchtigungen der Selbstständigkeit oder der Fähigkeiten	70 – < 90
Pflegegrad 5	schwerste Beeinträchtigungen der Selbstständigkeit oder der Fähigkeiten mit besonderen Anforderungen an die pflegerische Versorgung	90 – 100

Einstufung in den Pflegegrad

Die Begutachtung, inwieweit Ihr Angehöriger noch selbst für sich sorgen kann, nimmt der Medizinische Dienst der Krankenversicherung (MDK) anhand von sechs Modulen vor, die unterschiedlich gewichtet werden:

- Modul 1: Mobilität. Kann Ihr Angehöriger sich zum Beispiel allein in der Wohnung bewegen?
- Modul 2: Kognitive und kommunikative Fähigkeiten. Kann sich Ihr Angehöriger zeitlich und räumlich orientieren? Versteht er Sachverhalte, erkennt er Risiken? Kann er Gespräche mit anderen Menschen führen?
- Modul 3: Verhaltensweisen und psychische Problemlagen. Ist Ihr Angehöriger in der Nacht unruhig oder zeigt aggressives Verhalten?
- Modul 4: Selbstversorgung. Kann sich Ihr Angehöriger beispielsweise selbst waschen oder allein essen?
- Modul 5: Selbstständiger Umgang mit krankheits- oder therapiebedingten Anforderungen und Belastungen sowie deren Bewältigung. Kann Ihr Angehöriger etwa seine Medikamente allein einnehmen, allein zum Arzt gehen?
- Modul 6: Gestaltung des Alltagslebens und sozialer Kontakte. Kann Ihr Angehöriger sich allein beschäftigen oder persönliche Kontakte pflegen?

Aus den einzelnen Ergebnissen ergibt sich eine Punktzahl, daraus wiederum entscheidet die Pflegekasse über die Einstufung in den Pflegegrad. Nach dem Pflegegrad richten sich die Leistungen, auf die Ihr Angehöriger Anspruch hat.

→ Widerspruch möglich

Sollte Ihr Angehöriger mit der Einstufung in den Pflegegrad nicht einverstanden sein, hat er einen Monat Zeit, schriftlich Widerspruch gegen die Entscheidung einzulegen.

Leistungen der Pflegeversicherung

Um die Qualität der Pflege zu gewährleisten, müssen Pflegefachkräfte in bestimmten Abständen Beratungsbesuche machen: bei Pflegegrad 2 und 3 einmal pro Halbjahr, bei Pflegegrad 4 und 5 einmal pro Vierteljahr. Bei Pflegegrad 1 haben Pflegebedürftige Anspruch auf halbjährliche Besuche.

Bei der Pflege Ihres Angehörigen können Sie entscheiden, ob ein professioneller, zugelassener Pflegedienst diese übernimmt – dann erhält er die Pflegesachleistung – oder ob Sie selbst, ein anderes Familienmitglied oder ein Bekannter Ihren Angehörigen pflegt – dann wird Pflegegeld gezahlt. Alternativ zur Pflege zu Hause kann Ihr Angehöriger stationär oder teilstationär gepflegt werden. Jedem, der zu Hause gepflegt wird, steht außerdem der sogenannte Entlastungsbetrag in Höhe von 125 Euro pro Monat zu. Damit können Sie zusätzliche Leistungen für Ihren Angehörigen finanzieren, die Sie entlasten: zum Beispiel Tages- und

Nachtpflege, Kurzzeitpflege, aber auch Unterstützung für haushaltsnahe Dienstleistungen bei zugelassenen Anbietern. Hat Ihr Angehöriger den Pflegegrad 2 oder höher, dürfen Maßnahmen zur Körperpflege allerdings nur mit Pflegesachleistungen und nicht mit dem Entlastungsbetrag beglichen werden. Bei Pflegegrad 1 gibt es keine Pflegesachleistungen, und deshalb kann der Betrag auch für die Körperpflege durch einen Pflegedienst eingesetzt werden.

Sammeln Sie alle Rechnungen und Quittungen für die Leistungen und reichen Sie diese bei der Pflegekasse ein. Die Leistungen müssen durch einen professionellen Dienstleister, z. B. durch einen Pflegedienst, erbracht werden. Sie können den Entlastungsbetrag auch über ein paar Monate ansparen und damit größere Ausgaben finanzieren. Die Summe muss aber spätestens im darauffolgenden Kalenderhalbjahr abgerufen werden.

Wenn Sie sich entschieden haben, selbst die Pflege Ihres Angehörigen zu Hause zu übernehmen, oder eine andere Privatperson dies tut, können Sie nicht immer rund um die Uhr da sein. Sie müssen vielleicht selbst zum Arzt, möchten einen Stadtbummel machen oder übers Wochenende wegfahren. Dann können Sie sich im Rahmen der Verhinderungspflege vertreten lassen. Voraussetzung ist, dass Ihr Angehöriger mindestens Pflegegrad 2 hat. Für Ihren Angehörigen haben Sie Anspruch auf maximal 42 Tage Verhinderungspflege pro Jahr. Diese Zeit können Sie zusammenhängend nehmen, aber auch tage-, wochen- oder sogar stundenweise. Insgesamt stehen dafür pro Jahr maximal 1612 Euro zur Verfügung.

Bei der Kurzzeitpflege kann Ihr Angehöriger für höchstens acht Wochen pro Kalenderjahr in eine stationäre Einrichtung aufgenommen werden. Die Pflegeversicherung übernimmt Kosten bis zum Höchstbetrag von 1612 Euro. Sie können die Verhinderungs- und Kurzzeitpflege kombinieren, dann erhöht sich der Betrag auf 2418 Euro.

Pflegezeit

Pflegende Angehörige, die berufstätig sind, können unter bestimmten Voraussetzungen Regelungen des Pflegezeitgesetzes in Anspruch nehmen, um die Doppelbelastung Beruf und Pflege besser zu bewältigen. Besteht akuter Bedarf, sich um Ihren Angehörigen zu kümmern, können Sie Ihrem Arbeitsplatz kurzfristig für höchstens zehn Tage fernbleiben. Dafür genügt es, wenn Sie Ihren Arbeitgeber anrufen oder ihm eine – bestätigte – E-Mail senden. Ihr Arbeitgeber kann aber einen ärztlichen Nachweis über die Pflegebedürftigkeit Ihres Angehörigen verlangen. Sie erhalten für diese Zeit Pflegeunterstützungsgeld, das bis zu 90 Prozent des Nettomonatslohns beträgt und das Sie bei der Pflegekasse Ihres Angehörigen beantragen müssen.

Möchten Sie Ihren Angehörigen für längere Zeit pflegen, können Sie sich im Rahmen der Pflegezeit bis zu sechs Monate teilweise oder vollständig von der Arbeit freistellen lassen. Darauf haben Sie aber nur Anspruch, wenn Ihr Unternehmen mehr als 15 Mitarbeiter hat. Ihren Wunsch, Pflegezeit zu nehmen, müssen Sie bei Ihrem Arbeitgeber spätestens zehn Tage vor dem Beginn persönlich und formlos anmelden.

In Unternehmen mit mehr als 25 Mitarbeitern besteht die Möglichkeit der Familienpflegezeit. In diesem Fall können Sie maximal 24 Monate lang Ihre wöchentliche Arbeitszeit auf mindestens 15 Stunden reduzieren. Wenn Ihnen das dann entsprechend geringere Einkommen nicht ausreicht, gewährt das Bundesamt für Familie und zivilgesellschaftliche Aufgaben (BaFzA) auf Antrag ein zinsloses Darlehen.

Private Pflegepflichtversicherung

Wer privat krankenversichert ist, muss eine private Pflegepflichtversicherung abschließen. Die Versicherungsunternehmen erfassen bei Abschluss das Alter und den gesundheitlichen Zustand und setzen danach den Beitrag fest. Der Beitrag darf den Höchstbeitrag der gesetzlichen Pflegeversicherung nicht übersteigen. Die private Pflegepflichtversicherung bietet dieselben Leistungen an wie die gesetzliche.

Schwerbehindertenausweis

Den meisten krebskranken Menschen wird nach ihrer Primärtherapie ein Schwerbehindertenausweis gewährt, in der Regel für fünf Jahre. Mit diesem Ausweis erhält Ihr Ange-

Monatliche Leistungen der Pflegeversicherung

Pro Monat hat Ihr Angehöriger bei ambulanter Betreuung Anspruch auf diese Leistungen.

Pflegegrad	Pflegesachleistung	Pflegegeld	Entlastungsbetrag
Pflegegrad 1	–	–	bis 125 Euro
Pflegegrad 2	689 Euro	316 Euro	125 Euro
Pflegegrad 3	1.298 Euro	545 Euro	125 Euro
Pflegegrad 4	1.612 Euro	728 Euro	125 Euro
Pflegegrad 5	1.995 Euro	901 Euro	125 Euro

höriger einen Ausgleich für Nachteile, die sich aus der Krankheit ergeben.

Der Schwerbehindertenausweis wird zunächst formlos beim Versorgungsamt beantragt und durch ein umfangreiches Formular vervollständigt. Sofern Ihrem Angehörigen Arzt- oder Krankenhausberichte vorliegen, kann er diese beifügen. Das Versorgungsamt wird möglicherweise weitere Gutachten anfordern. In dem Antrag wird nach allen Erkrankungen gefragt, nicht nur nach den Beschwerden und Auswirkungen der Erkrankung. Aus dem Gesamtbild wird der Grad der Behinderung (GdB) errechnet. Liegt der GdB bei 50 oder höher, gilt Ihr Angehöriger als schwerbehindert, bei einem GdB zwischen 30 und 50 können Arbeitnehmer die Gleichstellung mit Schwerbehinderten beantragen, was die besonderen Schutzrechte am Arbeitsplatz betrifft.

Ist Ihr Angehöriger mit der Festlegung des GdB oder der Rückstufung nicht einverstanden, kann er Widerspruch einlegen. Er sollte diesen mit ärztlichen Bescheinigungen begründen. Die Nachteilsausgleiche, die sich aus dem Schwerbehindertenausweis ergeben, hängen von der Art der Erkrankung und der Einschränkungen ab und betreffen berufliche und private Belange.

Nachteilsausgleiche für Berufstätige

Wenn Ihr Angehöriger als schwerbehindert eingestuft wird und weiterhin berufstätig ist, kann das beispielsweise bedeuten, dass der Arbeitgeber Zuschüsse für das Einrich-

Weitere Leistungen der Pflegeversicherung

Ihr Angehöriger kann ergänzende Leistungen in Anspruch nehmen.

Pflegegrad	Verhinderungspflege	Kurzzeitpflege	Tages-/Nachtpflege pro Monat	Wohngeldzuschlag
Pflegegrad 1	1612 Euro	1612 Euro	0 Euro	214 Euro
Pflegegrad 2	1612 Euro	1612 Euro	689 Euro	214 Euro
Pflegegrad 3	1612 Euro	1612 Euro	1298 Euro	214 Euro
Pflegegrad 4	1612 Euro	1612 Euro	1612 Euro	214 Euro
Pflegegrad 5	1612 Euro	1612 Euro	1995 Euro	214 Euro

ten eines behindertengerechten Arbeitsplatzes oder für Hilfsmittel erhält.

Kann oder möchte Ihr Angehöriger keine Überstunden (Mehrarbeit) mehr leisten, kann er sich auf Antrag davon befreien lassen. Mehrarbeit liegt dann vor, wenn die Arbeitszeit länger ist als die normale gesetzliche Arbeitszeit von acht Stunden pro Werktag. Wer Teilzeit arbeitet, kann sich ebenfalls befreien lassen.

→ Arbeitszeit verringern

Ergänzend zu dem Anspruch, die Arbeitszeit zu verringern, haben schwerbehinderte Menschen zusätzlich die Möglichkeit, die kürzere Arbeitszeit form- und fristlos einzufordern, wenn sie aufgrund der Behinderung notwendig ist. Dieser Anspruch entsteht unmittelbar bei Vorliegen seiner gesetzlichen Voraussetzungen. Der Arbeitgeber muss zuvor nicht zustimmen und es bedarf keiner Vertragsänderung. Der schwerbehinderte Mensch kann vielmehr jederzeit verlangen, nur noch in einem reduzierten Umfang arbeiten zu müssen.

Wer schwerbehindert ist, hat Anspruch auf eine zusätzliche bezahlte Urlaubswoche pro Kalenderjahr. Darüber hinaus haben Schwerbehinderte einen besonderen Kündigungsschutz: Ihnen kann nur gekündigt werden, wenn das Integrationsamt der Kündigung zustimmt. Sofern der Schwerbehinderte mindestens 35 Jahre Beiträge in die Rentenversicherung eingezahlt hat, kann er ohne Abschläge bereits ab 65 in die vorgezogene Altersrente gehen.

Finanzielle Nachteilsausgleiche

Schwerbehinderte können in ihrer Steuererklärung Pauschalbeträge geltend machen, die vom zu versteuernden Einkommen abgezogen werden. Die Beträge hängen vom GdB ab und bewegen sich zwischen 310 Euro bei einem GdB 25 oder 30 bis zu 1420 Euro bei GdB 95 und 100; bei den Merkzeichen BL oder HI erhöht sich der Behinderten-Pauschalbetrag auf 3700 Euro.

Was ist die „Heilungsbewährung"? Der Zeitraum, für den der Schwerbehindertenausweis gewährt wird, gilt als sogenannte Heilungsbewährung. Tritt bei Ihrem Angehörigen währenddessen kein Rückfall auf und auch keine Zweiterkrankung, stuft das Versorgungsamt den GbB zurück oder der Schwerbehindertenausweis entfällt ganz.

Merkzeichen

Die Merkzeichen, die im Schwerbehindertenausweis eingetragen sind, haben folgende Bedeutungen

G	— Beeinträchtigung der Bewegungsfähigkeit: Personen, die nicht ohne erhebliche Schwierigkeiten oder nicht ohne Gefahren für sich oder andere Wegstrecken im Ortsverkehr zurücklegen können und über eine Einschränkung des Gehvermögens verfügen.
aG	— Außergewöhnliche Gehbehinderung: Personen, die sich dauernd nur mit fremder Hilfe oder nur mit großer Anstrengung außerhalb ihres Kraftfahrzeuges bewegen können.
H	— Hilflosigkeit: Personen, die jeden Tag zur Sicherung ihrer persönlichen Existenz für die Bewältigung von häufigen und regelmäßigen Tätigkeiten dauernd fremde Hilfe benötigen oder entsprechend überwacht oder angeleitet werden müssen.
Bl	— Blindheit: Vollständig erblindete Personen, Personen, bei denen die Gesamtsehschärfe beidäugig maximal ein Fünfzigstel (Visus von 0,02) beträgt und Personen, bei denen das Gesichtsfeld erheblich eingeschränkt ist.
Gl	— Gehörlosigkeit: Personen, bei denen Taubheit auf beiden Seiten vorliegt, und hörbehinderte Menschen, die eine an Taubheit grenzende Schwerhörigkeit haben und eine schwere Sprachstörung aufweisen.
TBl	— Taubblindheit: Personen, die wegen einer Störung der Hörfunktion mindestens einen Grad der Behinderung von 70 und wegen einer Störung des Sehvermögens einen Grad der Behinderung von 100 haben.
B	— Begleitperson: Schwerbehinderte Menschen, die regelmäßig Hilfe bei der Benutzung von öffentlichen Verkehrsmitteln benötigen.
1 Kl	— 1. Klasse: Schwerkriegsbeschädigte Menschen mit einer Minderung der Erwerbsfähigkeit von mindestens 70 und bei denen eine ständige Unterbringung in der 1. Klasse erforderlich ist.
RF	— Rundfunk/Fernsehen: Blinde, Gehörlose, hörgeschädigte Menschen, bei denen eine ausreichende Verständigung auch mit Hörhilfen nicht möglich ist, schwerbehinderte Menschen mit einem GdB von mindestens 80, die wegen ihres Leidens an öffentlichen Veranstaltungen ständig nicht teilnehmen können, sehbehinderte Menschen mit einem GdB von mindestens 60 aufgrund der Sehbehinderung.

Alles kopieren und sammeln! Legen Sie von Anfang an Kopien von Untersuchungen und Arztberichten Ihres Angehörigen an. Überprüfen Sie rechtzeitig, ob eventuell notwendige Versicherungspolicen oder andere Unterlagen der Versicherungen vorliegen, und vervollständigen Sie diese, wenn etwas fehlt.

Bei den Fahrtkosten zur Arbeitsstelle können als Werbungskosten entweder die tatsächlichen Kosten abgezogen werden (bei schwerbehinderten Arbeitnehmern mit einer Gehbehinderung ((Ausweismerkzeichen G) und GdB 70 oder mindestens 50) oder eine Entfernungspauschale von 0,60 Euro pro Kilometer. Schwerbehinderte mit dem Merkzeichen H (hilflos), Bl (blind) und aG (außergewöhnlich gehbehindert)) können von der KFZ-Steuer befreit werden.

Menschen mit einem GdB von 100 oder Menschen mit einem GdB unter 100, die pflegebedürftig sind und häuslich oder teilstationär gepflegt werden, können beim Wohngeld einen Freibetrag von 1500 Euro geltend machen.

Sonstige Nachteilsausgleiche

Darüber hinaus gibt es weitere Nachteilsausgleiche, die Ihr Angehöriger, teilweise abhängig von der Art seiner Behinderung und dem GdB, in Anspruch nehmen kann. Hier eine erste Auswahl:

- Eine vollständige Befreiung von den Rundfunkgebühren erhalten Taubblinde und blinde Menschen. Das Gleiche gilt übrigens für Sozialhilfeempfänger und Bezieher von Arbeitslosengeld II (Hartz 4) oder Grundsicherung.
- Schwerbehinderte mit den Merkzeichen aG oder Bl können Behindertenparkplätze nutzen. Den dafür notwendigen blauen Parkausweis kann man bei der Stadt beantragen; der Ausweis ist personenbezogen und gilt in ganz Europa. Ein orangefarbener Parkausweis für Schwerbehinderte mit den Merkzeichen G und B und einem GdB von mindestens 70 bzw. 80 für bestimmte Funktionsbeeinträchtigungen zum Beispiel an den Gliedmaßen ermöglicht bestimmte Parkerleichterungen wie das Parken im eingeschränkten Halteverbot für maximal drei Stunden.
- Schwerbehinderte mit den Merkzeichen G, Gl, aG oder H können den öffentlichen Personennahverkehr kostenlos in Anspruch nehmen, wenn sie hierfür eine Wertmarke besitzen.
- Schwerbehinderte können in der 1. Klasse im Eisenbahnverkehr fahren, auch

wenn sie eine Fahrkarte der 2. Klasse haben. Sie können mit dem Merkzeichen B Sitzplätze in Fernverkehrszügen kostenlos reservieren und erhalten die BahnCard 25 bzw. 50 zum ermäßigten Preis.

- In öffentlichen Verkehrsmitteln können Schwerbehinderte unter Voraussetzungen (Merkzeichen B) eine Begleitperson kostenlos mitnehmen, wenn diese für ihre Sicherheit benötigt wird.

Wenn es Probleme gibt

Im Laufe der Erkrankung Ihres Angehörigen werden Sie mit diversen Ämtern und Versicherungen zu tun haben und viele Formulare ausfüllen, Belege beibringen und Anträge stellen müssen. Stellen Sie sich darauf ein, dass diese bürokratischen Hürden nicht alle problemlos genommen werden können. Wahrscheinlich wird ein Antrag auch einmal abgelehnt oder Sie werden aufgefordert, Unterlagen nachzureichen.

Verweigert zum Beispiel die Kranken- oder Pflegeversicherung Ihres Angehörigen Leistungen, können persönliche Gespräche mit dem zuständigen Sachbearbeiter manchmal helfen, der durchaus einen gewissen Handlungsspielraum hat oder „Schlupflöcher" kennt. Bei Schwerbehinderten- und Rentenanträgen ist teilweise besonders viel Ausdauer gefordert.

Werden Anträge abgelehnt, haben Sie in der Regel einen Monat Zeit, Widerspruch einzulegen. Er muss schriftlich erfolgen, braucht aber zunächst nicht zwingend eine Begründung zu enthalten. Diese können Sie nachreichen. Der Widerspruch muss vom Versicherten selbst – also meist von Ihrem Angehörigen – formuliert sein bzw., sofern vorhanden, von der von ihm bevollmächtigen Person oder von seinem Betreuer.

Wenn Sie mit (abgelehnten) Anträgen nicht zurechtkommen, können Sie sich helfen lassen: Viel Erfahrungen haben Krebsberatungsstellen und Selbsthilfegruppen (siehe Service S. 186). Die pragmatischste Empfehlung lautet: Auch wenn es Sie Nerven kostet – seien Sie hartnäckig!

- **In dem Ratgeber „Schnelle Hilfe im Pflegefall" der Stiftung Warentest erhalten Sie ausführliche Informationen, wenn Ihr Angehöriger Pflege benötigt. Dieses Buch erhalten Sie unter www.test.de/shop.**

Hilfe

1 **Noch mehr Informationen**
Adressen und Kontaktdaten zu Ansprechpartnern rund um Beratung, Behandlung und Alltagsfragen.

2 **Stichwortverzeichnis**
Schneller Zugriff: Alle wichtigen Begriffe und Fachworte für ein leichtes Nachschlagen.

Adressen

Beratung bundesweit (Auswahl)

Krebsinformationsdienst
des Deutschen Krebsforschungszentrums
Tel.: 0 800/ 420 30 40
krebsinformationsdienst@dkfz.de
www.krebsinformationsdienst.de

Infonetz Krebs
Stiftung Deutsche Krebshilfe
Tel.: 0 800/80 70 88 77
krebshilfe@infonetz-krebs.de
www.krebshilfe.de

Deutsche Krebsgesellschaft e. V.
Tel.: 0 30/32 29 32 90
service@krebsgesellschaft.de
www.krebsgesellschaft.de

Beratung und Selbsthilfe (Auswahl)

NAKOS – Nationale Kontakt- und Informationsstelle zur Anregung und Unterstützung von Selbsthilfegruppen
Tel.: 030 / 31 01 89 60
selbsthilfe@nakos.de
www.nakos.de

Das Haus der Krebs-Selbsthilfe
Tel.: 02 28/33 88 95 40
info@hausderkrebsselbsthilfe.de
www.hausderkrebsselbsthilfe.de

Psychosoziale Krebsberatung
Die Ländergesellschaften der Deutschen Krebsgesellschaft bieten in allen Bundesländern Beratung für Krebspatienten und Angehörige. Die Adressen der Ländergesellschaften finden Sie auf:
www.krebsgesellschaft.de

Die Suche nach Beratungsstellen deutschlandweit (nach Postleitzahl):
www.krebsinformationsdienst.de/service/adressen/krebsberatungs stellen.php

Deutsche Arbeitsgemeinschaft für psychosoziale Onkologie e. V.
www.dapo-ev.de

Berliner Krebsgesellschaft e.V.
Tel.: 0 30 / 283 24 00
info@berliner-krebsgesellschaft.de
www.berliner-krebsgesellschaft.de

Krebsberatung Berlin
Psychosoziale Beratungsstelle für Krebskranke und Angehörige e.V.
Tel.: 0 30 / 89 40 90 40
www.krebsberatung-berlin.de

Weitere Informationen
Von der Deutschen Krebsgesellschaft zertifizierte Zentren (mit Suchfunktion nach Art und Postleitzahl)
www.oncomap.de

Informationen zu Krebserkrankungen
Patientenportal des Instituts für Qualität und Wirtschaftlichkeit im Gesundheitswesen (IQWIG)
www.gesundheitsinformation.de

Leitlinienprogramm Onkologie
https://www.leitlinienprogramm-onkologie.de/patientenleitlinien/

Recht und Vorsorge
Deutsche Rentenversicherung
Tel: 0 800/10 00 48 00
www.deutsche-rentenversicherung.de

Bürgertelefone des Bundesministeriums für Gesundheit
Krankenversicherung: 0 30/3 40 60 66 01
Pflegeversicherung: 0 30/3 40 60 66 02
Prävention: 0 30/3 40 60 66 03
www.bmg.bund.de

Sozialverband Deutschland e. V.
Tel.: 0 30/7 26 22 20
kontakt@sovd.de
www.sovd.de

Verbraucherzentral Bundesverband e.V. (vzbv)
Tel.: 0 30/25 80 00
info@vzbv.de
www.vzbv.de

Stichwortverzeichnis

A

Abschied
– , nach dem 149
– nehmen 108
Adjuvant 51
Aggressionen 137
Aktionsforum Gesundheitsinformationssystem (afgis) e. V. 23
Alkoholsucht 69
Analgetika (siehe Schmerzmedikamente)
Angelegenheiten klären 102
Ängste thematisieren 34
Antidepressiva 62
Antiemetika 54
Antiepileptika 62
Anträge, Probleme mit 185
Appetitlosigkeit während der Behandlung 53
Arbeit (siehe Berufstätigkeit)
Arbeitgeber nach Diagnose informieren 19
Arbeitskollegen nach Diagnose informieren 19
Arbeitszeit verringern 182
Arzt, Gespräche mit dem 20
Arztbesuch
– begleiten 20
– vorbereiten 27
Autogenes Training 70

B

Beerdigung planen 103
Befunde verstehen 21
Behandlung (siehe Therapie)
Behandlungsfehler 158
Behandlungsschemata 54
Belastungen erkennen 134
Beratung 73, 146, 165, 185
– psychoonkologische 86
Berufsbetreuer 161
Berufstätigkeit
– Lösungen finden 134
– Nachteilausgleiche 181
– , Rückkehr in die 165
Beschwerden
– , körperliche 138
– lindern 138
– , psychische 137
Bestrahlung (siehe Strahlentherapie)
Betreuung, gesetzlich angeordnete 161
Betreuungsverfügung 37, 158, 160
Bewältigung, gemeinsame 116
Bewegung 61, 69
– bei Nebenwirkungen 60
– gegen Angst 126
– bei Fatigue 59
Body-Mass-Index (BMI) 59

C

Cancer Survivors 115, 121
Chemotherapie 53
– abbrechen 55
– in Zyklen 53
– Nebenwirkungen 53
Compliance 26

D

Defokussieren 71
Depression 86
Deutsche Knochenmark Spenderdatei (DKMS) 57
Diagnose 12
– Grading 23
– verstehen 21
Diäten, gefährliche 70

E

Eingliederungsmanagement, betriebliches (BEM) 166
Elternteil unterstützen 90
Entlassmanagement 176
Entlastungsbetrag 178
Entscheidungen treffen 26, 119
Entspannungsübungen 70
Entspannungsverfahren 66
Erfahrungsmedizin 49, 51
Erfahrungswerte 49
Erkrankung, wiederkehrende (siehe Rezidiv)
Ernährung 68
Ernährungstherapie 66
Erwerbsminderungsrente 168
Evidenzbasierte Medizin (EbM) 48

F

Fahrtkostenerstattung 176
Fatigue 61
Finanzen klären 37
Finanzielle Nachteilsausgleiche 182
Floskeln vermeiden 36
Freund, erkrankter 94
Freunde
– informieren 19
– , Rolle der 147

G

Gefühle teilen 104
Gespräche während der Behandlung 32
Gesprächskultur (siehe Kommunikation)
Gesundheit von Angehörigen 134
Gewichtsverlust 58
Glucocorticoide 62
Grading 23
Grenzen erkennen 135

H

Haarausfall 52
Haarersatz 56
Hamburger Modell 166
Hand-Fuß-Syndrom 54
Hause, zurück zu 96
Haushaltshilfe 170
Heilung ausgeschlossen 101
Heilungsbewährung 182
Heilversprechen 74
Hilfe 116, 146
– anbieten 34
– finden 146
– für zuhause 170
–, professionelle 73, 148
– suchen 86, 116, 138
Homöopathie 66
HONcode-Zertifikat 23
Hospizbetreuung 63, 101, 103
–, ambulante 64, 171

I

Ich-Botschaften nutzen 36
Immuntherapie 55
Informationsaustausch
– andere Personen 13
– Arbeitgeber 19
– Freunde und Bekannte 19
– Kinder 15
Internet,
– Informationen finden 23
– Zertifikate 23

K

Kinder
– Abschied nehmen lassen 109
– einbinden 97
–, erwachsene 90
– informieren 15
– Krankenhausaufenthalt erklären 84
–, trauernde 151
– über den Tod sprechen 102
Kinderbetreuung 87
Kinderwunsch 52
Klinik finden 24
Klinische Studien 46
Koanalgetika 62
Kommunikation miteinander 29
Konflikte
– ansprechen 144
–, mögliche 91, 118
Kontakte pflegen 144
Kontenklärung, Antrag auf 169
Körpersprache 32
Kranke, chronisch 174
Krankengeld 168
Krankenhaus
– Aufenthalt vorbereiten 82
–, Besuche im 85
–, Alltag nach dem 96
Krankenpflege, häusliche 170
Krankenversicherung 172
–, gesetzliche 172
Krankheitsverarbeitung, Phasen der 29
Krebs, Leben nach dem 121
Krebs-Selbsthilfegruppen (für Angehörige) 148
Krebszentren 24
Kurzzeitpflege 178, 179

L

Lebenserhaltende Maßnahmen 162
Lebensphase, letzte 63, 106
Lebensqualität verbessern 58
Leistungen
– der Sozialversicherungen 172
– zur Teilhabe am Arbeitsleben (LTA) 166
Leitlinien 47, 173
Leitlinienprogramm Onkologie der Arbeitsgemeinschaft der Wissenschaftlichen Medizinischen Fachgesellschaften e.V. (AWMF) 48
Leukämie 57
Lohnfortzahlung 168
Lymphdrainage 173
Lymphknoten
–, befallene 51
–, Untersuchung der 50
Lymphödem 51
Lymphom 57

M

Medizinische Dienst der Krankenversicherung (MDK) 177
Methadon 64
Mind-Body-Verfahren 70
Missverständnisse vermeiden 33
Misteltherapie 66
Müdigkeit (siehe Fatigue)
Muskelrelaxanzien 62
Mythen um Krebs 74

N

Nachlass regeln 104
Nachsorgeuntersuchungen 97
Nachteilsausgleiche 181
Nahrungsergänzungsmittel 66
Nationale Kontakt- und Informationsstelle zur Anregung und Unterstützung von Selbsthilfegruppen (NAKOS) 186
Naturheilkunde 65, 66
Neoadjuvant 51
Netzwerk aufbauen 146
Nicht-Opioide 62
Normalität im Alltag finden 96

O

Operation 50
– Nebenwirkungen 51
– , radikale 50
– , schonende 50
Opioide 62

P, Q

Paarbeziehung 116
Palliativmedizin 63
Palliativstation 63, 103
Palliativteams 101
Palliativversorgung, ambulante 171
Patientenakte 159
Patientenrechtegesetz 158
Patientenverfügung 37, 158, 161
Personalisierte Medizin 50
Pflegedienst 178
Pflegegeld 178
Pflegegrade 177
Pflegeheim 103
Pflegeleistungen 177
Pflege-Neuausrichtungsgesetz (PNG) 165
Pflegeversicherung 103, 176
– Leistungen 178
– , private 180
Pflegezeit 179
Physiotherapie 66
Posttraumatische Belastungsstörung (PTBS) 127
Progressive Muskelentspannung 70
Psychoonkologie 13, 86
Qigong 71

R

Rechte des Patienten 158
Rehaberater 168
Rehabilitation
– , ambulante 165
– , berufliche 167
– für pflegende Familienmitglieder 165
– , onkologische 163, 165
Rehasport 69
Reisen mit Krebserkrankung 72
Rezidiv 99
Rollenverteilung, veränderte 35, 120
Ruhestätte, letzte 103

S

S3-Leitlinien 48
Schlafstörungen 138, 145
Schmerzen 62
Schmerzmedikamente 62
Schmerztherapie 62
Schock, Umgang mit 12
Schwerbehindertenausweis 180
Seele stärken 86
Seelsorger 101
Selbsthilfegruppen 38, 98
Selbstwirksamkeit 120
Sexualität 38
Shared Decision Making (SDM) 26
Spaziergänge 62
Sport (siehe Bewegung)
Staatliche Unterstützung, nach der Primärtherapie 163
Stammenzellspender finden 57
Stammzelltransplantation 57
– , allogene 57
– , autologe 57
Sterben
– , nachdenken über das 101
– Ort finden 102
– , Umgang mit 105

Sterbenden,
kümmern um 107
Strahlentherapie 51
– Nebenwirkungen 52
Suchtgefahr bei Schmerzmedikamenten 138
Survivorship-Programme 123

T

Tages- und Nachtpflege 178
Tai-Chi 71
Tanztherapie 71
Targeted therapies 56
Themen, schwierige 34
Therapie
– , adjuvante 45
– Alternative Verfahren 65
– , ambulante 82
– , dauerhafte 122
– im Krankenhaus 82
– Komplementäre Verfahren 65
– , künstlerische 71
– , kurative 45
– , medikamentöse 55
– , nach der 96, 163
– Nebenwirkungen lindern 58, 60
– , neoadjuvante 45
– , nicht konventionelle 65
– , supportive 45
– , unseriöse 74
– , Unterstützen während 82
– , zielgerichtete 56
Therapiestudien 46
Therapietreue 26
TNM-Klassifikation 21, 22
Traditionellen Chinesischen Medizin (TCM) 66, 71
Trauer
– bewältigen 149
– , gemeinsame 106
Trauerphasen 149
Trauma durch Krebs 125
Tumorzentren 24

U

Unterlagen sammeln 184
Unterstützung (siehe Hilfe)
UV-Strahlung 73

V

Veränderungen,
körperliche 38
Verhinderungspflege 179
Vorsorge 158
Vorsorgevollmacht 37, 158, 159

W

Warnsignale bei Erschöpfung erkennen 136
We-Disease 116
WHO Stufenschema 63
Wünsche
– formulieren 36
– , letzte 102

Y, Z

Yoga 70
Zeit für sich selbst nehmen 142
Zeitmanagement 142
Zentrales Knochenmarkspender-Register Deutschland (ZKRD) 57
Zuhören, aktives 31
Zuzahlungen der Krankenversicherungen 173, 175
Zweitmeinung, ärztliche 25, 159
Zytostatika 52

Die Stiftung Warentest wurde 1964 auf Beschluss des Deutschen Bundestages gegründet, um dem Verbraucher durch vergleichende Tests von Waren und Dienstleistungen eine unabhängige und objektive Unterstützung zu bieten.

Die Autorin: Isabell-Annett Beckmann ist seit über 30 Jahren bei der Deutschen Krebshilfe beschäftigt und baute im Laufe der Jahre unter anderem verschiedene Informationsserien auf – darunter Die blauen Ratgeber für Patienten und Materialien zur Krebsprävention und -früherkennung.

Die Expertin: Dr. Susanne Weg-Remers ist Leiterin des Krebsinformationsdienst des Deutschen Krebsforschungszentrum in Heidelberg.

Stiftung Warentest
Lützowplatz 11–13
10785 Berlin
Telefon 0 30/26 31–0
Fax 0 30/26 31–25 25
www.test.de
email@stiftung-warentest.de

USt-IdNr.: DE136725570

Vorstand: Hubertus Primus
Weitere Mitglieder der Geschäftsleitung:
Dr. Holger Brackemann, Julia Bönisch, Daniel Gläser

Programmleitung: Niclas Dewitz

Autorin: Isabell-Annett Beckmann
Projektleitung: Veronika Schuster
Lektorat: Eva Gösswein, Berlin
Mitarbeit: Merit Niemeitz
Korrektorat: Susanne Reinhold, Berlin
Fachliche Unterstützung: Ulrike Steckkönig
Titelentwurf: Josephine Rank, Berlin
Layout: Büro Brendel, Berlin
Grafik, Satz: Christian Königsmann
Bildredaktion: Christian Königsmann
Fotografien: Sibylle Fendt/Ostkreuz und Ina Schoenenburg/Ostkreuz
Bildnachweis (Titel): GettyImages

Produktion: Vera Göring
Verlagsherstellung: Rita Brosius (Ltg.), Romy Alig, Susanne Beeh
Litho: tiff.any, Berlin
Druck: brandenburgische universitätsdruckerei, potsdam

ISBN: 978-3--7471-0195-7

Wir haben für dieses Buch 100 % Recyclingpapier und mineralölfreie Druckfarben verwendet. Stiftung Warentest druckt ausschließlich in Deutschland, weil hier hohe Umweltstandards gelten und kurze Transportwege für geringe CO_2-Emissionen sorgen. Auch die Weiterverarbeitung erfolgt ausschließlich in Deutschland.